读经典 做临床系列

外科古典医籍精选导读

牛晓晖 张 晨 宋添力 孙之中 主编

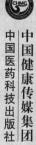

中国健康传媒集团
中国医药科技出版社

内 容 提 要

本书为《读经典 做临床系列》丛书之一。书中精选《刘涓子鬼遗方》《外科精要》《外科理例》《医宗金鉴·外科心法要诀》等外科著作，便于读者系统学习外科学诊治经验，以期读者对中医外科诊疗理论有更全面的认识，用以指导当今临床，启发研究思路。

本书是中医药院校师生和临床中医师的案头必备读物，适合中医药医、教、研人员参考，可供中医爱好者参阅。

图书在版编目（CIP）数据

外科古典医籍精选导读／牛晓晖，张晨，宋添力主编．—北京：中国医药科技出版社，2023.6

（读经典 做临床系列）

ISBN 978 - 7 - 5214 - 3953 - 3

Ⅰ.①外… Ⅱ.①牛… ②张… ③宋… Ⅲ.①中医外科学 - 医案 - 汇编 Ⅳ.①R26

中国国家版本馆 CIP 数据核字（2023）第 106554 号

美术编辑 陈君杞
版式设计 南博文化

出版 **中国健康传媒集团** | 中国医药科技出版社
地址 北京市海淀区文慧园北路甲 22 号
邮编 100082
电话 发行：010 - 62227427 邮购：010 - 62236938
网址 www.cmstp.com
规格 710×1000mm $^1/_{16}$
印张 17 $^1/_2$
字数 319 千字
版次 2023 年 6 月第 1 版
印次 2023 年 6 月第 1 次印刷
印刷 三河市万龙印装有限公司
经销 全国各地新华书店
书号 ISBN 978 - 7 - 5214 - 3953 - 3
定价 **45.00 元**

获取新书信息、投稿、为图书纠错，请扫码联系我们。

编 委 会

古籍为中华民族悠久历史文化的宝贵遗产，对其整理和利用，对赓续中华文明血脉、弘扬民族传统精神、增强国家文化软实力、建设社会主义文化强国具有重要意义。中医药学文明古老，历史悠久，流传至今仍具有无限的生命力和巨大的影响力。中医古籍繁若星辰，浩如烟海，蕴含着丰富的古代医家思想及临床治验精髓，是中医药学传承的载体和源泉。

鉴于中医古典医籍存世数量巨大，收录情况散杂，亟待我们去挖掘、整理、提炼、运用，遂至浩瀚医书中精选甄别，编《读经典　做临床系列》20 卷，以冀发挥中医古籍的文献与临床价值，以解今人望洋之叹、临证之惑，促进中医古籍文献与临床医学的融会贯通，推动中医药事业的传承发展。

根据中医药学术的发展情况以及医学分科的细化，本丛书精选《素问》《灵枢》《伤寒》《金匮》及温病、诊法、本草、医方、医理、医案、针灸、推拿、养生等相关经典医籍原文，又立足临床，分内科、外科、妇科、骨科、儿科、五官科，共计 20 册。每册选取古医籍品种不超过 5 种，爬罗剔抉，或全书点校收录，或选点部分卷次，均保留原书行文及体例，博览约取的同时，尽可能为读者还原古籍原貌，呈现学术发展的源流脉络。同时，每种医籍之前设有导读一篇，从成书背景、作者生平、学术特点等方面系统介绍，提纲挈领，帮助读者把握整体框架，满足个性化需求，提高中医古籍阅读效率，从而激发阅读兴趣，增进品读趣味，走进字里行间，感受古籍魅力。

由衷希望本书的出版，可以助力读者在浩瀚书海中掌舵前行，熟习相关古籍基本知识，汲取学术精华为临床所用，从而改善中医古籍临床运用不足之现象，为中医药学的继承发展推波助澜。疏漏不足之处难免，敬请广大读者批评指正。

中国医药科技出版社

2023 年 3 月

中医经典是中医之本，熟读经典、勤于临床是中医临床人才打牢基础、提高能力之必需。《读经典 做临床系列》根据中医古籍品种分类，精选古籍原文，并加以导读，帮助读者掌握中医最基本和核心的理论与方法，提高学习、领会、研究经典的水准，学会将古人的经验精华应用于现代临床实践。

中医外科学的起源可追溯到原始社会，商代始载中医外科病名及按摩、针、灸、砭等外治法，周代有了专职的外科医师——疡医。《五十二病方》最早记载了世界上应用雄黄、汞剂治疗疥疮的方法，所载外治法有敷药、药浴、熏蒸、按摩等，并首创酒洗伤口，开外科消毒之源。《黄帝内经》奠定了中医外科学坚实的理论基础，书中记载了针、灸、砭、按摩、敷药等多种外治方法，并最早提出用截趾手术治疗脱疽。

东晋《肘后备急方》对外科急症治疗学的发展做出了极大贡献。东晋末刘涓子著《鬼遗方》，后经南齐医家龚庆宣重新编次，名为《刘涓子鬼遗方》，成为我国现存的第一部中医外科学专著，详细论述了痈疽的鉴别诊断和治疗。唐代《备急千金要方》《千金翼方》等综合性医学巨著中均记载了丰富的外科内容。到宋代，中医外科学得到较快发展。《外科精要》强调"治外必本诸内"及"大凡痈疽，当调脾胃"的整体观念，总结出了一系列较为全面的中医外科疾病诊疗理论，其中不乏诸多具有开创性的内容。金元时期，刘河间定疏通、托里、和营卫等治疮三大法则；张子和提出"诸痛痒疮，皆属于心火，岂有寒乎"之说；朱震亨启外科经络辨证之本源。

明清时期，中医外科学逐步成熟，形成了"正宗派""全生派"

"心得派"等学术流派，外科内治消、托、补三法更臻完善，汗、下、温、清、活血、化瘀、行气、导滞、化痰、散结等治法得到普遍应用。该时期涌现出一系列外科专著，如陈实功《外科正宗》体现了明以前外科学的主要成就；王维德《外科证治全生集》创立了以阴阳为核心的外科证治法则；高秉钧《疡科心得集》确立了"审部求因"的诊治规律；《外科理例》对中医外科及临床具有很高的实用价值，该书详细阐明了痈、疽、疮、疡等外科病的病因、病机、治疗原则及治法；清代医家吴谦著《医宗金鉴·外科心法要诀》，各论中对各个疾病详细论述，对疾病描述、病因病机阐述及方药组成上多采用歌诀韵文的形式，每首歌诀下均有注解，便于读者理解。

随着中医药事业的发展，中医外科学体系逐渐成熟，学科特色更加鲜明，成为中医学的重要组成部分。本书精选中医外科中影响力较大的《刘涓子鬼遗方》《外科精要》《外科理例》《医宗金鉴·外科心法要诀》等著作，以倡导研读中医经典之风气，引领读者领略中医外科之风采，继承前人宝贵的经验，是中医学习、研究和临床实践的重要参考书。

编者

2023 年 3 月

刘涓子鬼遗方

外科精要

外科理例

医宗金鉴·外科心法要诀

刘涓子鬼遗方

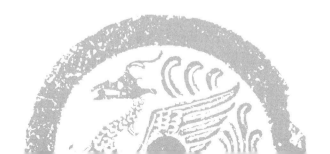

导 读

成书背景

《刘涓子鬼遗方》是我国现存的第一部外科专著，共 5 卷。卷一论痈疽病因，各种痈疽的鉴别；卷二述金疮外伤治法；卷三为痈疽、发背及妇人妒乳、乳结肿等病的治法；卷四为黄父痈疽论及痈疽治方；卷五除痈疽方外，尚有疥癣、发颓、妇人乳肿、瘰疬、小儿头疮、热毒，竹木刺伤以及火伤等药方。

据《古今医统》记载，晋末时期，刘涓子在丹阳郊外打猎，忽然看见一个庞然大物，高二丈余，刘涓子赶紧急射一箭，正中此物，大物逃走，声如风雨，疾如电掣，无奈此时天已昏黑，刘涓子不敢追赶。第二天一早，刘涓子率弟子数十人寻找大物，正寻至山下，见一小儿，在河边取水，刘涓子问："你是谁家小儿？为何让你到这里来取水？"小儿答道："我家主人叫黄老鬼，昨夜被刘涓子射伤，今取水为他洗伤。"小儿说完，取水走了。众人暗随其后。走到一个去处，听到有捣药的声音，远远望去，见有三人，一个躺卧，一人看书，一人捣药，刘涓子等人悄悄走到跟前，大呼而入。三人仓皇逃走。留下一套书和一臼药。这便是此书的来历。因为这套书是"黄老鬼"所遗，所以名为《刘涓子鬼遗方》。在古代，人们为了宣扬某一本书记载的技艺非同寻常，往往伪托为神仙、异人或鬼怪所作，以增加其神秘色彩。其实，所谓的"黄老鬼"不过是作者编造的故事而已。但也正是书名由来的传奇故事，为本书作者刘涓子也增添了一层神秘色彩。

作者生平

刘涓子（约 370—450 年），晋末人，京口（今江苏镇江）人。南朝宋武帝刘裕的从父。刘涓子喜爱医学，尤其精于外科。公元 410 年前后，正处于兵戎战乱期间，金创战伤的治疗颇受重视。刘涓子随宋武帝北征，长年跟随部队行军打仗，处理战伤。在此期间，他治愈无数刀枪剑伤，积累了丰富的外科学经验。其间，军队中有受伤的将士都找刘涓子诊治，刘涓子为他们取药治疗，以其精湛的医术在军队中受到将士们的爱戴。后来刘涓子居住在秣陵（今江苏南京）时，秣陵县令背部患痈疽，缠绵难愈，刘涓子与甘伯、济参共同为其诊治，得以痊愈，此后名声大振。

刘涓子在吸收前代医学家经验的基础上，结合自己的治疗经验，撰写《刘涓子鬼遗方》十卷。尤其是该书记载了战争中腹部外伤后肠脱出的回纳方法，成为当时外科突出的成就。后来，龚庆宣重新编定后使此书得以流传于世。

学术特色

1. 对外科痈疽的认识和治疗

本书从营卫运行失常，稽留于经脉之中，气血壅遏，导致热盛肉腐成脓，来论述痈疽的发病机制，在诊断方法上也较《内经》《金匮要略》有所提高。如《相痈知有脓可破法》一节对痈疽辨脓的诊断尤其详细，谓"痈大坚者，未有脓。半坚薄，半有脓。当上薄者，都有脓，便可破之"。较之《金匮要略》所述"诸痈肿欲知有脓无脓，以手掩肿上，热者，为有脓，不热者，为无脓"的认识，显得更为全面、确切。书中首次提出了以局部有无波动视为辨脓的指征，把脉搏与体温的变化也看作是诊断有脓无脓的重要依据，而且确定了成脓早切等原则。该书所论痈疽病理由浅入深，条理井然，这些医理对后世影响较大，直到现在仍为临床医家遵循和应用。

2. 首次建立内治法消、托、补治则

《刘涓子鬼遗方》的编纂年代，正处兵戎战乱期间，故金疮战伤的治疗颇受重视。对体气壮实的痈疽患者，早期较多地应用清热、解毒、消肿的清热消散法治疗；对体气虚弱的痈疽患者，重视补法、托法的治疗；对于痈疽后期，溃脓颇多，气血不足，出现"少气"症状，多用补托方药，如选用远志汤、内补黄芪汤方。可见，外科消、托、补三大治则，在当时已倡用。

3. 外治法内容丰富

《刘涓子鬼遗方》集前代医家经验并有所发挥，收载有多种剂型的外用方药与治疗技术，表明当时的外科医疗已具有相当高的水平。书中收录有薄贴、敷、围、洗、渍、熏、针、灸烙、浴等外治法，应用止血、收敛、止痛、解毒

等方药。该书还首次记载了水银膏制剂治疗皮肤疥癣。书中对痈肿的切开、穿刺、挑脓引流等手术记载最为详细，"凡里有脓毒，诸药贴不破者，宜用熟铜针于油火上燎透，先用墨笔点却当头，后以铜针浅浅针入，随针而出脓者，顺也。若不随针出脓，当用白纸作细捻，捻入针孔，引出其脓毒，当时肿退几分便好。"这种方法成为后世纸捻药线引流法的开端。

序论

昔刘涓子，晋末于丹阳郊外照射，忽见一物，高二丈许，射而中之，如雷电，声若风雨，其夜不敢前追。诘旦，率门徒子弟数人，寻踪至山下，见一小儿提罐，问何往为？我主被刘涓子所射，取水洗疮。而问小儿曰：主人是谁人？云：黄父鬼。仍将小儿相随，还来至门，闻捣药之声，比及遥见三人，一人开书，一人捣药，一人卧尔，乃齐唱叫突，三人并走，遗一卷《痈疽方》并药一臼。时从宋武北征，有被疮者，以药涂之即愈。论者云：圣人所作，天必助之，以此天授武王也。于是用方为治，千无一失。姊适余从叔祖，涓子寄姊书具叙此事，并方一卷。方是丹阳白薄纸本写，今手迹尚存。从家世能为治方，我而不传。其孙道庆与余邻居，情款异常，临终见语：家有神方，儿子幼稚，苟非其人，道不虚行，寻卷诊候，兼辨药性，欲以相传嘱。余既好方术，受而不辞。自得此方，于今五载，所治皆愈，可谓天下神验。刘氏昔寄龚方，故草写多无次第，今辄定其前后，蔌类相从，为此一部，流布乡曲，有识之士，幸以自防。

齐永元元年太岁己卯五月五日龚庆宣撰

道庆曰：王祖母刘氏有此鬼方一部，道庆祖考相承，谨按处治，万无一失。舅祖涓子兄弟自写，写称云无纸而用丹阳录，永和十九年，资财不薄，岂复无纸，是以此别之耳。

卷一

黄父曰：夫子言痈疽何以别之？岐伯答曰：荣卫稽留于经脉之中，久则血涩不行，血涩不行则卫气从之不通，壅遏不得行，故热。大热不止，热胜则肉腐为脓，然不能陷肤于骨，髓不为焦枯，五脏不为伤，故曰痈。

黄父曰：何为疽？岐伯曰：热气淳盛，下陷肌肤，筋髓枯，内连五脏，气血竭，当其痈下筋骨良肉皆无余，故曰疽。疽上之皮夭以坚，状如牛领之皮。痈者，其上皮薄以泽，此其候也。

黄父曰：及如所说，未知痈疽之性名，发起处所，诊候形状，治与不治，死活之期，愿一一闻之。

岐伯曰：《痈疽图》曰，赤疽发额，不泻，十余日死，其五日可刺也。其脓赤多血死，未有脓可治。人年二十五、三十一、六十、九十五、百神在额，不可见血，见血者死。

禽疽发如轸者数十处，其四日肿合，牵核痛，其状若挛，十日可刺。其肉发，身振寒，齿如噤欲痉，如是者，十五日死。

杼疽发项若两耳下，不泻，十六日死，其六日可刺，其色黑见脓而腐者死，不可治。人年十九、二十三、三十五、三十九、五十一、五十五、六十一、八十七、九十九，百神在耳下，不可见血，见血者死。

丁疽发两肩，比起有所逐，恶血结留内外，荣卫不通，发为丁疽。三日身肿痛，甚口噤如痉状，十日可刺。不治，二十日死。

蜂疽发背，起心俞若连肩骨，二十日不治死，八日可刺。其色赤黑，脓见青者死，不可治。人年十八、二十四、三十五、六十七、七十二、九十八者，百神在肩，不可见血，见血者死。

阴疽发髀若阴股，始发腰强，而不能自止，数饮不能多，五日坚痛。不治，三岁而死。

刺疽发起肺俞，不泻，二十日死，其八日可刺。发而赤，其上肉如椒子者死，不可治。人年十九、二十五、三十九、四十九、五十七、六十、七十三、八十一、九十七，百神在背，不可见血，见血者死。

脉疽发颈项，如痛，身随而热，不欲动，悄悄或不能食，此有所大畏，恐骇而不靖，上气嗽，其发引耳，不可以肿，二十日可刺，不刺，八十日死。

龙疽发背，起胃俞若肾俞，二十日不泻死，九日可刺，不刺，其上赤下黑若青，脓黑者死，发血脓者不死。

首疽发热八十日一方云八九日，大热，汗，头引身尽。如嗽，身热同同如沸者，皮颇肿，浅刺之。不刺，二十日死。

荣疽发胁，起若两肘头，二十五日不泻死，九日可刺。脓多白而无赤，可治也。人年一岁、十六、二十六、三十二、四十八、五十八、六十四、八十、九十六，百神在胁，不可见血，见血即死。

行疽发如肿，或后合相从往来，可要其所在刺之即愈。

勇疽发股，起太阴若伏鼠，二十五日不泻死，其十日可刺。勇疽发脓青黑者死，白者尚可治。人年十一、十五、二十、三十一、三十三、四十六、五十九、六十三、七十五、九十一，百神皆在尻尾，不可见血，见血者死。

摽叔疽发背，热同同，耳聋，后六十日肿如聚水，其状若如此者，可刺之。但出水后及有血出，即除愈也。人年五十七、六十五、七十三、八十一、九十七者，百神在背，不可见血，见血者死。

瘰疽发足跌若足下，三十日不泻死，其十二日可刺。瘰疽者，白脓不太多，其疮上痒，赤黑者死，不可治。人年十三、二十九、三十五、六十一、七十三、九十三，百神在足，不可见血，见血者死。

冲疽发小腹，痛而振寒热，四日五日悄悄，六日而变，刺之，五十日死。

敦疽发两指头若五指头，七八日不泻死。其四日可刺。其发而黑，拥者不堪，未过指节可治。一方不呼为敦疽，恐是刺泻。《明堂》引为败疽。

疥疽发腋下若两臂、两掌中，振寒热而嗌干者，饮多即呕，心烦悄悄，六十日而渐合者，如此可有汗，如无汗者死。一方云床疽。《明堂》亦引为床疫。

筋疽皆发脊两边大筋，其色苍，八日可刺。若有脓在肌腹中，十日死。

陈干疽发两臂，三四日痛不可动，五十日身热面赤，六十日可刺。如刺无血，三四日病愈。

搔疽发手足五指头，起节其色不变，十日之内可刺，过时不刺后为蚀。有痈在脉腋，三岁死。

叔疽发身肿，牵核而身热，不可以行，不可以屈伸，成脓刺之以除。

白疽发膊若肘后，痒，自痛伤，乃身热多汗，五六处有者死。心主痛疽，在股胫六日死，发脓血六十日死。

黑疽发，肿，居背大骨上，八日可刺，过时不刺为骨疽。骨疽脓出不可止，壮热，碎骨，六十日死。

胁少阳有痈肿，在颈八日死，发脓血者十日死。

疮疽发，先痒后痛。此故伤寒气入脏，笃，发为疮疽。九日可刺之，不刺，九十日死矣。

腰太阳脉有肿，交脉属于阳明，在颈十日死，发肿七十日死。

足太阳脉有脓肿，痈在足心少阳，八日死，发脓血六十日死，或八十日死。

头阳明脉有肿痈在尻，六日死，发脓血六十日死。

股太阴有肿痈在足太阳，十七日死，发脓血百日死。

肩太阳脉有肿痈在颈，八日死，发脓血百日死。

足少阳脉有肿痈在胁，八日死，发脓血六十日死。

手阳明脉有肿痈在腋渊，一岁死，发脓血三岁死。

黑疽发腋渊死。黑疽发耳中如米大，此疽不治死。黑疽发肩死。黑疽发缺盆中，名曰伏疽，不治死。

赤疽发于䏐，半夜可治，出岁死。

黑疽发肘上下，不死可治。

髀解际，指本黑、头赤死。

黑疽发掌中，不死可治。

赤疽发阴股，软可治，坚死。

赤疽发腓肠死。

黑疽发腠膑，软可治，坚不可治。

赤疽发掌中，不可治。

黑疽发跗上，坚死。

足下久肿，痈色赤死。

痈高而光者，不大热，用薄。痈，其肉平平无异而紫色者，不须治，但以黄芪并淡竹叶汤申其气耳。痈平而痛，用八物黄芪薄。大痈七日，小痈五日，其自有坚强，色诊宁，生。破发背及发乳，若热，手不得近者，令人之热，熟。先服王不留行散，外摩发背大黄膏。若背生，破无善。在乳者，熟之候，手按之，若随手起，便是熟。针法要脓着，以意消息之。胸、背不可过一寸针，良久不得脓，即以食肉膏、散着兑头肉痈口中。人体热气歇，服木瓜散。五日后，痈欲瘥者，排脓内塞散。

凡破痈之后，病人便连绵欲死，内寒外热。肿自有似痈而非者，当以手按肿上，无所连，是风毒耳，勿针，可服升麻汤，外摩膏。破痈，口当合流，下三分近一分，针唯今极热便不痛。破痈后，败坏不瘥者，作猪蹄汤洗之，日再，夏汤二日可用，冬六七日，汤半剂亦可用。

胸中断气，断气者，当入暗中，以手按左眼，视右眼，见光者，胸中结痈；若不见光者，瘭疽内发。针伤脉，血不出，住实不泻，留成痈。肾脉来者大、渐小，阴结。若肌肉痹，痈疖为发，寻寸口，如此来大，如未，渐小矣。

有黑色者，是石留黄毒。有赤色者，是丹砂毒。有青色者，是硇砂毒。有似盐颗者，是钟乳毒。有黄水者，是杏、桃仁毒。有白水者，是附子、干姜毒。有脓者，热肉面等毒。硇砂发，白雄鸭顶上血一合已来，取黑铅汤一茶碗，调服之解。钟乳发，雄鸡肘上血一合，将针粉汤一茶碗，调服之解。附子发，取附子皮三半，豉半升相合，以水一升，煎约一茶碗，服之解。丹砂发，取黑铅、黄芪、防风、伏龙肝各半两，水一升，煎半茶碗，去滓，服之解。

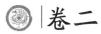卷二

治金疮，止血散方

乌樟根三两　白芷二两　鹿茸二分，烧灰　当归一两　芎𬜯一两　干地黄一两，切，蒸焙　续断一两

上七味，捣筛令调，着血出处即止。

治金疮血肉瘘，蝙蝠消血散方

蝙蝠三枚，烧令烟尽，沬，下绢筛之

上以水服方寸匕，一日服令尽，当下如水，血消也。

治金疮肉瘘，蒲黄散方

七月七日麻勃一两　蒲黄二两

上二物捣筛为散。温酒调服一钱匕，日五服，夜再二服。

治金疮箭在肉中不出，出箭白蔹散方

白蔹二两　半夏三两，汤洗七遍，生姜浸一宿，熬过

上二味为末。调水服方寸匕，日三服。若轻浅疮十日出，深二十日出，终不停在肉中。

治金疮中腹，肠出不能内之，小麦饮喷疮方

取小麦五升　水九升

煮取四升，去滓，复以绵度滤之，使极冷。傍含喷之疮，肠自上渐渐入，以冷水喷其背，不宜多人见，亦不欲令傍人语，又不可病患知；或晚未入，取病患席四角，令病患举摇，须臾肠便自入。十日内不可饱食，频食而宜少。勿使病人惊，惊则煞人。

治金疮肠出欲入，磁石散方

磁石三两　滑石三两

上二物下筛，理令调，白饮方寸匕，日五服，夜再服。

治金疮烦闷，止烦白芷散方

白芷二两　芎𬜯二两　甘草二两，炙

上三味，熬令变色，捣为散。水调服方寸匕，日五服，夜再服。

治金疮先有散石，烦闷欲死，大小便不通。止烦，消血，解散，硝石散方

硝石　泽泻　白蔹　芍药　寒水石　瓜蒌以上各一两

上六味，捣筛为散。水服方寸匕，日夜各一服。或未通，稍增之。

治金疮痛不可忍，烦疼不得住，止痛当归散方

当归　甘草炙　藁本　桂心　木占斯以上各一两

上五味合捣筛，令调。水服半方寸匕，日三服，夜一服。

治金疮弓弩所中，闷绝无所识，琥碧散方

琥碧随多少，捣筛，以童子小便服之乃热，不过三服便瘥。

治金疮弓弩所中，筋急屈伸不得，败弩散方

干地黄十分　干枣三枚　杜仲二分　当归四分　附子四分，炮　故败弩筋烧灰，取五分　秦艽五分

上七味合捣筛，理令匀。温酒服方寸匕，日三服，夜一，增一至三。

治金疮内伤，蛇衔散方

蛇衔　甘草炙　芎劳　白芷　当归各一两　续断　黄芩　泽兰　干姜　桂心各三分　乌头五分，炮

上十一味合捣筛，理令匀。酒服方寸匕，日三服，夜一服。

治金疮中筋骨，续断散方

芎劳一两半　干地黄二两　蛇衔二两　当归一两半　苁蓉一两半　干姜三分，炮　续断三两　附子三分，炮　汉椒三分，出汗，去目　桂心三分　人参一两　甘草一两，炙　细辛二分　白芷三分。一本用芍药一两半

上十四味捣筛，理令匀。调温酒服方寸匕，日三服，夜一服。

治金疮烦疼，麻黄散方

麻黄六分，去节　甘草五分，炙　干姜三分　附子三分，炮　当归三分　白芷三分　续断三分　黄芩三分　芍药三分　桂心三分　芎劳三分

上十一味捣筛，理令匀。调温酒服方寸匕，日三服，夜一服。

治金疮烦满，疼痛不得眠睡，白薇散方

白薇　瓜蒌　枳实炒　辛夷去毛　甘草炙　石膏以上各一两　厚朴二分，炙　酸枣二分，炙

上八味为末。调温酒服方寸匕，日三服，夜一服。

治金疮去血多，虚竭，内补当归散方

当归三分　芍药五分　干姜三分　辛夷去毛，二分　甘草三分，炙

上五味捣筛，理令匀。调温服方寸匕，日三服，夜一服。

治金疮去血多，虚竭，内补苁蓉散方

苁蓉　当归　甘草炙　芎䓖　黄芩　桂心　人参　芍药　干姜　吴茱萸　白及　厚朴炙　黄芪各一两　蜀椒三分，出汗，去目，闭口

上十四味筛，理令匀。调温酒服方寸匕，日三服，夜一服。

治金疮内塞，泽兰散方

泽兰　防风　蜀椒去目、汗、闭口　石膏末　附子炮　干姜　细辛　辛夷去毛，各二两　芎䓖三分　当归三分，炒　甘草四分，炙

上十一味捣筛，理令匀，调温酒服方寸匕，日三夜一。脓多，倍甘草；渴，加瓜蒌二分；烦，加黄芩二分；腹满、气短，加厚朴二分；疮中血瘀，加辛夷一倍。

治金疮内塞，黄芪散方

黄芪三两　芎䓖　白芷　当归　麻黄去节　鹿茸　黄芩　细辛　干姜　芍药　续断　桑虫屎以上各一两　附子半两　炮山茱萸一两

上十四味捣筛，理匀。调温酒服方寸匕，日三服，夜一服。渐可至二匕。

治金疮中䖝药，解毒蓝子散方

蓝子五合　升麻八两　甘草四两，炙　王不留行四两

上四味捣筛，理令匀。调冷水服二方寸匕，日三夜二；及以方寸匕，水和匀，涂疮上，毒即解去矣。

治金疮大渴，内补瞿麦散方

瞿麦　芎䓖　当归　甘草炙　干姜　桂心　续断　厚朴炙　白蔹　蜀椒去目，闭口汗　辛夷去毛　牡蛎末　芍药　桔梗　干地黄　防风各三分　细辛二分　瓜蒌一分　人参三分

上十九味捣筛，理令匀。调温酒服方寸匕，日三夜一。或筋骨断，更加续断三分。

治被打腹中瘀血，蒲黄散方

蒲黄一升　当归二两　桂心二两

上三味捣筛，理匀。调酒服之方寸匕，日三夜一。不饮酒，熟水下。

治痈疽金疮，续断生肌膏方

续断　干地黄　细辛　当归　芎䓖　黄芪　通草　芍药　白芷　牛膝　附子炮　人参　甘草炙，各二两　腊月猪脂四升

上十四味，㕮咀，诸药纳膏中渍半日，微火煎之上，候白芷色黄膏即成。敷疮上，日四五。膏中是猪脂煎。

治金疮、痈疽，止痛生肌，甘菊膏方

茵草　芎䓖　甘草炙　防风　黄芩　大戟以上各一两　生地黄四两　芍药一两半　细辛　大黄　蜀椒去目、闭口、汗　杜仲　黄芪各半两　白芷一两

上十四味，㕮咀，以腊月猪脂四升，微火煎五上下，白芷候黄成膏。一方添甘菊二两，以敷疮上，日易两次。

治痈疽、金疮，生肌膏方

大黄　芎䓖　芍药　黄芪　独活　当归　白芷以上各一两　薤白二两，别方一两　生地黄一两，别方二两

上九味合薤，㕮咀，以猪脂三升，煎三上下，白芷黄膏成，绞去滓用。磨之，多少随其意。

治金疮腹内有瘀血，乌鸡汤方

乌雌鸡一只　大黄三两　细辛三两　人参一两　甘草一两，炙　地黄三两　杏仁一两，去皮、双仁　虻虫一两　当归二两　芍药一两　黄芩一两　桃仁二两，去皮、碎　大枣二十枚

上十三味，理乌鸡如食法，以水二斗煮鸡，取一斗；㕮咀诸药，纳鸡汁中更煮，取三升，绞去滓，通寒温。伤出甚困者，初服五合，以一日二夕尽汤，便应下。食之粥，慎食他物。

治金疮有瘀血，桃核汤方

蟅虫三十枚，熬　虻虫　水蛭各三十枚，熬　桂心二分　大黄五两　桃核五十枚，去皮，切

上六味，酒水各五升，㕮咀，合煮取三升，去滓。服一升，日三服。

治金疮惊悸，心中满满如车所惊怛，猪心汤方

猪心一具　人参　桂心　甘草炙　干地黄　桔梗　石膏末　芎䓖各一两　当归二两

上九味细切锉，诸药㕮咀，先以水二斗煮心，取汁八升，纳诸药，煮取一升。一服八合，一日令尽。

治金疮、痈疽，生肉膏方

黄芪　细辛　生地黄　蜀椒去目、汗、闭口　当归　芍药　薤白　芎䓖　独活　苁蓉　白芷　丹参　黄芩　甘草以上各一两　腊月猪脂二斤半

上十五味㕮咀，以苦酒一升，合渍诸药，夏一夜，冬二夜浸，以微火煎三上，候苦酒气，成膏用之。

治被打腹中瘀血，白马蹄散方

白马蹄烧令烟尽，捣筛。温酒服方寸匕，日三夜一。亦治妇人血疾，消为水。

卷三

治年四十已还，强壮，常大患热痈无定处，大小便不通，大黄汤方

大黄三两　栀子五十个　升麻二两　黄芩三两　芒硝一两，别方二两

上五味切，以水五升，煮取二升四合，去滓，下硝绞调。分温三服，快利为度。

治发痈疽兼结实，大小便不通，寒热，已服五利汤，吐出不得下，大渴烦闷，淡竹叶汤方

淡竹叶四升，切去尖　瓜蒌四两　通草　前胡　升麻　茯苓　黄芩　知母　甘草炙　石膏末，以上各二两　生地黄十两　芍药一两　大黄三两　黄芪三两　当归一两半　人参一两

上十六味，先以水一斗六升煮竹叶，去叶取九升，纳诸药后煮取三升二合。分四服，日三夜一，快利便止，不必尽汤。汤尽不利，便合取利。

治发背、发乳，四体有痈疽，虚热大渴，生地黄汤方

生地黄十两　竹叶四升　黄芩　黄芪　甘草炙　茯苓　麦门冬去心，以上各三两　升麻　前胡　知母　芍药各二两　瓜蒌四两　大枣二十枚，去核　当归一两半　人参一两

上十五味，先以水一斗五升煮竹叶，取一斗去叶，纳诸药，煮取三升六合。分为四服，日三夜一。

治发背，乳痈，已服生地黄汤，取利后服此淡竹叶汤方

淡竹叶四升　麦门冬去心　黄芪　芍药　干地黄　生姜以上各三两　前胡　黄芩　升麻　远志去心　瓜蒌　大枣十四枚　当归一两

上十三味，先以水一斗八升煮竹叶及小麦，一斗，去滓，纳诸药，再煮取三升，分温三分上语煮竹叶、小麦恐是麦门冬，非是小麦也。

治痈疽虚热，生地黄汤方

生地黄五两　人参　甘草炙　黄芪　芍药　茯苓各三两　当归　芎䓖　黄芩　通草各二两　大枣二十枚　淡竹切成三升

上十二味，先以水二斗煮了水，取一斗五升，去滓，复诸药，再煮取四升八合。一服八合，日三夜再。能顿服为佳。

治痈疽内虚热，渴甚，黄芪汤方

生地黄八两　竹叶切成三升　小麦二升　黄芪　黄芩　前胡　大黄各三两　瓜蒌四两　通草　芍药　升麻　茯苓　甘草　知母各二两　人参　当归各一两

上十六味，先以水二斗煮竹叶及小麦，取一斗二升，去滓，复煮诸药取四升，分四服，日三夜一。小便利，除通草、茯苓，加麦门冬；腹满，加石膏三两；热盛，去人参、当归。

治背，生地黄汤方

生地黄八两　人参　甘草炙　芍药各二两　通草　茯苓　黄芪　黄芩各三两　淡竹叶切，二升　大枣二十枚　当归　芎䓖各一两

上十二味，先以水三斗煮竹叶，取一斗，去滓，内诸药再煮四升。一服八合，日三夜再。若能每服一升佳。

治痈疽内虚，黄芪汤方

黄芪　人参　甘草炙　芍药　当归　生姜各三两　大枣二十枚　干地黄　茯苓各二两　白术一两　远志一两半

上件十一味，以水一斗三升，煎取四升，去滓。分温四服。

治痈疽，五味竹叶汤方

竹叶切，二升　五味子　前胡　当归　干地黄　人参各二两　小麦二升　黄芪　黄芩　麦门冬去心　生姜各三两　甘草一两半，炙　升麻一两　大枣十四枚　桂心半两

上件十五味，先以水二斗煮竹叶、小麦，取一斗，去滓，纳诸药煮取三升。分温四服，日三夜一。

治痈疽，发背、乳，大去脓后，虚惙少气欲死，服此远志汤方

远志去心　当归　甘草炙　桂心　芎䓖各一两　黄芪　人参　麦门冬去心，各三两　茯苓二两　干地黄三两　生姜五两　枣十四枚

上件十三味，以东流水一斗，煮取三升二合。分温四服，日三夜一。

治发背、乳，下复住，服此白石脂汤方

白石脂四两　龙骨三两　当归　桔梗　女萎　黄连去毛　甘草以上各二两　白头翁一两　干姜二两

上件九味，以水九升，煮取三升二合，分四服，下住便止，不必尽服。当下未，即来日止。

治发痈疽，取利，热小便退，不用食物，竹叶汤方

淡竹叶切，三升　小麦二升　干地黄　人参　黄芩　前胡　升麻各二两　麦门冬去心　生姜　黄芪　芍药各三两　大枣十四枚　桂心半两　远志半两，去心　当归一两　甘草炙

上十六味切，先以水一斗八升煮竹叶、小麦，取一斗，去滓，内诸药，又煮取三升。分二服，羸者分四服，日三夜一。

治痈疽取下后，热少退，小便不利，竹叶汤方

淡竹叶切，一升　小麦三升　干地黄四两　黄芪　人参　甘草炙　芍药　石膏末　通草　升麻　黄芩　前胡各二两　大枣十四枚　麦门冬三两，去心

上件十四味，先以水一斗六升煮竹叶、小麦，取九升，去滓，内诸药，煮取三升二合。强即分三服，羸即四服，日三夜一。

治痈疽取利后，热，小便不利，竹叶汤方

竹叶切，三升　小麦二升　人参　黄芩　前胡　芍药　甘草炙　干地黄　当归　桂心各二两　黄芪三两　麦门冬三两，去心　龙骨三两，碎　牡蛎一两，末　赤蛸条三十枚，炒　大枣十四枚，去核

上件十六味，以水二斗煮竹叶、小麦，取一斗，去滓，内诸药煮取四升。分四服，日三夜一。

治发背痈及发乳，兼味竹叶汤方

淡竹叶切，三升　小麦三升　黄芪　黄芩　五味子　人参　前胡　干地黄　当归各二两　大枣十四枚　麦门冬二两，去心　升麻一两　桂心半两　甘草一两，炙　生姜三两

上十五味，以水二斗，煮竹叶、小麦，取一斗，去滓，内药，煮取三升。分温三服，一日服。

治发背已溃，而下不住，白石脂汤

白石脂四两　龙骨三两　当归二两　桔梗二两　女萎　白头翁各四两　黄连二两　干姜三两

上八味，以水九升，煮取三升三合，去滓。服八合，日三夜一。

治发背已溃，大脓汁，虚惙少气力，内补黄芪汤方

黄芪三两　干地黄　人参　茯苓各二两　当归　芍药　芎劳　桂心　远志去心，各一两　甘草一两半　麦门冬去心，三两　生姜五两　大枣十四枚

上十三味，以水一斗，煮取三升二合，去滓，分温四服，日三夜一。

治痈疽内虚热，生地黄汤方

生地黄五两　人参　甘草炙　芍药　茯苓　芎劳　通草　黄芩　当归各二两 大枣二十枚　竹叶切，三升

上十二味，以水三斗，煮竹叶，取半，去滓，内诸药，煮取四升。分五服，日三夜二，能服一升可佳。

治发背，黄芪汤方

黄芪　黄芩　远志　麦门冬去心，各二两　干地黄　人参　芎劳　甘草炙 芍药　当归各一两　大枣二十枚　生姜五两　鸡肶胵二具，勿去皮　桑螵蛸十四 枚，炙

上十四味，㕮咀，以水一斗，先煮取四升五合。一服九合，日三夜一服。

治炎疽，枳实汤方。(甘林所秘不得)

枳实炙　夜干　升麻　干地黄　黄芩　前胡各三两　犀角一两半　大黄二两半 麝香半两，一方用甘草二两

上九味，㕮咀，以水九升，煮取三升。分温三服，须瘥也。

治肠痈，大黄汤

肠痈之为病，诊小腹肿痞坚，按之则痛，或在膀胱左右，其色或赤，或白色，坚大如掌，热，小便欲调，时色色汗出，时复恶寒。其脉迟坚者，未成脓也。可下之，当有血。脉数脓成，不可服此方。

大黄二两　牡丹三两　芥子半升　硝石三合　桃仁五十枚，去皮，炒，切之

上五味，㕮咀，以水六升五合，煮取一升。分为二服，脓下。无者，下血大良。

背上初欲作疹，便服此大黄汤方

大黄三两　栀子一百枚，去皮　升麻　黄芩　甘草炙，各三两

上五味，以水九升，煮取三升半。分为三服，得快下数行便止。不下更服。

治妇人炉乳，辛夷汤方

辛夷一升，去毛　大枣三十枚　桂长一尺　防风二分　白术　甘草一尺，炙　生姜二分　泽兰一升，切

上八味，切，以水一斗，煮取三升，分温三服。

治妇人客热，乳结肿，或溃或作痛，内补黄芪汤方

黄芪　茯苓各三两　芍药二两　麦门冬三两，去心　甘草二两，炙　厚朴一两，炙　人参三两　生姜四两　干地黄三两

上九味，切，以水一斗二升，煮取三升。分五服，日三夜一。

治痈肿患热盛，黄芪汤方

黄芪　麦门冬三两，去心　黄芩六分　栀子十四枚　芍药三两　瓜蒌二两　干地黄二两　升麻一两

上八味，锉，以水一斗，煮取三升，分温三服。

治发痈疽，肿溃去脓多，里有虚热，内补黄芪汤方

黄芪二两　茯苓　桂心　人参各二两　麦门冬三两，去心　甘草六分，炙　生姜四两　远志二两，去心　当归二两　五味子四两　大枣二十枚

上十一味，切，以水一斗，煮取四升。分六服，日四夜二。

治痈去脓多，虚满上气，竹叶汤方

竹叶切，二升　半夏二两，汤洗　甘草二两，炙　厚朴三两，炙　小麦四升　生姜五两　当归一两　麦门冬二两，炙　人参　桂心各一两　黄芩三两

上十一味，切，以水一斗半，先煮竹叶、小麦，取九升，去滓，又煮诸药取二升，分温三服。

治痈疽肿，烦热，增损竹叶汤方

竹叶一握，切　当归　茯苓　人参　前胡　黄芩　桂心　芍药各三两　甘草三两，炙　大枣二十枚　小麦一升　麦门冬一升，去心

上十二味，切，以水一斗六升煮竹叶、小麦，取一斗一升，去滓，内诸药，煮取三升，分服日三。夜重，加黄芪二两；胸中恶，加生姜六两；下者，减芍药、黄芩各六分；如体强、赢者，以意消息之。

治痈疽坏后，补塞去客热，黄芪汤方

黄芪　生姜　石膏末　甘草炙　芍药　升麻　人参以上各二两　知母　茯苓各一两　桂心六分　麦门冬二两，去心　大枣十四枚　干地黄一两

上十三味，切，以水一斗二升，煮取四升。分温四服，日三夜一。

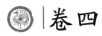 卷四

九江黄父痈疽论

九江黄父问于岐伯曰：余闻肠胃受谷，上焦出气，以温分肉，而养骨节，通腠理。中焦出气如露，上注溪谷，而渗孙脉，津液和调，变化而赤为血，血和则孙脉先满溢，乃注络脉，络脉皆盈，乃注经脉句有脱误。阴阳已张，周息乃行，行有经纪，周有道理，与天协议，不得休止。切而调之，从虚去实，泻则不足，疾则气减，留则先后，从实去虚，补则有余，血气已调，形神乃持。余已知血气平与不平，未知痈疽之所从生，成败之时，死生之期，期有远近，何以度之，可知闻乎？

岐伯曰：经脉流行不止，与天同度，与地合纪，故天宿失度，日月薄蚀；地经失纪，水道流溢，草萱不成，五谷不植，径路不通，民不往来，巷聚邑居，别离异处。血气犹然，则言其故。

夫血脉荣卫，周流不休，上应星宿，下应经数。寒客于经络之中，则血泣，血泣则不通，不通则归之，不得复反，故痈肿。与寒气化为热，热胜则肉腐，肉腐则为脓，脓不泻则烂筋，筋烂则伤骨，骨伤则髓消，不当骨空，不得泄泻，血枯空虚，则筋骨肌肉不得相荣，经脉败漏，熏于五脏，五脏伤则死矣。

黄父曰：愿闻于痈疽之形与其忌日名。

岐伯曰：略说痈疽极者一十八种。痈发于嗌，名曰猛疽。猛疽不治则化为脓，脓不泻，塞其咽，半日死，其化为脓者，泻则已，含豕膏，冷食，三日而已。一方无冷食。

发于颈者，名曰夭疽。其状痈大而赤黑，不急治，则热气不入渊腋，前伤任脉，内熏肝肺，十余日死。

阳气大发，消脑留项，名曰脑烁，其色不乐，项痛如刺以针，烦心者不治。本作留字。

发于肩及臑者，名曰疵痈。其状赤黑，急治之。此令大汗出至足，不害五脏。痈发四五日，逞焫。

发于腋下赤坚者，名曰米疽。治之以砭石，欲细而长，疏砭之，或云涂豕膏，六日已，勿裹。其疽坚而不溃者，马刀、挟缨，急治之。

发于胸者，名曰井疽。其状如大豆，三四日起，不早治，下入腹。不治，十日死。

发于膺者，名曰甘疽。其状如谷实瓜蒌，常寒热，急治之，去其寒热。不治，十岁死，死后脓自出。

发于胁者，名改訾。改訾者，女子之病也。久之，其疾大痈脓，其中乃有生肉，大如赤小豆。治之，剉菱、翘草根各一升，水一斗六升煮之，竭为三升，即强饮，厚衣坐釜上，令汗出至足已。

发于股阳，名曰股瓮疽。其状不甚变，而痈脓附骨。不急治，四十日死。

发于股阴，名曰赤施疽。不急治，六十日死。在两股之内，不治，六日死。一方云十六日死。

发于尻，名曰兑疽。其状赤坚大，急治之。不速治，三十日死。

发于膝，名曰疵疽。其状大痈色不变，寒热而坚，勿破，破之死。须以手缓柔之，乃破。

诸痈疽之发于节而相应者，不可治之也。发于阳者百日死；发于阴者四十日死。

发于胫，名曰兔啮。其状赤至骨，急治之，不治煞人。

发于踝，名曰走缓。其状痈也，色不变，灸而止其寒热，不死。

发于足上下，名曰四淫。其状如痈，不急治之，百日死。

发于足傍，名曰疠疽。其状初小指发，急治之。去其黑，不消辄益。不治百日死。

发于足指，名曰脱疽。其状赤黑。不治。治之不衰，急渐去之。治不去，必死矣。

释痈疽色诊

夫痈疽者，初发始微，多不为急，此实奇患，惟宜速治之，急治不若速，成病难救，以此致祸，能不痛哉！具述所怀，以悟后贤。谨按黄父《痈疽论》所著，缓急之处，生死之期，如有别痈之形色，难易之治，如左。僧纳私撰是用，非是先贤，恐后高雅，故记之名字，令惑之耳。

发皮肉浅，肿高而赤，贴即消，不治亦愈。

发筋肉深，肿下而坚，其色或青或黄、白、黑，或复微热而赤，宜急治之，成消中。半发附骨者，或未觉肉色已殃者，痈疽之甚也。

凡发背，外皮薄为痈，皮坚为疽。如此者，多现先兆，宜急治之。皮坚甚大者，多致祸矣。

夫痈坏后有恶肉当者，以猪蹄汤洗其秽，次敷食肉膏、散，恶肉尽，乃敷生肌膏、散，乃摩四边，令善肉速生。当须绝房事、慎风冷，勿自劳动，须筋脉复常，乃可自劳耳。不尔，新肉易伤发重，便益溃烂，慎之慎之。

相痈疽知是非可灸法

痈疽之甚，未发之兆，饿渴为始，始发之时，或发白疽臭；似若小疖，或复大痛，皆是微候，宜善察之。欲知是非，重按其处，是便隐痛，复按四边，比方得失。审定之后即灸，第一便灸其上二三百壮，又灸四边一二百壮。小者灸四边，中者灸六处，大者灸八处，壮数、处所不患多也。亦应即贴即敷，令得所即消。内服补暖汤、散。不已，服冷药，外即冷敷。不已，用热贴。贴之法，开其口，泄热气。

相痈知有脓可破法

痈大坚者，未有脓。半坚薄，半有脓。当上薄者，都有脓，便可破之。所破之法，应在下逆上破之，令脓得易出，用𫓧针。脓深难见，上肉厚而生肉，火针。若外不别有脓，可当其上数按之，内便隐痛者，肉殃坚者，未有脓也。按更痛于前者，内脓已熟也。脓泄，去热气，不尔，长速，速即不良。

治痈疽，肿，松脂贴方

黄柏　芎䓖　白芷　白蔹　黄芪　黄芩　防风　芍药　莽草　白蜡　当归　大黄各一两　细辛二分　胍脂三两　松脂二斤

上十六味，切，曝干极燥，微火煎三上下，手不得离，布绵绞去滓，贴之。

治痈疽，肿，松脂贴方

当归　黄芪　黄连　芍药　黄芩　大黄　腊蜜　芎䓖各一两　松脂一斤半　陈胍脂一合半

上十味切细，合煎，微火三上下，膏成，绵绞去滓，向火，涂纸上，贴之。

治痈疽，松脂贴肿方

松脂一斤　大黄三分　䐔脂一两　细辛半分　黄芩一分半　防风半分　白芷
白蔹　芎䓖　当归　芍药　茵草　黄连　白蜡　黄柏各一分

上十五味细切，曝令极燥，先煎脂，蜡，下松脂烊尽，内诸药三上下，候
色足，绞以绵布，水中。以新竹片，上火炙之，施纸上贴之。此药大秘，实有
奇效，不妄传之。

治痈疽升麻薄极冷方

升麻一两　大黄一两　白蔹六分　黄芪一两　黄芩六分　白及一分，干者　牡
蛎二分，粉　龙骨一两　甘草二分，炙　芎䓖一两

上十味筛，和以猪胆调。涂布，敷之痈上，燥易之。

治痈疽，白蔹薄方

白蔹　大黄　黄芩各等份

上三味捣筛，和鸡子白，涂布上，敷痈上，干燥辄易之，亦可以三指撮药
末，置三升水中，煮三沸，绵注汁，拭肿上数十过，以寒水石末涂肿上，纸覆
之，燥复易，一易辄以煮汁拭之，昼夜二十易之。

治痈疽始一二日，痛微，内薄令消，猪胆薄方

黄芪　龙骨　青木香　栀子仁　羚羊角　干地黄　升麻　白蔹　大黄　黄
柏　黄芩　芎䓖　赤小豆　麻黄去节　黄连　犀角一两

上十六味各等份，捣筛，以猪胆调令如泥。以故布，开口如小豆大，以泄
热气。

治痈肿热盛，口燥患渴，除热止渴，黄芪汤方

黄芪　瓜蒌　干地黄　升麻各二两　麦门冬三两，去心　栀子二十枚　芍药三两
黄芩一两半

上八味，以水一斗，煮取三升，分温三服。

治客热郁积在内，或生疖，黄芪汤方

黄芪二两　人参一两　芎䓖　当归　甘草炙，各一两　远志去心　干地黄各二两
大枣二十枚　生姜五两　麦门冬去心，五两

上十味切，以水一斗二升，煮取三升，分温三服。

治痈未溃，黄芪汤方

黄芪四两　甘草二两，炙　桂心三两　芍药　半夏　生姜各八两　饴一斤

上七味，以水七升，煮取三升。饴化，分三服。

治痈，内补竹叶黄芪汤方

竹叶切，一升　黄芪四两　甘草二两　芍药四两　黄芩一两　人参二两　桂心一两，如冷，用半两　大枣十二枚　干地黄二两　升麻三两　茯苓　生姜各一两

上十二味，以水二斗煮竹叶，澄清，取九升，纳诸药，更煮取三升，分温三服。

治补度，冷下，赤石脂汤方

赤石脂　人参　甘草炙　干姜各二两　龙骨一两，碎　附子大者，一枚，炮

上六味切，以水八升，煮取二升半，去滓。分温三服，如人行十里，进一服。

治取冷过，寒下蚀见出，温中汤方

甘草六分，炙　干姜六分　附子炮，去皮破，六分　蜀椒二百四十粒，去目，闭口者，出汗

上四味切，以水六升，煮取二升，分温三服。

治断下，补胃附子汤方

附子二分，炮　当归　人参　黄连　甘草炙，各一两　干姜　桂心　芍药各二两　蜀椒去汗去目，闭口，半分

上九味，以水五升，煮取一升五合，去滓，分温二服。

治痈疮及恶疮有恶肉，猪蹄汤洗方

猪蹄一具，修如食法　白蔹二两　白芷二两　黄连一两　治狼牙二两　芍药二两　黄芩　独活　大黄各一两

上九味，以水三斗，煮猪蹄一斗五升，去蹄，内诸药，又煮取五斗，洗疮。日四次，甚良。

治痈疽肿坏多汁，猪蹄汤方

猪蹄一具，治如食法　芎䓖　甘草炙　大黄　黄芩各二两　芍药三两　当归二两

上七味，先以水斗五升煮蹄，取八升，去滓，内诸药，更煮取三升，更去滓，及温洗疮上，日三。亦可以布内汤中，敷疮肿上，燥复之。

治肘疽方

黄连　皂荚各等份，炙，去皮、子

上二味，捣下，和以淳苦酒，调令如泥，涂满肘，以绵厚薄之，日三

易，良。

治痈疽最脓，增损散方

黄芪五分，脓多，倍之　小豆一分，热，口干，倍之　芎劳二分，肉未生，倍之

白蔹三分，有脓，疮不合，倍之　瓜蒌三分，若小便利，倍之

上六味，捣筛令细。酒调温服方寸匕，日三。

治痈，消脓，木占斯散方

木占斯　桂心　人参　细辛　败酱　干姜　厚朴　甘草炙　防风　桔梗以上
各一两

上十味，捣筛，酒服方寸匕。入咽觉流入疮中。若痈及疽之不能发坏者，
可服。疮未坏，去败酱；已发脓，纳入败酱。此药时有化痈疽成水者。方正桂
为异，故两存焉。

治发背及妇人发房并肠痈，木占斯散方

木占斯　厚朴炙　甘草炙　细辛　瓜蒌　防风　干姜　人参　桔梗　败酱以
上各一两

上十味，捣筛，清酒服方寸匕，日七夜四，以多为善。败酱，草名也。病
在上者当吐，在下者当下脓血，此谓肠痈之属也。诸病在里，唯服此药，即觉
有力，及痈疽便即复痛。长服治诸疮及疽、痔疮已溃，便即早愈。凡俗流医不
知用此药，发背有不善而渴，便勤服之。若药力行，觉渴止，便消散；若虽
坏，服终无苦，但昼夜服勿懈也。发，此药消散，不觉肿去时即愈。或长服，
即去败酱。偏治妇人乳肿、诸产疵，速愈良。又云：唯服有异，始觉背有不
善之也。

治诸痈疽已溃，未溃，疮中疼痛，脓血不绝，瞿麦散方

瞿麦　白芷　黄芪　当归　细辛　芍药　薏苡仁　芎劳　赤小豆末，各一两

上九味，先以清酒小豆出于铜器中，熬令干，复渍，渍后复熬，五过止，
然后治末，合捣筛。温酒服方寸匕，昼夜各五。三日后痛痒者，肌肉生也。又
方用苦酒渍小豆。多痛，倍瞿麦；疮口未开，倍白芷；脓多，倍黄芪、薏苡仁、
芍药等。

治痈，食恶肉散方

藜芦一分半　真珠一分半　石硫黄　雌黄　麝香各三分　马齿　矾石熬　漆头
芦茹各三分

上九味，筛捣，粉疮上。亦可为膏，和敷疮上。

治痈疽，食恶肉散方

雄黄一两　矾石一分，熬　芦茹一两

上三味，捣筛，稍着之。随用多少，不限一两。

治痈疽，兑膏方

当归　芎䓖　白芷　松脂各二两　乌头一两　猪脂二升　巴豆一十枚，去心、皮

上七味，㕮咀，纳膏中，微火合煎三沸已，纳松脂，搅合相得，以绵布绞之去滓，以膏着绵絮兑尖头作兑之。疮虽深，浅兑之，脓就兑尽，即生善肉；疮浅者不足兑，着疮中，日三，恶肉尽则止。

治，食肉青龙膏方

白矾二两，火炼，末之　熟梅二升，去核　盐三合　大钱二十七枚

上四味于铜器中，猛火投之，摩灭成末，乃和猪脂捣一千杵，以涂疮上，甚痛勿怪。此膏食恶肉尽，复着可敷蛇衔膏涂之，令善肉复生。

治痈疽、金疮，生肉膏方

大黄　芍药　黄芪　独活　白芷　芎䓖各一两　当归一两　薤白二两　生地黄三两

上九味，㕮咀，以盛煎猪膏三升，煎三上下，以绵布绞去滓，用兑摩，多少随意，常用之。

治丹，痈疽始发，焮热浸淫长成，搨汤方

升麻　黄芩各三两　黄连　大黄各二两　当归一两　甘草一两，炙　芎䓖二两　芒硝三两　羚羊角屑各一两

上九味，㕮咀，以水一斗三升，煮取五升，绞去滓，铛中，纳芒硝，上火，搅令成沸，尽滓，稍分适冷热，贴帛搨肿上数过，其热随手消散。王练甘林所秘不传此方。

卷五

治痈疽败坏，生肉地黄膏方

生地黄一斤　辛夷　独活　当归　大黄　芎䓖　黄芪　薤白　白芷　芍药　黄芩　续断各二两

上十二味，切，以腊月猪脂四升，微火煎，白芷色黄膏成，绞去滓，敷，日四。

治痈疽，疮，生肉黄芪膏方

黄芪　细辛　生地黄　蜀椒去目、汗，闭口　当归　芍药　薤白　白芷　丹参　甘草炙　苁蓉　独活　黄芩以上各一两　腊月猪脂一斤半

上十四味，细切，以苦酒一升二合，夏即渍一日，冬二夜，微火煎三上下，酒气尽成膏，敷之极良。

治发背，乳，口已合，皮上急痛，生肉膏方

丹参　防风　白芷　细辛　芎䓖　黄芩　芍药　甘草炙　黄芪　牛膝　槐子　独活　当归

上十三味，切，以腊月脂五升，微火煎三上下，白芷黄膏成。病上摩，向火，日三四。

治痈肿，坚强不消，不可用敷贴处，黄芩膏方

黄芪　黄芩　芎䓖　白蔹　防风　莴草　白芷　芍药　大黄　细辛　当归以上各一两

上十一味，㕮咀，以猪脂四升，微火上煎一沸一下，白芷黄即成，膏成敷之，坚硬者，日可十易。

治痈疽，止痛生肌，鸥脂膏方

松脂七两　芍药　当归　芎䓖　黄芩各二两　鸥脂七两　白蜡五两

上七味，㕮咀，以腊月猪脂二升二合，微火煎一沸一下，三十过成，以摩于疮上。

治痈疽、金疮，续断生肉膏方

续断　干地黄　细辛　当归　芎䓖　黄芪　通草　芍药　白芷　牛膝　附子炮裂　人参　甘草炙，以上各二两　腊月猪脂四升

上十四味，㕮咀，著铜器中，下膏，诸药渍之半日，微火煎三上下，白芷候黄膏成，敷之疮上，日四五过良。

治痈疽、疮，止痛生肉，甜竹叶膏方

甜竹叶五两　生地黄四两　大戟二两　腊月脂四升　当归　续断　白芷　䕡草　芎藭　防风各二两　甘草一两半，炙　芍药一两半　蜀椒半两，去目、汗、闭口　细辛　大黄　杜仲各半两　黄芪半两

上十七味，㕮咀，以猪脂微火煎五上下，候白芷黄膏成，敷疮上甚良。

治痈疽败坏，生肉䕡草膏方

䕡草　当归　薤白　黄芩　甘草炙，各二两　生地黄五两　白芷三两　大黄四两　续断一两

上九味，㕮咀，以猪脂三升，微火煎三沸三上下，白芷黄膏成，敷疮良。

治痈疽脓烂并小儿头疮，牛领马鞍革及肠中诸恶，耳聋，痛风肿脚疼，金木水火毒，螫所中，众疮百疹，无所不治，蛇衔膏方

蛇衔　大戟　大黄　芍药　附子炮　当归　独活　䕡草　黄芩　细辛　芎藭　蜀椒去目、汗、闭口　薤白以上各一两

上十三味，㕮咀，以苦酒渍之，淹一夜，以猪脂二升半，微火煎三上下，膏成，绵布绞去滓，病在内，酒下弹丸大。

治痈疽，食肉膏方

松脂五两　雄黄别研　雌黄　冶葛皮各二两　猪脂一斤　漆头芦茹三两　巴豆一百枚，去皮、膜、心

上七味，先煎松脂，水气尽，下诸药，微火煎三上下，膏成，绞去滓，纳雄、雌二黄，搅调。以膏着兑头内、疮内，日方六七。勿肉兼新，故初用病更肿赤。但用如节度，恶肉尽止，勿使过也。

治痈疽，大黄食肉膏方

大黄　附子　䕡草　芎藭　雄黄　珍珠末各一两　白蔹　矾石　黄芩　漆头芦茹各二两　雄黄一两

上十一味，㕮咀，六物以猪脂一升四合，微火煎三上下，去滓，下矾石、芦茹，煎成膏。中以涂兑头，敷疮中，须恶肉尽，勿使过也。

治痈疽，食恶肉，芦茹散方

漆头芦茹　矾石　硫黄　雄黄以上各二分

上四味，捣筛，搅令。著兑头内疮口中，恶肉尽止，勿使过也。

治痈疽始作便败坏，发疮膏方

羊髓一两　甘草二两　胡粉五分　大黄一两　猪脂二升

上五味切，合脂髓煎二物令烊，纳甘草、大黄，三上下，去滓，纳胡粉搅令极调。敷疮，日四五上。

治久病疥癣，恶疮，膏方

丹砂　雄黄　雌黄　乱发洗　松脂　白蜜以上各一两　芦茹漆头者，三两　巴豆十四个，去皮、心　腊月猪脂二升

上九味，先煎乱发，消尽，纳松脂，煎三上下成膏，绞去滓，末芦内膏中，煎搅极调。敷疮上，日三易之。

治久病疥癣，诸恶毒疮，五黄膏方

雌黄　雄黄　黄连　黄柏　黄芩　青木香　白芷各二两　乱发一团，鸡子大舌香一两　治狼跋子四十枚

上十味，㕮咀，以苦酒半升渍诸药一夜，以腊月脂三升先煎发一沸，纳诸药，三五沸止，绞去滓成膏。敷疮上，日五易之。

治病疥癣、恶疮，散热，水银膏方

水银　矾石　蛇床子　黄连各一两

上四物两度筛，以腊月猪脂七合和，并水银搅令调，打数万过，不见银，膏成。敷疮。若膏少益取。并小儿头疮良。龚庆宣加芦茹一两。

治面皯疱，木兰膏方

木兰　防风　白芷　青木香　牛膝　独活　藁本　当归　芍药　杜衡　辛夷　芎藭　细辛各一两　麝香一分　附子二分，炮

上十五味，㕮咀，诸药以腊月猪脂一升，微火煎三沸三上下，去滓，末下麝香，搅令膏成。敷疱上，日三。

治皯疱，鸬鹚屎膏方

上取鸬鹚屎一升，捣筛，腊月猪脂调和敷之。

治头颓生发，生发白芷膏方

白芷　蔓荆子　附子　防风　芎藭　茵草　细辛　黄芩　当归　蜀椒各一两，去汗，闭口　大黄一两半　马鬐膏五合，此所用无多

上十二味，切，以腊月猪脂三升合诸药，微火煎三上下，白芷色黄膏成。洗头泽发，勿近面。

治妇人乳肿痛，丹参膏方

丹参　芍药_{各二两}　白芷_{一两}

上三味，以苦酒渍一夜，猪脂六合，微火煎三上下，膏成敷之。

治头白颓疮，发落生白痂，经年不瘥，五味子膏方

五味子_{二分}　菟丝子_{五分}　苁蓉_{二分}　雄黄_{一分}　松脂_{二分}　蛇床子　远志_{去心，各三分}　雌黄　白蜜_{各一分}　鸡屎_{半分}

上十味，以猪膏一升二合煎，先纳雌黄，次纳鸡屎，次纳蜜，次纳松脂，次纳诸药，并先各自末之，膏成。先以桑灰洗头，后敷之。

治疽、瘘、痈、疥，诸恶疮连年不瘥，并小儿头疮悉治之膏方

藜芦　附子　芦茹　桂心　天雄　蛇床子　冶葛皮　雄黄　乱发_洗　白芷　半夏_{汤洗}　矾石　细辛　杏仁　芎䓖　芍药　白术　乌头_{各二两}　黄连　当归　藁本_{以上各三两}　斑蝥　茵草　巴豆_{去皮、心}　黄柏　吴茱萸　蜀椒_{各一两去目、汗，闭口}

上二十七味，㕮咀，以苦酒渍一夜，以腊月猪脂四斤，微火煎令酒气尽，膏成。日四五敷，用多妙。

治久瘰、疽，诸疮，冶葛膏方

冶葛皮　黄连　细辛　杏仁　茵草　芍药　藜芦　附子　乳发　芦茹　芎䓖　白芷　蛇床子　桂心　藁本　乌头　白术　吴茱萸　雌黄　矾石　天雄　当归_{以上各二两}　斑蝥　巴豆_{去皮、心}　蜀椒_{去目、汗，闭口}　黄柏_{各一两}

上二十六味，㕮咀，各捣筛，以猪脂五升于铜器中，微火煎诸药七沸上下，绞去滓更煎，搅匀成膏。以敷疮上，日四五。

丹砂膏方三首

丹砂_{五两}　芎䓖_{三两}　大黄_{二两}　蜀椒_{二两，去目，出汗}　白芷_{二两}　麝香_{三两}　升麻_{二两}　冶葛皮_{二两}　麻黄_{五两，去节}　丹参_{五两}　巴豆_{二升，去皮、心}　桂心_{二两}　附子_{十二枚}　皂荚_{二两，去皮、子}

上十四味，以猪脂六升，春夏共用，调合在后方消停。

又方

丹砂_{三两}　芎䓖_{三两}　大黄_{二两}　蜀椒_{去目、汗，二两}　白芷_{二两}　麝香_{六两}　术_{二两}　附子_{十二枚}　干姜_{五分}　冶葛_{二两}　丹参_{六两}　细辛_{二两}　巴豆_{三升，去皮、心}

上十三味，秋冬共用，亦在年中有所宜，以意消息。药各捣罗之，巴豆细

切，以苦酒渍一夜，量足不须覆之。明旦，以猪脂六升铛中，微火煎三上下，膏成。勿使旁人及鸡、犬、猫见。其膏同治，共叙此方，须是细意事持。

又方

丹砂二两，末 蜀椒去目、汗，闭口 大黄 白芷 甘草炙，以上各二两 巴豆三升，去皮、心 麝香 芎䓖各二两 附子二枚 升麻二两 冶葛皮 犀角 当归 乌头各二两 丹参一斤

上十五味，切，以苦酒渍之一夜，以猪脂六升微火煎三上下，膏成，绞去滓用之。此膏是四时常用，日三。此方无比。

丹砂膏叙治百病，伤寒、温毒、热疾，服如枣核大一枚。鼻塞，取半核大纳鼻中，缩气，令人聪里。若耳聋，取两枣核大，烊之如水，纳其耳中，三五年聋可瘥。或寒癖，腹满坚胀及飞尸恶毒，楚痛，温酒服。霍乱当成未成，已吐未痢，白汤服枣核大；若已痢一二行，而腹烦痛，更服之。眼中风膜膜，或痛，常下泪，取如粟大注眼中，当下止或半，自痛便愈。

又胸背、喉颈痛，摩足，口中亦稍稍，令常闻有膏气。人体自有不同者，易为药，当服取利为度，老小增减。服膏之法：得利若不利，如人行十五里，可与热饮发，当预作白薄粥，令冷，若过利要止者，多进冷粥便住。若能忍，待药势尽，自止更佳。

赤膏治百病方。治病同丹砂膏用之。

冶葛皮一两 白芷一两 蜀椒二升，去目、汗，闭口 大黄 芎䓖各二两 巴豆三升，去皮、心 附子十二枚 丹参一斤 猪脂六升

上九味，㕮咀，以苦酒渍一宿，合微火煎三上下，白芷黄即膏成，绞去滓用。伤寒衄鼻，温酒服如枣核大一枚。贼风、痈疽肿，身体恶气，久温痹，骨节疼痛，向火摩之。瘑、疥、诸恶疮，以帛缚之。鼠瘘、疽、痔下血，身体隐疹，痒搔成疮、汁出，马鞍牛领，以药敷之即愈。腰背手足流肿，拘急屈中不快，以膏敷之，日三。妇人产乳中风及难产，服如枣核大，并以膏摩腹立生。如食鱼哽，日五服愈。如耳聋，以膏如小豆大，着耳中。患息肉，以膏内鼻中，愈。眼齿痛，以膏如粢注背中。白芦医当瞳子视，以膏如粟注背眦，愈。

治瘰疽，丹妙服膏方

丹砂末 犀角 夜干 大黄 芎䓖 麝香末 黄芩各二两 生地黄十两，切 升麻 前胡 沉香各三两 青木香一两

上十二味，㕮咀，以苦酒渍淹一宿，以猪脂五升，微火煎三上下，绞去滓，

纳丹砂、麝香末，搅调，稍稍服之。

治瘰疬，麝香膏方

麝香末　凝水石　黄芩　丹砂末　芎䓖　鸡舌香　青木香各二两　茵草三两
升麻三升　羚羊角　夜干　大黄　羊脂各三两　地黄汁一升

上十四味，切，以苦酒渍一夜，用猪脂六升，微火煎三上下，绞去滓，纳丹砂、麝香末，搅令调膏成。以摩病上，甚良。

治疔肿，生芎䓖膏方

生芎䓖汁一升　丹砂二两　生地黄二斤　白芷三两　大黄三两　麝香末，三两
甘草三两，炙　当归二两　升麻二两　薤白八两

上十味，㕮咀，以苦酒渍一夜，猪脂五升，微火煎三上下，膏成，摩于肿上。

治瘰疬始发未曾治，宜速服丹砂膏方

丹砂末　犀角二两　夜干三两　生地黄十两　大黄三两　升麻三两　芎䓖三两
麝香二两　前胡三两　沉香二两　黄芩三两　青木香一两

上十二味，㕮咀，以猪脂五升，微火煎三上下止，绞去滓，入麝香、丹砂末，搅令调。温酒服如枣核大。日三服。

治风温、瘑、疽、诸恶疮经年不瘥，其着胸、臆、背，日大，不可视之，恐见肺、肺髓者，皆主之。敷当火，须以意用之。丹砂膏方

丹砂末　雄黄末　附子　天雄　干地黄　大黄　当归　秦艽各二两　乌头
桂心　黄连　松脂　茵芋各四两　蜀椒一升，去目、汗　干姜二两　巴豆一百枚，去皮、心　蜈蚣四枚，去头、足、赤者　石南草二两

上十八味，㕮咀，十六味以苦酒一斗渍一夜，以猪脂六升微火煎三上下，药色膏成，绞去滓，纳二石末，搅令调，敷疮；有口，亦可兑疮口。此脂多治合，即随多少，苦酒不必尽一斗，以意量用之。

治瘑、疥、癣，诸恶疮，丹砂膏方

蜀椒三升，去目、汗　丹砂　细辛　桂心各二两　附子三十枚　前胡　白芷切，各一升　芎䓖切　白术　吴茱萸各一升　当归一两

上十一味，㕮咀，诸药唯椒、萸不捣，以苦酒渍一夜令淹，以猪脂不中水者十斤，细切，合诸药于铜器内，煎三上下，白芷黄成膏，以绵布绞去滓。如患风温肿不消，服弹丸大一枚。

若鼻塞不通，以膏着鼻中。若青盲，风目烂眦、痒痛，茫茫不见细物，以

绵絮裹箸头注膏中，以敷两眦，至卧时再敷之。齿痛亦如耳聋，亦准之。诸恶疮皆治之。金疮、牛领马鞍疮，亦可敷之。治下赤，腹中有痛并瘘疾，在外即摩之，在内即服之如弹丸大一枚，日三服。此膏无所不治。

治小儿头疮并恶，紫草膏方

紫草三两　黄连　女青　白芷各一两　矾石三两，烧令汗出　苦酒五合　生地榆根一两

上七味，纳三味矾石、紫草、黄连为末，入诸药煎，白芷黄膏成，敷疮上。

治小儿热疮，水银膏方

水银二两　胡粉二分　松脂二两　猪脂四升

上四味，煎松脂、水银，气出下二物，搅令不见银，放冷，以敷疮上。

治火疮，柏皮膏方

上柏皮，去黑皮，用白肉，以猪脂多少煎，去滓，候凝，随意使之。

治瘭疽，浸淫广大，赤黑烂坏成疮，羊髓膏方

羊髓二两　大黄二两　甘草一两　胡粉二分

上四味，㕮咀，以猪脂二升半并胡粉，微火煎三上下，绞去滓，候冷，敷疮上，日四五。

治热毒并结及肿成疮，升麻膏方

升麻三两　白术一两　牡蛎三分　白及二两　白蔹二两　莽草二分　夜干二两　大黄二两　黄连二两

上九味，㕮咀，以猪脂三升，微火煎膏成，绞去滓，以敷疮上，日四五。

治热疮，生地黄膏方

生地黄　白蔹　白芷　黄连　升麻　黄芩　大黄以上各十两

上七味，㕮咀，以猪脂一升半，微火煎成膏，绞去滓，敷疮，日四五。

治恶疮皆烂，雄黄膏方

雄黄　矾石末　藜芦　当归　黄连　附子各二两　莽草　芎䓖　白及各一两　巴豆六十枚，去皮、心

上十味，㕮咀，以猪脂二升，微火煎成膏，绞去滓，纳石末，搅调，敷疮，日四五。

治瘑、疽、瘘，水银膏方

水银二两半　胡粉二两　松脂二两　猪脂四升

上四味，先煎松脂，水气尽下胡粉，搅令水银尽不见，可敷疮，日三。亦

治小儿疳热疮、头疮。

治痱、瘰疬疮，白蔹膏方

白蔹_{三两} 白芷_{三两} 芎䓖 大黄 黄连_{各二两} 当归_{二两} 黄柏_{二两} 豉_{八分，炒} 羊脂_{三两} 猪脂_{二升}

上十味，㕮咀，以二脂合煎，纳诸药，微火煎，膏成去滓，候凝敷之。

治皮肤中热痱，瘰疬，白蔹膏方

白蔹 黄连_{各二两} 生胡粉_{一两}

上三味捣筛，溶脂，调合敷之。

治热疮，生地黄膏方

生地黄_{四两} 黄连_{四两} 大黄_{三两} 黄柏 甘草_炙 白蔹 升麻_{各二两}

上七味，㕮咀，以猪脂二升半，微火合煎，膏成绞去滓，候凝，可敷之。

又方治热疮，生地黄膏方

生地黄_{四两} 黄连_{五两} 白蔹 芍药 白及_{各二两} 苦参 升麻_{各三两}

上七味，㕮咀，以猪脂二升半，纳诸药同熬，膏成去滓，候凝敷之。

治温热诸疮，黄连膏方

黄连 白蔹 白芷_{各二两} 生胡粉_{一两}

上四味，细筛，用猪脂调、涂之。

治热疮，蛇床子膏方

蛇床子_{二两} 干地黄_{二两} 苦参_{一两} 大黄_{二两} 通草_{二分} 白芷 黄连_{各一两} 治狼牙_{二分}

上八味，捣筛为细末，用猪脂，以意调和涂之。

治热疮，木兰膏方

木兰_{一两} 白芷 黄连_{各三两} 黄柏_{二两} 芍药_{一两} 栀子_{二十一枚} 黄芩_{二两} 治狼牙_{二两} 夜干_{一两} 蛇床子_{一两}

上十味，㕮咀，以猪脂二升合诸药，微火煎，膏成去滓，涂敷之。

治热疮，黄连膏方

黄连 生胡粉_{各三两} 白蔹_{二两} 大黄_{二两} 黄柏_{二两}

上五味为末，用猪脂，以意调和，涂之。

治灸疮，甘草膏方

甘草_{一两} 当归_{一两} 胡粉_{半两} 羊脂_{一两半} 猪脂_{三两}

上五味，㕮咀，以猪羊脂并诸药，微火煎成膏，绞去滓，候凝敷之。

治诸痈破后大脓血，极虚，黄芪膏方

黄芪　附子　白芷　甘草　防风　大黄　当归　续断　芍药各一两　苁蓉一分　生地黄五分　细辛三分

上十二味，切，以猪脂三升，纳诸药微火慢煎，候白芷黄色膏成，绞去滓，候凝涂疮，摩四边，日四过。

治痈疽已溃，白芷摩膏方

白芷三分　甘草三分　乌头三分　薤白十五枚　青竹皮如鸡子大一块

上五味，以猪脂一升合煎，候白芷黄膏成，绞去滓，涂四边。

治诸疽疮膏方

蜡一两　乱发　矾石熬，各一两　松脂一两，拣　猪脂四两

上五味，先下脂煎令消，下发，发消下矾石，矾石消下松脂，松脂消下蜡，蜡消膏成。滤过，候凝涂敷之。

治鼻中塞，利鼻，白芷膏方

白芷　通草　蕤核各一分　薰草二铢　羊髓八铢　当归一分

上六味，以清酒炼羊髓三过，㕮咀，诸药，煎，膏成绞去滓。用小豆大纳鼻中，日三。

治竹木所刺入手足，肿不出脓，疼痛，羊屎膏方

上取干羊屎捣筛，用猪脂和，以涂疮口，立出。

治汤沃人肉烂坏，术膏方

术二两　附子二枚大者，炮　甘草一两　羊脂五两　松脂鸡子大一块　猪脂五两，不入水者

上六味，微火上煎猪脂，后纳羊脂并诸药又煎，膏成绞去滓，候凝涂疮上，日三。

又方

柏树皮四两，去黑处　甘草三两，细切　淡竹叶二两，切

上三味，以不中水猪脂一升二合入药煎，膏成绞去滓，涂疮上，日三。

又方

麻子一合，取仁　柏皮一两，取白　白芷一两　生柳皮一两，去白

上四味，㕮咀，以脂一升同药煎，膏成滤去滓，候凝敷疮，日三。

治瘑、疽、疥、癣及恶疮，芦茹膏方

芦茹三两，漆头者　雄黄　雌黄末各一两　丹砂一两，研　乱发半两，洗

上五味捣筛，令调煎，以先用猪脂二升半煎发，取尽，纳诸药微火更煎，候膏成。不令他人、鸡、猫、犬见。敷疮上，日三。

治妇人妒乳生疮，雌黄膏方

雌黄　白蔹　雄黄　漆头芦茹各一两　乱发一团，如鸡子大

上五味，各研捣筛，以不中水猪脂二升，先煎乱发令尽，下诸药再微火煎，候膏成放凝。涂疮上，日三四。

治诸恶疮，麝香膏方

麝香　冷石　雄黄　丹砂各五分

上四味，各研细如粉，以腊月猪脂量其多少调和，如涂敷疮时，先用大黄汤放温洗了、淹干，然后涂膏。

治头疮、恶疮、骨疽等，牛屎薰方

取苦瓠截除底、断其鼻，取牛屎着地上烧，以无底瓠笼屎上，引烟从瓠空中出，以疮着烟上薰之，自然止，过三度即除。

六物灭瘢膏方

衣中白鱼　鸡屎白　鹰粪白　芍药　白蔹　白蜂等份

上药研如粉，以乳汁和，涂瘢上，日三良。

《小品》灭瘢方

鸡屎白一两　辛夷仁四分　白附子二分　细辛二分

上四味，酒浸一宿，以羊脂六合，微火煎三上三下，去滓，伤瘢以甘草汤洗干，涂之。一方有桂心二分。

外科精要

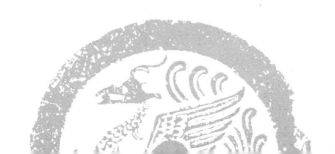

成书背景

《外科精要》是较早以"外科"命名的痈疽专著，为陈自明于南宋景定癸亥年（1263），采撷李嗣之、伍起予、曾孚先诸家著作编纂而成。明代薛己对陈氏《外科精要》进行了校注，在原书陈序后加了自己的序，并于每篇论后添加了按语，有的附有治验案例。薛己按语对原书内容有的加以注释，有的补充说明，在进一步阐发其义理的同时，更充实了原书的基本内容，对后学者也有很大裨益。全书分上、中、下3卷，共54论。卷上有22论，内容包括痈疽的病因病机、治则治法及处方用药方面的概论。其中第三至十一论，详述痈疽灸法；第十二至十九论，言及痈疽病因及辨证用药规律；第二十至二十二论，于痈疽之病因穷本溯源，阐发己见，将痈疽之源归为"毒"之一字。卷中有16论，涉及痈疽的辨证和调护。辨证包括辨表里、内外、阴阳、浅深、缓急、善恶、顺逆等，条分缕析，内容详尽；调护包括慎起居、节饮食、戒七情，言语中肯，切近实用。卷下有16论，第三十九至四十论，言及外敷麦饭石膏、神异膏等治疗痈疽；第四十一至五十四论，细说痈疽常见并发症的治疗及善后；末为痈疽杂方、治痈疽小方三道等。卷末另附"补遗"，录陈日华之"痈疽点烙法"、洪丞相之"用蛴针法"等。

作者生平

陈自明（1190—1270年），字良甫，一作良父，晚年自号"药隐老人"，南宋医家，临川（今江西抚州）人，为盱江外科主要创始人之一。陈氏出身医学世家，自幼好学。于嘉熙元年（1237）时任建康府明道书院医谕，景定癸亥年（1263）时任宝唐习医，并曾在东南各地行医，每到一处，必索取方书，故其藏书甚多，学识日进。陈自明既是一位学识渊博的书院教授，又是一位临床经验十分丰富的大家。

陈自明虽"家世大方脉",但其一生勤学博览,治学广泛,潜心著述。其著述存世者有《妇人大全良方》《外科精要》《备急管见大全良方》,为中医妇科、外科的学科建制奠定了基础,对后世中医学的专科发展贡献尤大。

学术特色

1. 重视整体辨证

陈自明提出的外科治疡法,并不只是着眼于局部的病变,而是注重人体脏腑气血寒热虚实的变化等整体与局部、体表与脏腑的辨证统一过程,故治疗上不是单独注重局部的攻毒,而是从脏腑气血全局的变化来考虑的思想理论体系,体现了辨证施治、整体观念的中医特色,提出了"内外合一"和"邪有出路"的治疗思想,充分体现了中医整体观念的治法原则。

2. 重辨痈疽特征

陈自明对痈疽的辨证要点分为辨表里、内外、阴阳、浅深、缓急、善恶、顺逆等。例如腑气浮,行于表,故痈肿浮高易治;脏血沉寒主里,故疽肿内陷为难治。

辨别痈疽是否成脓,是确立治疗方法的前提和基础。单凭问诊和局部望诊,很难作出正确判断。因此,陈氏视触诊为判断成脓与否的关键。他说:"凡痈疽,以手按之,若牢硬,未有脓也。若半软半硬,已有脓也。又按肿上,不热者为无脓。热甚者为有脓,宜急破之。"直至今天,触诊仍然是临床判断痈疽成脓与否的重要手段。

3. 外治重用灸法

书中开篇即论灸法,有9篇专论其功用与方法,并将灸法用于阳热证,可见对灸法治疗痈疽的重视。陈氏指出痈疽初起均宜艾灸,认为灸法可使毒气外泄,还可使气血流动,疮毒消散,故有"治疽之法,灼艾之功胜于用药"之说。书中还论述了隔蒜灸、骑竹马灸等灸法的具体操作和适应证。隔蒜灸法适用于赤肿紫黑毒甚者;骑竹马灸作用温和,适用范围广,用于治疗多数疮疡。

4. 内治调理脾胃

《外科精要》一书专列《调节饮食兼平胃气论》为论治提出了纲领,充分体现了陈氏重视脾胃的学术思想。陈氏提到:"形不足者,温之以气,精不足

外科精要

者，补之以味……脾为仓廪之官，胃为水谷之海，主养四旁。"外病必注意其内，特别当把握好脾胃，脾胃乃正气之根本，正盛则邪衰。故痈疽的治疗，强调"无先后次序"而应灵活施治。又云："浮洪滑数则为阳，微沉缓涩则为阴，阴则热治，阳则冷治……初觉则宣热拔毒，已溃则排脓止痛，脓尽则消肿内补，恶肉尽则长肌敷痂。故治疗当"寒者温之，热则清之，虚则补之，实则泻之；导之以针石，灼之以艾炷，破毒溃坚，以平为期，各有成法"。

序

凡痈疽之疾，比他病最酷，圣人推为杂病之先。自古虽有疡医一科，及《鬼遗》等论，后人不能深究，于是此方沦没，转乖迷涂。今乡井多是下甲人专攻此科，然沾此疾又多富贵者。《内经》云：大凡痈疮，多生于膏粱之人。仆家世大方脉，每见沾此疾者，十存一二。盖医者少有精妙能究方论者，间读其书，又不能探赜索隐；及至临病之际，仓卒之间，无非对病阅方，遍试诸药。况能疗痈疽、持补割、理折伤、攻牙疗痔，多是庸俗不通文理之人，一见文繁，即便厌弃。病家又执方论以诘难之，遂使医者鼫鼠技穷，心中惶惑，当下不下，悠悠弗决，迁延日久，遂令轻者重、重者死。又多见生疽之人，隐讳者众，不喜人言是痈疽发疾，但喜云只是小小疖毒而已，及至孔洪，遂致不救。又有病家猜鄙，吝其所费浩瀚，不肯请明了之医，而甘心委命于庸俗之手。或有医者用心不臧，贪人财利，不肯便投的当伐病之剂，惟恐效速而无所得，是祸不极则功不大矣。又有确执一二药方，而全无变通者。又有当先用而后下者，当后用而先下者。多见一得疾之初，便令多服排脓内补十宣散，而反增其疾。此药是破后排脓内补之药，而洪内翰未解用药之意，而妄为序跋，以误天下后世者众矣。陈无择云：当在第四节用之。是也。又有得一二方子，以为秘传，惟恐人知之，穿贵之人不见药味而不肯信服者多矣。又有自知众人尝用已效之方，而改易其名而为秘方，或妄增药味以惑众听，而返无效者亦多矣。此等之徒，皆含灵之巨贼，何足相向！又有道听途说之人，远来问病，自逞了了，诈作明能，谈说异端，或云是虚，或云是实，出示一方，力言奇效，奏于某处。此等之人，皆是贡谀。其实皆未曾经历一病，初无寸长。病家无主，易于摇惑，欲于速效，又喜不费资财，更不待医者商议可服不可服，即欲投之，倏然至祸，各自走散。古人云：贫无达士将金赠，病有闲人说药方。此世之通患，历代不能革。

凡痈疽之疾，真如草寇，不守律法，出意凶暴，待之稍宽，杀人纵火，无可疑者。凡疗斯疾，不可以礼法待之，仍要便服一二紧要经效之药，把定脏腑，外施针灸，以泄毒气。其势稍定，却乃详观方论，或命医者详察定名。是痈是疽，是虚是实，是冷是热，或重或轻，对证用药，无失先后次序。病者不必忧惶，医者确执己见，不可妄立名色、怆惶惑乱，收效必矣。如近代名医李嗣之、伍起予、曾孚先辈，编集上古得效方论要诀，愚因暇日，采摭群言，自立要领，或先或后，不失次序。其中重复繁文者削之，取其言简意尽，纲领节目，整然不紊。庶几览者，如指诸掌，虽不能尽圣人之万一，使临病之际，便有所主，毋致渴而穿井，斗而铸兵者乎！

时景定癸亥孟秋宝唐习医陈自明良甫序

疗痈疽发背灸法用药要诀第一

凡人年四十岁以上，头项、鬓颐、背膂、腰胁间，或筋骨之上，所视不见之处，稍有疮疖，便不可轻易待之。若视之悠悠，以为常疾，每见由微至著，丧命者多矣。古人云：背无好疮，面无好痣者是也。宁可待之重，其疾轻安，不可待之轻，令疾愈重。又不可见此疾而隐讳，又不可见此疾而忧惶。有此疾者，但宜把定心神，即便依法施治，若不失次序，未有不安者也。最不可怆惶失序，错乱用药，又不可才吃四五服药，便责无效。况此疾积袭之久，四五服药，安能奏功？大盖此疾真似虎狼，甚如强盗，才入于室，敌之不合其理，必致伤人，防之得理，迎刃而解。今之疡医，不言破阵诀要之药，遂使后学转乖迷途，怆惶失序，轻者必重，重者必死。凡有此病，未要辨问是痈是疽，是疮是疖，是虚是实，是冷是热，首先便服内托散五七服，便止，不可多服。次服五香连翘汤，宣泄毒气，便以骑竹马取穴法灸之，此穴直是有起死回生之功。或隔蒜灸之，庶使毒气有路而出，不攻于内，恰如强盗入室，窒塞其路而捉之，惟恐走了，必伤生而后已。又如遗漏，在法打破其屋，则火有路而出，不伤其内，若不打破其屋，火在内燃，火焰出屋，内已坏矣。更灸足三里，引热就下，此皆良法。今此五香连翘汤方不一，仆比较之，皆有不同。其中有用大黄者，盖大黄治痈疖之要药，所以孙真人治痈疽方萌之时，首以单煮大黄汤，以宣其毒气，或以车螯散、追毒丸，首用宣利之药，无使毒炽，此其大法。今时之人，但见宠妾稍众，以为作丧太过，又病者于心有愧，自谓内耗中干，致有此疾，遂令更服助热性之药，投合病者之意宜矣。殊不知邪之所凑，其气必虚，留而不去，其病乃实。若一见此病，而便投热药，转助毒气，可谓抱薪救火。经云：实实虚虚，损不足，益有余，如此死者，医杀之尔！古人云：痈疮未破，毒攻脏腑，一毫热药断不可用，痈疮已破，脏腑既亏，一毫冷药亦不可用。此是先后次第之要诀也。

《至真要论》云：诸痛痒疮，皆属于心。又云：阳气凑袭，寒化为热，热盛则肉腐为脓。又云：大凡痈疮，多生于膏粱之人。何也？平日宠妾满前，温床厚被，未寒衣绵，未饥先食，无非饮醇酒，食鸡羊，啖油面，嗜炙煿，平日熏煮脏腑，色力太过，稍有不及，便服兴阳乳石狼虎之药以助之，取一时之快意，殊不知消渴、消中、消肾、痈疽、发背自此而起，又因气宇不顺而得之。既得斯疾，于心有慊，一毫冷药断不肯服，医者又不执术，只得徇情，首以十宣散投合其意，便以膏药敷贴其外，殊不知毒气方盛之时，外被敷药闭其毫孔，内服温药助其毒气，致令热毒之气，无路发越，内攻脏腑，倾人性命，急如反掌。一有是证，便以骑竹马取穴法，只灸五七壮，不可多灸。使心脉流通，毒气有路发泄，或以蒜钱饼，于疽顶上灸之，亦使毒气有路发泄，不致内攻。更于足三里穴上，灸五七壮，此乃引热就下故也。详载第四、五论中。愚今谨择内托散、又名万金散，又名托里散。方见第一只。五香连翘汤第二只、沉麝汤第三只，甚者追毒丸又名神仙万病解毒丸，第十七只及漏芦汤，以上皆宣热拔毒之药。既灸之后，使毒气有路而出，服药之后，使毒气不伤其脏腑，然后玩味方论，或命医者商榷疾证，依法调治，亦未晚也。若有烦热口燥，咽干，大府秘难，六脉沉实而滑，或洪数有力，便可投之以漏芦汤、大黄等药，或追毒丸为宣热拔毒之计。或有泻证，医者不可便归咎于药，以为张本之计。殊不知患痈疽之人，每有泄泻，皆是恶候。若疑似之间，但服内托散，次以五香连翘汤、沉麝汤，五七日之后，继之以国老膏、万金散、牛胶饮子、忍冬酒、柞木散、黄矾丸、远志酒之类，皆可选用，以为破敌之需。以上诸方，不冷不热，不问老幼少壮，阴阳虚实冷热，多服为妙，自有奇功。所有前贤精妙方论编集于后，以备检阅，次序门类，整然不紊，临病之际，若能仔细玩味，详酌义理，依法治之，万不失一。

曾孚先痈疽备论第二

曾孚先云：尝究痈疽之作，皆积微而至著。及其势之骤也，如山源之水，一夕暴涨，不能小决使导，而乃筑塞其势，则大决伤人必多矣！势既奔冲，治之宜急，又当施以活法，使无过与不及之患。倘专以猛烈之药，外涂肌肉，闭塞毛窍，使毒气无所从出，是谓以毒攻毒，闭门捕贼，必有伤生之害也。法当自外以火艾引泄毒气，使之散越于外；内则以五香连翘汤导之，甚者则以转毒散及托里之药解之。此所谓施以活法也。

陈无择痈疽灸法论第三

夫痈则皮薄肿高，疽则皮厚肿坚。初发并宜灼艾，惟痈脓成则宜针，疽脓成则宜烙。若能审其名证，早施治，仍用药以攻利其根，补托其里，不必告医，自料亦瘥。但世人忽之尔，医方所以冠痈疽于杂病之先者，知为大病也。世医失治疗之序，颠倒错乱，多致枉夭，良可叹息。故备集得效灸法，以贻学者，庶不致妄投也。治初生痈疽发背神效灸法，累试有验，具列于后。

骑竹马取穴灸法第四

夫治痈疽、发背、发脑、发鬓、发须、发颐、发肋、发腰、发腿，或发于四肢，或妇人奶痈，不问男女，一见有此疾者，皆可即便用此法灸之，无不安愈。如叶丞相方、洪内翰方、陈日华方、郭知县方皆云，自得此，救人不可胜计。仆亦尝用，果有神效。其法：先令病人以肘凭几，竖臂腕要直，用篾一条，自臂腕中曲处横纹，男左女右，贴肉量起，直至中指尖尽处截断为则，不量指甲，却用竹杠一条，令病人脱衣骑定，令身正直，前后用两人扛起，令脚不着地，又令二人扶定，勿令僵仆。却将前所量臂腕篾，从竹杠坐处，尾骶骨尽处，直向上，贴脊背，量至篾尽处为则，用墨点定，此只是取中，非灸穴也。却用薄篾作则子，量病人中指节，相去两横纹为则，男左女右，截为一则，就前所点记处，两边各量一则，尽处即是灸穴。两穴各灸五壮或七壮止，不可多灸。不问痈生何处，并用此法灸之，无不愈者。一云可视发疽，发于左则灸左，发于右则灸右，甚则左右皆灸。盖此二穴，心脉所过处，凡痈疖皆心火留滞而生，灸此则心火流通，即见安愈，可以起死救危，有非常之效，屡试屡验矣。《素问》云：诸痛痒疮，皆属于心。又云：荣气不和，逆于肉理，乃生痈肿。荣者，血也。心能行血，心滞则血为之不行，故逆于肉理，而生痈肿。灸此穴，使心火调畅，血脉流通，愈于服药多矣。

论隔蒜灸得效须先知庶使预前有备第五

李氏云：治疽之法，著艾之功，胜于用药。缘热毒中隔，上下不通，必得毒气发泄，然后解散。古人立论，譬诸盗入主人之家，必开其门户，逐之使去，万一门户闭塞，无从而出，伤主而后已。人不幸而有此疾，适处贫困，适居僻邑村疃，难得药材，则著艾尤为利便。著艾之初，须初发一日之内，尖头如麻豆大时，便好措手。其法用大独头蒜本草名葫，薄切如小钱大，亦如钱厚，以蒜钱贴于疽顶尖上，以热艾炷安于蒜钱上灸之，三壮一易蒜钱。若灸时疼痛，要灸至不痛，初灸时不痛，要灸至痛，然后止，大概以百壮为准。用大蒜取其毒有力，多用艾炷取其火力通透。如法灸之，疮一发脓溃，继以神异膏贴之，即日而安。一能使疮不开大，二内肉不坏，三疮口易合，一举而三得之。然人未知之，而多迟疑不决，至二日之后，疽大如指，毒气开散，病者不能堪火，不可着艾矣，可不预知之乎？但头上见疽，或项以上见疽，则不可用此法，灸反增其疾。《兵部手集》同。

背疽根脚阔大未有尖顶寻灸穴法第六

李氏云：凡觉背上肿硬疼痛，用湿纸贴肿上，看先干处，即是痛顶，可用大蒜十头，淡豉半合，乳香一块，如龙眼大，细研，随疮头大小，用竹片作圈子，竹片阔二分许，随其大小，顿在疮头上，将所研药填平，铺艾灸之。若痛处，灸至痒为度；若痒处，灸至痛为度，亦以百壮为率。但头上见疽，及项以上见疽，千万不可用此法，灸之反增其疾。

论蒜饼施用分其轻重第七

伍氏方论曰：凡蒜饼上灸者，本草名葫，一名蒜，味辛温有毒，主散痈肿，不宜多食，然但假火势，以行药力。或有灸不用葫，只以艾炷，安毒上便灸，此法可施治顽疽瘤发之类，必假火热，攻令速溃。大抵用葫善法，若有赤肿紫黑，或有恶肿，葫法施治，可谓至妙。

初发痈疽既灸之后服药以护脏腑第十一

李氏云：背疽之方，所传百余，然有验可取者极少。其间又有用药偏重，或太冷，或太热，或药性有毒者，今皆不录，独择当用而经验者录之，庶几不至有误活人治病之意。

内托散 又名乳香万全散，又名托里散，又名乳香散，又名护心散。凡有疽疾，一日至三日之内，宜连进十数服，方免变证，使毒气出外，服之稍迟，毒气攻冲脏腑，渐作呕吐，后来多致咽喉口舌生疮，黑烂生菌，名曰心气绝，饮食药饵无由而进，证亦危矣，首宜服此，若疮发及四五日之后，此药但宜间服，当别用药以治疗之。

真绿豆粉二两　明乳香细研半两

细研令匀，浓煎生甘草汤调下少许，时时细呷，要药常在胸膈之间。若毒气冲心，有呕逆之证，大宜服此。呕逆证注说甚详。

李氏五香连翘汤

乳香　甘草　木香　沉香各三分　丁香去枝叶，半两，并不见火　真麝一钱半，研　射干　升麻　黄芪去叉芦，土　木通去节　桑寄生最能疗此疾，如无真者，只倍用升麻代之　连翘去蒂　独活以上各三分。今铺家所卖者，只是宿前胡，或是土当归，不堪用，只用羌活妙。

上为粗末，每服三钱重，水一盏，煎至七分，去滓温服。银器煎药尤妙。如无银铫，入银一片同煎。此是李氏所择，其中无大黄，疑似之间，多服无妨，二日后与漏芦汤相间服。大便秘者，加大黄三分。

发背疽之人，不得用生肌敛口燥急之药，只合用麦饭石膏涂，续用好膏药贴之，疮口自然敛合。如医治后，时或为庸医用毒药掩盒，或刀割伤肉血，重者兼服此**沉麝汤**：

木香　麝香研　沉香　乳香研　藿香叶　连翘

上等份为细末，每服二钱，水一盏，煎至七分，温服，无时候。

五香汤去大黄加人参黄芪犀角屑

木香　沉香　乳香别研　丁香各半两　粉草　人参各四钱重。去芦　绵黄芪一两，去芦　犀角屑一钱　麝香别研，一钱重

上为粗末，每服四钱，水二盏，煎至一盏，去滓温服，无时候。

以上四方，首宜相间多服，药性平和，可谓稳重，自有宣热拔毒之意，仍诸香散气行血，免生变证。若见发热口燥，燄热赤肿，大府秘结，宜服神仙追毒丸、漏芦汤，第二十三、二十四方。或孙真人单煮大黄汤尽不妨也。若虑太峻，只服第五方漏芦汤，却与明了医者商议而投之，如此则万不失一。外有转毒散，神仙截法，并以录之。

漏芦汤 疽作后，二日服此退毒下脓，可与五香连翘汤相间连日服之。

生黄芪去叉芦　连翘　沉香　漏芦有白茸者。以上各一两　生粉草半两　大黄一两，微炒

上为细末，每服二钱，煎姜枣汤调下。

二方连日相间服，乃宣毒之药，觉毒尽，住服。虽有大黄，用之少无妨。

此一方，是宣热拔毒之药，觉有热毒之证，便宜服之，热退住服。其中虽有大黄，所用极少，服之无妨。

次当便服以下活气血疗痈毒方。

柞木饮子 治诸般痈肿发背。

干柞木叶四两　干荷叶中心蒂　干萱草根　甘草节　地榆以上各一两

上细锉，每服半两，水二碗，煎至一碗，分作二服，早晚各一服，滓并煎，脓血者自干，未成者自消，忌一切饮食毒。

阿胶引子 治一切痈疽发背，挟疹跗疹，奶痈疖毒，皆能疗之。

明牛胶锉粉，炒如珠子，出火毒　粉草炙，各一两　真橘红半两

上㕮咀，分作三服，每服以水一碗，煎至七分碗，去滓候温，病在上，食后服；病在下，空腹服，试之有效。

牛胶饮 截痈疽恶疮，发险处服之，使毒气不攻于内，不传恶证。

牛皮胶通明好者，净洗干，秤四两为准

上用酒一碗，入胶内，重汤煮，令胶溶透，搅匀倾出，更浸酒，随意饮尽。若能饮者，以醉为度；不能饮者，亦用酒煎，却浸以白汤，饮尽为佳。此法活人甚多。

神仙黄矾丸 此药不问老幼，皆可服之。服至一两以上，无不作效。最止疼痛，不动脏腑，活人不可胜数，委是神效。

白矾一两，要明亮好者，研　黄蜡半两，要黄色好者，溶开。一方用七钱

上和丸，如梧桐子大，每服十丸，渐加至二十丸，熟水或温酒送下。如未破则内消，已破即便合。如服金石发动致疾，更用白矾末一两匙，头以温酒调下，亦三五服见效。有人遍身生疮，状如蛇头，服此亦效。诸方俱称奇效，但一日之中，服近百粒，则方有力。此药能防毒气内攻，盖能护膜也，切不可欺其浅近。余始终服半斤，疮愈后服之尤佳。一方治蛇咬，只溶化白矾，乘热滴伤处，痛即止，毒气即趁出，立见效验。要知白矾大能解毒也。

国老膏 治一切痈疽诸发，预期服之，能消肿逐毒，使毒气不内攻，功效

不可具述。

大横纹粉草_{二斤}

上槌令碎，河水浸一宿，揉令浆汁浓，去尽筋滓，再用密绢滤过，银石器内慢火熬成膏，以瓷罐收之，每服一二匙，无灰酒浸起，或白汤亦可，曾服燥药丹剂亦解之，或微利无妨。

万金散　治痈疽、恶核、肿痛、发脑背等，已溃未溃便宜服此，排脓托里。

瓜蒌_{一个，去皮取子}　大甘草节_{二分}　没药_{一分，研细旋入}

上以除没药，用无灰酒三升，银石器内煮至一碗许，去滓，却入没药，每服半钱许，浸无灰温酒，任性服，无时候。

远志酒　治一切痈疽发背疔毒，恶候侵大，有死血阴毒中，则不痛，敷之即痛，有忧怒等气积而内攻，则痛不可忍，敷之即不痛，或蕴热在内，热逼人手不可近，敷之则清凉，或气虚血冷，溃而不敛，敷之即敛，此本韩大夫宅用以救人，极验，若七情内郁，不问虚实寒热，治之必愈。

远志_{不以多少，泔浸，洗去土，捶去心}

上为细末，酒一钱，调药末三钱，迟顷澄清饮之，以滓敷病处。

忍冬酒方　治痈疽发背，初发时便当服，此不问疽发何处，发眉发颐，或头或项，或背或腰或胁，或妇人乳痈，或在手足，服之皆有奇效。如或于乡落之间，僻陋之处，城市药肆又远，居贫乏之中，无得药材，但虔心服此，亦能取效。仍兼以麦饭石膏及神异膏涂敷，其效甚奇。

忍冬藤_{生取一把，以叶入沙盆内烂研，入饼子酒少许，生饼酒尤佳，调和稀稠得所，涂敷四围，中心大留一口，泄其毒气。其藤只用五两（用木槌微槌微损，不可犯铁。）}　大甘草节_{一两，生用，锉}

上二味，入沙瓶内，以水二碗，用文武火慢慢煎至一碗，入无灰好酒一大碗，再煎十数沸，去滓，分为三次，温服，一日一夜连进吃尽。如病势重，一日一夜要两剂，服至大小肠通利，则药力到。沈内翰云：如无生者，只用干者，终不及生者力大而效。

此藤凌冬不凋，故名忍冬草。其藤左绕，附树延蔓，或在园圃墙篱之上，藤方而紫，叶似薜荔而青，故又名左缠藤。二月开花，五出微香，蒂带红色，花初开则色白，经一二日则色黄，故又名之金银花，又名鹭鸶藤，又名金钗股，又名老翁须，在处有之。而本草中不言善治痈疽发背，而近代名人用之奇效，其功尤甚于红内消。

《三因方》 痈疽叙论第十三

论曰：痈疽瘰疬，不问虚实寒热，皆由气郁而成。经亦云：气宿于经络，与血俱涩而不行，壅结为痈。不言热之所作而后痈者，此乃因喜怒忧思有所郁而成也，此属内因。又论云：有热，被风冷搏之，血脉凝滞不行，热气壅结而成，亦有阴虚，阳气凑袭，寒化为热，热成则肉腐为脓者，此属外因，寒热风湿所伤而成也。又服丹石及炙煿酒面，温床厚被所致，或尽力房室，精虚气节所致者，此属不内外因所伤而成也。又论云：疖者，节也。痈者，壅也。疽者，沮也。如是但阴阳不平，有所壅节，皆成痈疽。又曰：阴滞于阳则发痈，阳滞于阴则发疽。而此二毒，发无定处，常以脉别之。浮、洪、滑、数则为阳，微、沉、缓、涩则为阴。阴则热治，阳则冷治。治之之要，显有四节八事，所谓初觉则宣热拔毒，已溃则排脓止痛，脓尽则消肿内补，恶肉尽则长肌敷痂，次序固明。若不别其所因，施治亦昧。故法中有用远志宣热者，得非内因乎；经曰：诸痛痒疮，皆属于心。又云：心气不通，则生痈疡。详之远志，通行心气之药，仆之管见，未委是否？至于外因，则用大黄；不内外因，则用甘草。世医但泥方书，多用五香连翘与漏芦二汤，更不究三因所自，其可守一法而普攻之。既得其因，又须观病浅深，与证候吉凶，寒则温之，热则清之，虚则补之，实则泻之，导之以针石，灼之以艾炷，破毒溃坚，以平为期，各有成法。

读 《素问》 良用备要论第十四

《素问》云：阳气凑袭，寒化为热，热盛则肉腐为脓。凡发背皆因服五石散、寒食更生散，亦有单服钟乳而发者，又有生平不服而发，由上代服五石之类。其候多于两背胛，起如黍粟，或痛或痒，仍作赤色，人皆不以为事，日渐开大，不过十日，遂致不救。临困之时，外大如钱，内大如拳，古人云：外面如麻，里面如瓜。疮有数十孔，以手按之，诸孔皆出脓，寻时失暗。凡背上痛痒有异，可用净土和水为混，捏作饼样，厚一分，阔三分，以艾炷灸，不限壮数，仍服五香连翘汤及铁浆攻之，醋调蚌壳灰涂之，更以骑竹马法灸之，甚良。出伍起予方。

读《千金》良用备要论第十五

《千金》云：痈疽始作，或如小疖，或复大痛，或小痛，或发白米粒，就中便出脓，宜谨防察。见有小异，即须大警，宜急疗之，及断口味，速须利去恶毒，即宜用骑竹马灸法灸之，或只就上灼艾，重者四面中央总灸一二百壮，更贴冷药，其效速焉。伍氏方。

读《家传》别脉辨证论第十六

伍氏论曰：痈疽之疾有二十余证，瘭发、瘤发、石发、岩发、蜂巢发、莲子发、椒眼发、连珠发、竟体发，有肠痈内发、脑发、背发、眉发、腮颔发、肺痈、肾痈、奶痈、脐痈、臀发、腿发，外有手发、足发、穿当发、须痈、瓜瓠发。大率随病浅深，分证内外，便行施治，不可迟缓，毋致孔洪，方为妙手。凡痈疽始作，便有发热恶寒，或有痛处，脉浮而紧，是欲为痈疽，非伤寒之候也。

痈疽证治第十七

陈无择云：病者脉数，身无热，反洒淅恶寒，若有痛处背发，其痈肿欲知有脓无脓，以手掩之，若热者为脓，不热者为无脓，此亦大略说也。若脉不数不热而疼者，盖发于阴也。不疼尤是恶证，不可不知。凡热盛脉数，即用漏芦并单煮大黄等汤；不甚热，脉缓弱，只投五香连翘汤，其他依四节八事次序，更推三因，以用其药，未有不全济也。

治痈疽用药大纲第十八

李氏云：前方所著，靡不周备，但欲使用药者，不可不知之尔。然人能逐一玩味猥说，深思用药之意，临时看其病证，次第用药，无有不效。近时有亲旧得此病，为愚医所惑，或用君臣药，或用草药，其疾益甚，痛楚日增，然后回心，杜绝众医，只用愚方，间蒙下问，但指示三五方，与之服饵，无有不安者。今略书用药要领，与夫先后之序，画一于后。

——初觉得背疽之疾，便合服内托散，又名乳香万全散。后来方免变证，口舌无疮。此药但可服十数服而止，便以骑竹马灸法灸之，或用隔蒜灸法灸之亦可。

——即合继服五香连翘汤。此药如大便宽快，内热既退，即合住服。若一二日之后，大便再秘，须合再服，要取利毒气至尽，然后住服，亦合看病人虚实，量其轻重而进药。

——疽破后，多服洪氏排脓内补散，若无呕逆之证，用酒调下；有呕逆之证，只用木香汤调。此一药，若痈疽破后，当终始服饵不可辍。陈无择云：当在第四节用。言之甚当。

——痈疽初作之时，便要着艾。既灸之后，便宜用麦饭石膏，四围涂敷，以护其根脚，不可使开，中心却要留痈口如钱大，使毒气出；如痈渐小，随其大小敷之，直候疽破脓溃之后，口收只有径寸许，却用神异膏贴敷，却住用麦饭石膏。

——痈疽才破有口，便合用猪蹄汤洗，其初连日洗；五日后，间日洗；欲安之际，三日一洗。

——痈疽既破，脓血溃多，五七日后，方可用神异膏贴，若根脚小，五日后贴；始阔大，须七日、十日后，可贴敷。

——痈口将收之际，最忌用急涩敛口之药，只宜用神异膏贴，其详已载"饮食居处戒忌篇"。多见昧者破此一段不过，病者厌于将理，医者急欲获利，不思毒气发泄未尽，其疾再来，人命自此不救，更将论第三十八篇所论深思熟虑，以人命为重，阴功厚利，一举两全，岂不美哉！

——疽疾将安之际，宜多服加味十全汤，以补其气，而庶使肌肉易生故也。

——呕逆有二证，一证谓初发时，不曾服内托散，又名万全散伏热在心；一证有气虚，脾气不正而呕，当仔细审察病证，参酌用药。若是因热而呕者，外证心烦身热，痈作痛，此即是伏热在心，合将内托散服三两服即止，不可多服；若是气虚而呕，其证心不烦热，遇早便呕，或闻秽气而呕，早晨宜服嘉禾散；如有寒热，宜服家传不换金正气散；仍五更初，兼服山药丸以补肾。

论呕逆证第十九

李氏方论：背疽呕逆，乃是毒气冲心，非脾胃之冷，当服内托散。《杨氏家藏方》云：有人因鼻衄初愈，不曾表汗，余毒在经络，背发大疽，自肩下连腰胁肿，其坚如石，色极紫黑。医以凉药服之，中夜大呕，乃连进此药三四服，呕遂止，既而疮溃，出赤水淋漓，四十日而愈。又有患瘰疬者，痛过辄呕，服此药呕亦止。近见有人病疽，医者不肯用此药，以为恐伤脾胃，愚故引杨氏之言，以解世人之惑。

论痈疽其源第二十

夫痈疽之源，多因于气，或云因于热。以仆之管见，亦是因于气，因于热，然多因食物积毒而得之。或问云：何以见之是毒？按《素问》云，痈疽多生于膏粱之人。夫膏粱之人，水陆之味，俱收并蓄，房劳太过，便服补药，或服乳石，或饵丹砂，殊不知五脏六腑，皆被热毒之气日夕熏煮，致令肉腐，血化为脓。近代方论但略云宣热，拔毒皆无明文。仆观古贤所用之药，却合其理，如用绿豆粉、犀角、矾石、国老膏、追毒丸，皆是解毒之剂。如此则云毒之一字明矣。仆于是遍寻方论，只有华佗《中藏经》所言是毒，今人不复知之，并录于后，庶使后人服宣热拔毒之药，不必疑矣。自明谨序。

华佗论痈疮第二十一

夫痈疽疮肿之作者，皆五脏六腑蓄毒，不流则皆有矣，非独因荣卫壅塞而发者也。其行也，有处；其主也，有归。假令发于喉舌者，心之毒；发于皮毛者，肺之毒；发于肌肉者，脾之毒；发于骨髓者，肾之毒；发于下者，阴中之毒；发于上者，阳中之毒；发于外者，六腑之毒；发于内者，五脏之毒。故内曰坏，外曰溃，上曰从，下曰逆。发于上者得之速，发于下者得之缓；感于六腑则易治，感于五脏则难瘳也。又近骨者多冷，近虚者多热。近骨者久不愈，则化成血虫；近虚者久不愈，则传气成漏。成虫则多痒少痛，或先痒后痛；生漏则多痛少痒，或不痛不痒。内虚外实者，多痛少痒。血不止则多死，脓疾溃则多生。或吐逆无度，饮食不时，皆痈疽之使然。种候万端，要在凭详，治疗之法，列在后篇。

论背疽其源有五第二十二

天行一，瘦弱气滞二，怒气三，肾气虚四，饮法酒、食炙煿物、服丹药热毒五。盖治背疽，不可一概将为热毒，其治之难易，当自一而至五。

痈疽发背分表里证论第二十三

伍氏方论曰：痈疽发背者，五胜六腑不调所生也。五脏主里，气行经络而沉；六腑主表，气行经络而浮。二者皆因喜怒不测，饮食不节，阴阳不调，则脏腑不和，荣卫虚，腠理开，寒气客于经络之间，经络为寒所折，则荣卫稽留于脉。又曰：荣者，血也；卫者，气也。荣血受寒，则涩而不行，卫气从之，与寒相搏，壅遏不通。又曰：气者，阳也。阳气蕴积则生热，寒热不散，故积成痈脓。又曰：腑气浮行于表，故痈肿浮高易治；脏血沉寒主里，故疽肿平陷，状如牛颈之皮，因而内蚀，伤骨烂筋，为难治。又曰：人五脏六腑俞穴，皆在背上，凡作疾证，易伤脏腑多致坏病。又曰：人多服丹石及钟乳更生散；及炙煿酒面，温床厚被，并尽力房劳，精虚气耗，至中年有消渴、消中、消肾之病，多发痈疽。所以然者，体虚热而荣卫否涩故也。又曰：疖者节也，痈者壅也，疽者沮也。一寸至二寸为疖，二寸至五寸为痈，五寸至一尺为疽，一尺至二尺为竟体疽。大抵痈疽脉洪数甚者难治，脉微涩者易愈。治法：初觉便宜热拔毒，已溃则排脓止痛，脓尽则长肌敷痂。次序施治，切不可拘一法。酌量轻重，形证逆顺，寒则温之，热则清之，虚则补之，实则泻之，导之以针石，灼之以艾炷，破毒攻坚，以平为期，此为至论。

察疽发有内外之别第二十四

李氏云：初发疽时，一粒如麻豆大，身体便发热，生疽处肉亦热，肿大而高，多生疼痛，破后肉色红紫，此为外发。虽大若盆碗，如用药有理，百人百可活。如初发疽时，不拘大小，身体无热，自觉倦怠，生疽处亦不热，数日之间，渐渐开大，不肿不高，不疼不痛，低陷则坏烂，破后肉紫色黑，此为内发。有此证者，未发见之先，脏腑已溃烂，百人百不救，虽有神仙之药，亦付之无可奈何。

论善恶形证第二十六

问曰：五善七恶，可得闻乎？答曰：食饮如常，一善也；实热而大小便涩，二善也；内外病相应，三善也；肌肉好恶分明，四善也；用药如所料，五善也。渴发而喘，精明眼角向鼻，大小便反滑，一恶也；气绵绵而脉濡，与病相反，二恶也；目中不了了，精明陷，三恶也；未溃肉黑而陷，四恶也；已溃青黑，腐筋骨黑，五恶也；发痰，六恶也；发吐，七恶也。

形证逆顺务在先明论第二十八

论曰：夫痈疽破溃之后，其形候有逆有顺，眼白睛黑而眼小，一恶也；不能下食，纳药而呕，食不知味，二恶也；伤痛渴甚，三恶也；髀项中不便，四肢沉重，四恶也；声嘶色脱，唇鼻青黑，面目四肢浮肿，五恶也；烦躁时嗽，腹痛渴甚，泄利无度，小便如淋，六恶也：脓血大涩，焮痛尤盛，脓色败臭，不可近之，七恶也；喘粗短气，恍惚嗜卧，八恶也；未溃先黑，久陷面青，唇黯便污者，九恶也。更有气噎痞塞，咳嗽身冷，自汗无时，瞪目耳聋，恍惚惊悸，语言颠错，皆是恶证。所谓五善者，动息自宁，饮食知味，一善也；便利调匀，二善也；神采精明，语声清朗，三善也；脓溃肿消，色鲜不臭，四善也；体气和乎，五善也。五善见三则吉，诸恶见四必危。若五善并至，则善无以加；七恶骈臻，则恶之剧矣。又有疽发所在，有不可治者何？脑上诸阳所会，穴则髓出；颈项上近咽喉，药饵饮食之所通，一有所碍，两不能进；肾俞上与肾相抵，命之所系，穴即透空，又不可着艾，三处有疽，并为难治。此论见李氏、伍氏方。

诸家所用得效名方附

神仙追毒丸又名圣授丹，又名神仙解毒万病丸。　能解一切毒，如被狐狸毒、鼠莽毒、恶菌、河豚毒、食疫死牛马肉毒，或蛇犬恶虫所伤。又治痈疽发背，及疔鱼脐疮，人多不识，唤作痈疽，致命杀人者，治诸风瘾疹、赤肿瘤等。

文蛤一名五倍子，捶破，洗，焙，净秤三两　山茨菰去皮净，焙，秤二两　千金子一名续随子，去壳，研去油，取霜秤一两　红牙大戟去芦，洗净，焙干，秤一两半　麝香三钱，别研入上除千金子、麝香外，三味为细末，却入研药令匀，用糯米煮浓饮为丸，分为四十粒，每服一丸，研生姜薄荷汁，井华水研服，干薄荷浓煎汤，冷磨服亦佳。通利一两行无妨，只温白粥止住。合时宜用端午、七夕、重阳日合，或遇天德、月德日亦佳。合时要在净室焚香，至诚修制，毋令妇人鸡犬见，效验不可具述，宜珍藏之。喻良能云：葛丞相传此，以为济世卫生之宝，凡人居家或出入，不可无此约。如毒药最多，若游宦岭表，才觉意思不快，便服之即安。二广山谷间，有草曰胡蔓草，又名断肠草，若以毒人，急水吞之急死，缓水吞之缓死。又曰：毒蛇杀之，以草覆上，以水灌之，数日菌生其上，取为末，调酒以毒人，始以无患，再饮酒即毒发立死。其俗淫妇人多自配合，北人与之情相好，多不肯逐北人回，阴以药置食中，比还，即戒之曰：子夏来，若从其言，即复以药解之，若过期不往必死矣，名曰定年药。北人届彼亦宜志之。始觉中毒，四大不调，即便服之，或于鸡、豚、鱼、羊、鹅、鸭等肉内下药，再食此物，即触发其毒，急服此药一粒，或吐或下，随手便瘥。昔有一女子，久年病劳瘵，命在旦夕，为血尸虫所噬，磨一粒服之，一时间吐下小虫十余条，大者正为两段，后更服苏合香丸，半月遂愈，别具汤使于后。菌蕈、菰子、金石砒也。毒、吃疫死牛马肉、河豚鱼毒，时行瘟疫，山岚瘴气，急喉闭喉，缠喉风，脾病黄肿，赤眼疮疖，冲冒寒暑，热毒上攻，自缢溺水，打折伤死，但心头微暖，未隔宿者，以上并用生姜蜜水，磨一粒灌之，须臾复苏。痈疽发背未破，鱼脐疮，诸般恶疮肿毒，汤火所伤，百虫犬鼠蛇伤，以上并用东流水磨涂，并服一粒，良久觉痒立消。打扑攧损伤折，炒松节酒磨下半粒，仍以东流水磨涂。男子妇人，颠邪鬼气鬼胎，暖酒磨下一丸，可分作两服，有毒即吐下自止。

转毒散　治发背痈疽，不问浅深大小，利去病根则免传变。

车螯_{紫背光厚者，又名昌娥。以盐泥固济，令通赤，候冷，净取末一两}　甘草_{一分}
轻粉_{半钱}

上一处为细末，每服四钱匕，浓煎瓜蒌酒调下，五更初服，转下恶物为度，未知再用瓜蒌一个去皮，酒一碗，煎至一盏，调一服，甚者不过二服。要须熟视其势，若大瘲骤，则急服之，效在五香连翘汤之上；但稍缓者，只服五香连翘汤；若急切，急服神仙截法。

孙真人单煮大黄汤　宣热拔毒_{大便秘者方可用此。}

锦纹大黄_{酒洗去皮，不以多少}

上一味锉如麻豆大，水煮服，即快利，此要法也。

神仙截法 治痈疽发背、一切恶疮等，预服此，毒气不内攻，可保无虞。

真麻油一斤，银器内煎数十沸，倾出，候冷

上用无灰酒两碗，浸油内约五大盏许，重汤温稍热通口急服，一日尽之为妙，感疾数日者亦宜急服之佳。此法传授之于吴安世，云吾家三世用之，无不效验。又闻猎者云，凡误中药箭，急饮麻油，则药毒不行，后果于西山亲睹人被虎箭穿股者，号叫不忍闻，急以麻油灌之，良久遂定。又闻郑学谕德甫云，渠尊人曾用之有验。

秘传连翘汤

连翘　升麻　朴硝各一两。别研　玄参　芍药　白蔹　防己　射干各八分　大黄一两三钱　甘草炙，半两　杏仁八十个，去皮尖，面炒黄，别研

上除杏仁、朴硝外，为粗末，却入杏仁、朴硝末令匀，每服三钱，水一盏二分，煎至八分，去滓空心服，利下恶物为效。

五香连翘汤 凡一切恶核瘰疬、痈疽恶疮、脑背等，或灸后更服亦妙。

青木香三分　鸡舌香去顶，一分　桑寄生二分　沉香　木通　生黄芪　大黄各一两。酒浸，煨，老人虚人加减　麝香二钱　乳香　藿香　川升麻　连翘各半两

上为细末，每服四钱，水一大盏，煎至七分，任性服，略疏通，或即取下恶物，然后服内托散之类，则毒势易散，不为深害。亦有随便消散者。此药早服为佳。

漏芦汤 治痈疽发背，丹疹恶肉，时行热毒，发作赤肿，及眼赤生疮。

漏芦　白及　黄芩　麻黄去节　白微　枳壳去瓤、麸炒　升麻　芍药　粉草炙，各二两　大黄二两，蒸，若见热而实，加作五两

上㕮咀，每服四大钱，水二盏，煎至七分，去滓，空腹热服，以快利为度，本方有芒硝，今去之。

千金漏芦汤

漏芦　连翘　黄芩　白蔹　枳壳去瓤，麸炒　川升麻　粉草炙　麻黄去根节。各一两　大黄一两半，湿纸煨　朴硝别研，一两

上除硝外，并为细末，每服二钱，水一盏，姜三片，薄荷三叶，煎至七分，空心温服，利下恶物为妙。

六味车螯散

车螯四斤，黄泥固济，水煅通赤，出水毒一宿，研为末　瓜蒌一斤，去皮用仁，新瓦上炒令香　灯心三十茎　甘草节二钱重，炒

上将瓜蒌、灯心、甘草节为粗末，只作一服，用酒二盏，煎耗半碗，去滓，

入蜜一大匙，和匀，每服酒八分盏，车螯末二钱，腻粉少许调匀，空心温服，取下恶物黄涎为效。

以上诸方，通行宣利拔毒之药，可斟量轻重，选而用之，万不失一。

止痛灵宝散

鬼系腰生竹篱阴湿石岸，络石而生者好，络木者无用。其藤柔细，两叶相对，形生三角，用藤叶一两，洗净，晒干，不可见火　皂角刺一两，锉，新瓦上炒黄　甘草节半两　瓜蒌大者一个，取仁，亦用新瓦炒黄　明乳香三钱重，别研　没药三钱，别研

上除乳香、没药外，为粗末，入乳香、没药和令匀，每服二钱，水一盏，酒半盏，慢火煎至一盏，去滓通口服，无时候。

乳香万全散只是内托散，在前不录。

神秘陷脉散

黄芪　人参并去芦　川当归酒洗，去芦　川芎　赤芍药　粉草　地骨皮　五加皮　忍冬叶　橘红各一两　乳香　没药并别研。各半两

上为粗末，每服三大钱，水一盏，酒半盏，煎至一盏，去滓温服，无时候。

神功麻仁丸

麻仁去壳，研令极细　川大黄三两，湿纸裹煨　人参二分，去芦　诃子煨，取肉，一两

上除麻仁外，为细末，和麻仁令匀，炼蜜丸如梧桐子大，每服二十丸，热水任下，食前临卧时服。

清心内固金粉散又名金花散。

辰砂别研　白茯苓去皮　人参去芦。各三分　绿豆粉四两，研　雄黄一分，研　甘草三分　朴硝半两，别研　白豆蔻仁半两　脑子　麝香并研。各一分

上以参、苓、白豆蔻为末，入研药令匀，每服一钱半，蜜汤调下，无时候。

清膻竹叶汤

生地黄洗，焙，六两　黄芩去心　芍药　人参去芦　知母　粉草炙　白伏苓去皮。各二两　川升麻　黄芪蜜炙　栝楼根　麦门冬去心。各三两

上为细末，每服二钱，浓煎竹叶汤一盏，纳枣一个，去核，再煎至八分，无时温服。

以上六方，治痈疽热盛焮肿，作渴疼痛。

猪蹄汤　治一切痈疽肿坏，消毒气，去恶肉，凡疮有口，便要用此汤洗濯。

香白芷不见火，切　生甘章　老羌活　露蜂房取有蜂儿者　黄芩去心　赤芍药

去皮　川当归去芦，洗，焙。各等份

上为粗末，看疽大小用药，如疽大加料用。上先将獖猪前蹄两只一斤，只用白水三升，煮软，将汁分为两次，澄去面上油花并下面滓肉，每次用药粗末一两，投于汁中，再用文武火煎十数沸，去滓，以故帛蘸药汤，温温徐徐薄揩疮上，死肉恶血，随洗而下。净洗讫，以故帛挹干，仍避风，忌人口气吹之。有胡臭人并月经见行妇人、猫犬，并不许入病人房。洗疮，切勿以手触着。洗疽之方，所传三四十只，用之只此一方，极神效。所用露蜂房最有理，谓其以毒驱毒也。

洗药猪蹄汤

藁本去苗　川当归去芦　杜独活去芦　茵草　黄连去须　蔷薇根　狼牙草
甘草　大黄　芍药各二两

上为粗末，先用獖猪前蹄一只，煮取浓汁，澄去滓肉与上面油花，每用药末半两，蹄汁一碗，葱白一根，汉椒二十余粒，同煎三五沸，去滓，通手洗。

以上二方，沿痈疽破后，先用洗净，软帛挹干，贴膏药，去败肉，生新肉。

洗药神硝散

蛇床子二两，为粗末　朴硝一两，研

上二味，和匀，每用三钱重，水一盏，煎三五沸，去滓，通手洗，掺后末，合疮口。

圣效散

黄柏一两，去粗皮，细切，炒至赤黑色　川山甲一两，沙炒令黄色　槟榔　木香
各半两，炒令黄色　鸡肶胵七两，同炒

上为细末，每用少许，候大脓出尽，方可干掺疮上。并伍氏方附于此。

论神异膏功用第四十

凡疽疾，先以麦饭石膏涂敷，俟其疮根脚渐收，止于寸径大，却用神异膏贴之收口。大抵痈疽切戒用急涩之药，敛口太速，毒气发泄未尽，必于其旁复发大疽，断然无疑。敛口速效之药，亦有数方，不敢传示于人，恐躁急之士用之，适所以害病也。膏药有十数方，功用优劣不同，历试以知其性，惟神异膏独冠。何以验之？前后有贫贱之家，无药可服，亦且未能成就麦饭石膏，止有神异膏一药，随此与之，疽疾亦安。而更有一奇效，亦要知之。人有疽疾，所受深浅不同，故其疮口之收敛，有迟速之异，既不可用急涩之药以取速效，又不可无药以疗其病。若用神异膏以贴，则随其人病之浅深取效，或一月，或一季，或半年，不痛楚，起居无碍，自在取安乐，与病相为终始。然合时极难于火候，以愚之熟于修合，亦且初合时一二次瞻料不到，失其药性。今于方后，已详其曲折，可熟看而修合。兼合麦饭石膏，熬神异膏，皆要于一净室中修合，不可与妇人、鸡、犬、猫、厌秽物见。

神异膏方 治发背痈疽，诸般恶毒疮疖。其效如神。

露蜂房要用蜂儿多者为妙，细剪事治极净，一两　全蛇蜕以盐水洗净，焙干，秤半两，细剪　玄参半两，去芦，切　绵黄芪三分，生芦　黄丹五两，罗取细者，后入　真好麻油一斤　杏仁去皮尖，切小片，一两　男子乱发净洗，焙干，如鸡子大

上件药，先将麻油入银铫中，同乱发于风炉上，慢慢文武火熬，候发焦熔尽，以杏仁投入，候杏仁变黑色，用好绵滤去滓，再将所熬清麻油入银铫内，然后入黄芪、玄参二味，慢火熬一二时久，取出铫子，安一冷风炉上，候半时久，火力稍息，旋旋入露蜂房、蛇蜕二味，先准备柳枝杖子，才入二味，便要急搅下了，却移铫子于火上，不住手搅，慢火熬至黄紫色，又再用绵滤过，复入清油在铫内，乘冷投黄丹，急搅片时，又移铫子于火上，以文武火慢慢熬，不住手用柳枝杖搅千余转，候药油变黑色，滴一二滴于净水中，见得凝结成珠子，则是膏成就。若珠子稀，再熬少时，必候得所，然后瓷器内封收用，或恐

偶然熬得火太过，稍硬难于用，却量度将少蜡熬麻油添在内，用瓷器盛封盖，于甑上蒸，乘热搅匀，收而用之，膏药熬成了，须用连所盛瓷器，置净水盆中，出火毒一昼夜，歇三日方可用。熬此膏药极难于火候，须耐烦看火紧慢，火猛即药中火发，不特失药性，又伤人面目，救助不及，千万谨戒。膏药方甚多，不下数十，治特疽之神效，无出于此。

家藏神验血竭膏伍氏方

川当归去芦，酒洗　白芷　大黄　黄连去须　黄柏去粗皮　木鳖子去壳　皂角去皮子弦　汉椒去梗、目、闭口者　苦参去芦　杏仁去皮、尖、双仁，生用　露蜂房各一两　男子乱发一两　乳香别研　没药别研　血竭各三两重，别研　黄丹罗过，六两

上十六味，除乳香、没药、血竭外，余药锉碎令匀，用真麻油八两，浸一宿，却入铁铫内，文武火煎令发焦为度，绵滤去滓，取清油秤过多少，再入铫内煎令沸，每两清油入黄丹一两，柳枝杖搅不住，候加减软硬得所，就水中试之，不拈手为度，再入乳香、没药、血竭三味搅匀，候冷取出，用白皮纸就热火上随疮口大小熨开，剪去四边白纸，贴疮口上。合药用辰日及天德、月德、天医吉日为佳。

压热神白膏

大黄　白蔹　黄柏皮　南星　赤小豆　黑蛤粉各一两

上为细末，用芭蕉清汁调涂肿上，遇干时，更用蕉汁刷湿。

牡蛎地黄膏

大黄一两，为末　牡蛎盐泥固济，煅赤，出火毒一宿，研令极细，取末，二两

上用生地黄研取自然汁，调涂肿上，干时用地黄汁刷湿。

以上诸方，治痈未破肿痛，破后，涂角四畔，余肿临时详酌更换用。

李氏云：疽疾既成，先服取毒之药，只用麦饭石膏涂贴五七日之后，病渐减退，合服川乌丸、二乌丸，驱余毒，活气血，生肌肉，排宿脓，祛风邪，既破之后，合服内补十宣散，多服为妙。

治发背，活经络，**大川乌丸**。

大川乌生，去皮尖　当归去芦，酒洗　赤芍药　苏木锉，炒　木鳖子去壳，切，炒　川独活去芦　羌活去芦。以上各二两　五灵脂淘去砂土，微炒　乳香　没药并别研　穿山甲蚌粉炒。以上各一两

上为细末，酒煮面糊丸如梧桐子大，空心温酒下三十丸。

治发背，托里定痛，驱风毒，凉血脉，**二乌丸**。

羌活去苗　薄荷叶各三两　川芎三味不见火　玄参　地榆　麻黄去根节　蔓荆子去蒂白膜　旋覆花去萼蒂　荆芥穗各二两　防风去叉芦　天麻　白芷不见火　白僵蚕直者，去丝足口，炒　牛蒡子炒。各二两　甘菊花三两　大川乌去皮尖，炮　何首乌各四两　粉草炙，四两半　蝉蜕洗，去土、前足，半两

上为细末，炼蜜丸如弹子大，每服一丸，食后细嚼，茶酒任下。

论痈疽发寒热多汗误用药第四十五

李氏云：近时有数人病背疽，服前方药未安之间，遍身寒热，或先寒后热，或先热后寒，或连日作，或间日作，必先呕痰，然后寒热，寒热解，大汗出，然后止，时医多欲用柴胡、牡蛎止汗之药，又有以为疟疾，欲下恒山饮子。愚力辩云：背疽之疾，不可专以为有热，亦有气虚而得之，亦有因怒气并气血凝滞而得之。所以发寒热者，先感寒邪，脾气不正，痰盛而有此证，若下柴胡必泻肝，母既虚而又泻其子；牡蛎涩气，气血已不荣运，又服涩气药；恒山饮子吐痰，大损脾胃，用药如此，可谓误谬。愚但令服家传不换金正气散，祛寒邪，正脾气，痰饮自消，寒热不作，兼服排脓内补散，以木香汤易酒，不欲引呕吐故也。服此药三日，寒热自退，呕吐不作，汗亦自止。欲刊行前方之际，因治数病，见时医几误用药，故著此论，仍录家传不换金正气散方于后。

家传不换金正气散　治四时感风寒冷热之气，或伤冷物，伤寒瘴疟之疾，痰盛头痛，常服能辟山岚瘴气，四时疫疠。

苍术用米泔浸，春冬一日，秋夏浸半日，再用新汲水浸一宿，拣好者，削去黑皮，切，焙，用麸炒令黄色，去麸，秤四两　紫色大厚朴去粗皮，四两，细切，用生姜四两，捣烂，淹一宿，次日入铫，用文武火炒干用也　粉草炙，剉，取二两　真橘红水浣净，焙，取三两。上四味一处再入锅内，以文武火微炒略色变，却以纸乘于白木板上出火毒　半夏汤泡七次，焙，为细末，以生姜自然汁和作薄饼子，安文武火上，炙令黄色为度，候干，秤二两　藿香叶二两　人参去芦　木香湿纸裹煨，剉　白茯苓去皮。以上各一两

上九味，修制外为细末，每服二钱，水一盏半，生姜三片，枣子一枚，煎至八分，入盐少许，温服，无时候。

论口干与渴证不同第四十九

仆尝治疽疾既安之后，或未安之际，口中干燥，舌上坚硬如鸡内金者，非

渴之所能比，非水之所能润。此乃亦是肾水枯竭，而搬运不上，致令心火上炎故也。此证最恶，非惟有疽疾之人见此可虑，每见寻常不问男女无疾之人，见之亦且危矣。诸家方论，未尝载此。古人云玉华池竭七朝亡者，此也。多见庸医不究其原，各立新说，自出己见，投之丹药，为镇坠心火，以升肾水，病家不晓，信而服之，祸如反掌。殊不知肾水既竭，更投之以丹，遂令肾水愈涸。古人云：脾恶湿，肾恶燥。非滋润之药，不能疗之，所用加减八味丸正合其意，外有桑枝煎及五味子汤，并具于后。自明谨跋。

桑枝煎方　大治口干，取花桑枝一小升，细切，炒香，以水三大升，煎取二升，一日服尽。一法以花桑枝不以多少，寸剉，炒令香，先以水于瓦罐中，用文武火煮折一半，去滓，再入银器内，重汤煮，再折一半，或入少蜜亦可。仙经云：一切仙方，不得桑枝不服。出《抱朴子》。常服疗体中风痒干燥，臂痛脚气，风气，四肢拘挛，上气眼晕，肺气嗽，消食，利小便，久服轻身，聪明耳目，令人光泽。

五味子汤　大治口燥舌干，此是肾水竭也。

北五味子真者　绵黄芪生，去芦　人参去芦　麦门冬去心。各一两半　粉草炙，半两

上㕮咀，每服半两，水一盏半，煎至八分，去滓温服，无时候，一日一夜五七服，妙。

论发背有热未有不因虚而得之第五十

一发背之人，虽云有热，未有不自肾虚而得之者，若疽疾减退五分之后，便合如前法，五更初服山药丸或加减八味丸。

疽疾将安当补气血第五十一

李氏云：疽疾将安，及七八分，便当服加料十全大补汤以补气血，每日当与排脓内补十宣散相间服。

论服补药捷径第五十二

李氏云：肾脉虚盛，当用补药，而有抵牾处，如用鹿茸、附子之药，是抱

薪救火，如用平补之药，肾气猝难平复，若俟河之清。向来有一贵人，苦疽疾，正生此一证，诸医无策。愚云：昔尝闻一名医讲论，凡人遇五更初，肾气必开，若一语言、咳嗽、口唾，即肾气复合。遇肾开时，进一服平补药，其功效胜寻常服峻补之药十数服。愚以此策献之，遂选用山药丸，所用皆平补肾气，全无僭燥偏重之药，依此法而进，详以告病者，与其待旁之子弟，如法而服药三日之，医者诊胁已平复矣。凡有疽疾之人，肾脉虚弱，未可便如古人之论，以为不可治。若人有痼冷、虚弱、危困之疾，如其法而用药，可谓用力寡而收功倍矣。无比山药丸出《局方》，不复重录。

治痈疽后，补气血，进饮食，**加味十全汤方**。

黄芪去叉芦，到令二寸长，捶扁，以冷盐汤湿润，蒸三次，焙，到　大地黄先洗，焙干，以酒洒，饭上蒸十次，到，焙干。秤二味各一两　大当归去芦，酒洗，切去头尾，留中剂，焙干　川芎微焙　人参去芦，切，焙　白茯苓去皮，切，焙　粉草炙　白芍药拣有皮者真，刮去皮，切，焙用　桂心去粗淡者，不见火，切　天台乌药隆兴者可用　白术米泔浸半日，切，焙，麸炒黄　橘红去白　北五味子去梗，微炒。以上十一味各秤半两

上㕮咀，每服一两，用水一碗，生姜五片，北枣二枚，同煎至八分碗，去滓，取清汁分作两服，留滓，晒干，碾为细末，后来常服，再用姜枣煎服。

人参内补散

芍药　黄芩去心　茯苓去皮。各三两　粉草一两半，炙　桂心不见火　人参去芦。各一两　麦门冬去心　当归去芦，酒浸，焙　熟地黄洗净，焙　木香不见火。各二两

上为细末，每服二钱，水一盏，姜三片，枣一个，煎至八分，无时温服。

神效托里散　治痈疽发背，肠痈奶痈，无名肿毒，焮作疼痛，憎寒壮热，类若伤寒。

黄芪去芦，盐水炙　忍冬叶各五两　当归酒洗，去芦，一两八钱　粉草炙，八钱

上为细末，每服二钱，以酒一盏半，煎至一盏，若病在上部，食后服，病在下，空心服，少顷再进。留滓外敷，不问老少虚人，皆可服之。

排脓内补十宣散又名十奇散，一名内补散　治痈疽疮疖，未成者速散，已成者速溃，败脓自出，无用手挤，恶肉自去，不犯刀杖。服药后疼痛顿减，其效如神。治状虽云未成者服之速散，已成者服之速溃，此药当在成脓之时服之，方不负排脓内补之意。

人参去芦　当归酒洗，去芦，焙干　生粉草　川芎晒，不见火　箭竿绵黄芪去叉芦，三寸长，截槌扁，用冷盐汤浸透，以瓷器乘，盖饭上，蒸三五次，焙燥细剉，同药碾　防风去叉芦　大厚朴去粗皮，以姜汁蘸，炙令燥　苦梗味苦，大而白者，去芦，切焙　白芷不见火。切　薄桂去粗皮，淡者不见火，别为末。

上如法修制，晒焙令燥方秤，人参、当归、黄芪各二两。余药各一两，为细末，外方入桂末令匀。每服三钱，用无灰饼子酒调下，若是法酒，用曲蘖物料，毒性重者，不可用，日夜各数服，以多为妙。服至疮口合，更服尤佳，所以补前损杜后患也。不饮酒人，浓煎木香汤调服，然终不若酒力之胜，或饮酒不多，能勉强间以木香汤兼酒调下，功效不减于酒。一方有瓜蒌子仁。

陈无择云：近胡丞相得一方，甚宝秘之，持以献洪丞相，丞相与之作序，言重于世，已遍行矣。其方乃《千金》内补散添黄芪，加人参，减桂，间有轻者，服之稍效，若真痈疽，为害反甚。内补十宣散，当在第四节用，当前服内消等药，候脓尽方得投之。苟专用此药，亦所谓守一法也。孔子不尝未达之药者，良有旨哉！士夫当深味斯言，无轻信医方，误天下后世，谨之谨之。

伍氏云：以上四方，治痈疽破溃脓出方可服之，以为排脓内补之意。

调节饮食兼平胃气论第五十三

论曰：《素问》云：形不足者，温之以气，精不足者，补之以味。大抵病疮毒后，焮热痛楚，心气烦壅，胸膈妨闷，不能饮食，所以患疮毒人，须借饮食滋味，以养其精，以助其真，不日可补安全。经云：脾为仓廪之官，胃为水谷之海，主养四旁。须用调理，进饮食为上。不然则真元虚耗，形体尪羸，恶气内攻，最难调护。可服茯苓开胃散、人参内补散、嘉禾散，仍兼服五香加犀角黄芪人参汤、排脓内补十宣散之类是也。

参苓顺气散　病痈疽之人，进饮食，降气健脾。

乌药一两半　白茯苓去皮　真紫苏子微炒　人参去芦。各一分　青皮去白，麸炒　粉草炙。各半两　白术泔浸半日，焙，麸炒　白芷不见火。各一两

上为细末，每服二钱，水一盏，生老姜连皮切三片，枣一枚，煎至八分，空心温服。煎药不用干姜，能发热动气。

李氏云：如病人气弱，不进饮食，合服嘉禾散，如赎到局中见成散子，每五两宜加人参、丁香、木香、沉香、白豆蔻仁各二钱重。昨有一贵人苦疽疾，

医者用药失序，久而不瘥，因致虚弱，全不饮食。愚欲进嘉禾散，而诸医争言，内有丁香发热，不可用。殊不知治瘅之药，丁香预其一，况有因怒气而发瘅，今嘉禾散中所用之药，尽是平和益脾胃降气之药。辨论不胜，迟迟数日，服他药无效，卒于用之，而病人方能进食。自此以后，遇早晨住服他药，必进嘉禾散一服，疾安而后已。嘉禾散载《和剂局方》，不录。

茯苓开胃散方

白茯苓去皮，一两　粉草炙，半两　枳壳去瓤，麸炒黄，一分

上为细末，每服一钱，入盐一捻，沸汤点服，无时候。

痈疽杂方

治妇人乳瘅、奶劳，**神效瓜蒌散方**。今俗呼为奶劳，即此之疾。

黄瓜蒌子多者一个，去皮，焙为细末，如急用只烂研　川当归先去芦，焙切细，半两　通明没药一分，别研　生甘草半两　明乳香一钱，别研

上用无灰酒三升，同于银石器中慢火熬取一升清汁，分为三次，食后服，如有奶劳，便服此药，杜绝病根，如毒气已成，能化脓为黄水，毒未成即内消，甚者再合服，以退为度。乳瘅之方甚多，独此一方神效无比，万不失一。

立效散　治发背及诸痈疖及瘰疬有效，或妇人乳痈，与前方间服，神妙。

紫色皂角刺半斤，不用枯者，细剉，耐久炒赤　生粉草二两　乳香别研，半两　没药别研，一两　瓜蒌五个，去皮取肉并仁，捣碎，炒黄，干者不必炒

上为细末，每服二钱，温无灰好酒调下，无时候。

生肌散　敛疮口。

木香　槟榔　黄连洗去须

上等份，净器中碾罗为细末，时以敷疮，若疮溃烂敷了，更以常用膏药或云母膏贴之，听脓水自出，若用此药敷后，疮口未敛，白及末、轻粉各少许和匀敷，即得速效。

凡痈疽皆缘气滞血凝而致，宜服诸香，盖香能行气通血也。曾氏云：余病中服近六两，俟疮溃了则加减，又服四两许，乃香附子一味，名**独胜散**，如疮之初作，更服此代茶，每食后半盏许。

香附子去毛令净，以生姜汁淹一宿，焙干，碾令极细

上无时以白汤调二钱服。疮溃后，只以局中小乌沉汤，纳甘草，但用五分

67

之一，乌药只用土者，何必用天台者。多不真。惟洪州所产为道地，正合本草之义也。疮愈后，常服半年尤妙。常器之云：凡气血闻香即行，闻臭即逆。疮疡皆由气涩而血聚，须待正气胜而脓化，使君行而不逆。疮疡固自腥秽，却反不喜臭秽，若不洁之气触之，毒必引蔓，已溃者必复发，以逆故也。昔人方法，无不用香，盖知所治也。饮食必香则气顺，衣着居处亦务鲜洁，按物语言，更防腋臭、闻他人口气之类，皆预防之，孝子、僧尼、寡妇悲怆之声，并宜避之。妇人月事行者，毋令入房，尤当忌谨。

临汝陈正节公云：上元下桂。大凡疽疾，多因怒气而得之。若有此疾，必多怒，但服香附子之药，进食宽气。云得之王太丞传，服之有效。

梅花饮子　初作有热烦渴，便服此截定，防毒内攻。

忍冬四两　栝楼根　葛根　川芎　乌梅和核　生绵黄芪　赤皮甘草生　苏木各一两

上为粗末，分作四服，每分用水酒各一升，同入瓷瓶内，慢火熬十分，去三分，每服一小盏，无时。服此药，如毒已破，其热渐退，即常服，如患初作，未破，此药性虽和缓，大能去热毒。

替针丸　治痈疽已溃未破，或破后脓出不快者。

白丁香一字　硇砂一字　石灰饼药内种糯米十四粒法在"将理门"中　没药一字　乳香一字

上为细末，粳米饭旋丸，如麦粒大，每用一粒，未破，用津贴疮头薄处，已破脓滞不快，则用二粒，任疮内，使脓不滞，好肉易生。

绿云散　治五毒发疮，生于背脑。

金星凤尾草形如凤尾，叶背有金星者是，干秤四两　生粉草一分，切

上慢火焙为末，末分作四服，每用红酒一升，煎三五沸，入冷酒二升，和匀，量力饮之，以醉为度，立效。若曾服金石重药反者，此方最妙。

宣毒散　初发或灸后，用敷贴消肿，收赤晕围聚。

露蜂房三两，炒略焦　南星　赤小豆各一两　小米一合　生草乌一分　生白矾半钱

上为细末，用淡醋调涂四畔，干即再上。

塞里散　止痛消肿，初发服之则消散，已成则易溃，既溃则生肌，常服活血补损，不患疮痍。

黄瓜蒌三个，去皮，取穰子，炒　忍冬三两　乳香一两　苏木二两　没药一两半

甘草节炙，半两

上为粗末，每用药一两半，无灰酒三碗，同药入瓷瓶内，煮至一碗半，去滓，分为三服，空心、日午、临睡服，如要常服，即为细末，酒糊为丸，如弹子大，朱砂为衣，每服一丸，细嚼，当归酒下，打扑伤损患，服至五丸即安。

小五香汤　主热毒气卒肿痛诸发，或结作核，似痈疖而非，使人头痛寒热气急者，数日不除，杀人疾速，愈后余毒或触犯再肿，尤宜服之。

木香　沉香　藿香　丁香　熏陆香各一两

上为㕮咀，每服五钱，水一盏，煎至七分，去滓温服，不瘥更服，并以滓薄敷肿上。《千金翼》无藿香，有麝香。

清凉膏　治发背，候取下毒心，次用清凉膏贴之。

川当归二两　香白芷　白及　木鳖子肉　黄柏　白蔹各一两　乳香　白胶半两
腻粉一斤　黄丹五两

上用清麻油十两，煎前六味，候紫色去之，入槐、柳枝各七寸，再煎少顷，又去之，入黄丹五两，熬成，入乳香等，重绵滤入罐子内贮之，用如常贴使。

碧油膏　止痛排脓，未溃用之，则消肿散毒，已溃破，则排脓生肌，如灸后，便用此膏贴，始终贴则尤佳。

桃枝　柳枝　桑枝　槐枝　皂角枝

上件焙干为末，麻油十两同煎，取八两，去滓令净，再入黄丹、乳香、血竭末各半两。上件药，再熬成膏，约七两以下，用瓷器盛，埋地中一宿，去火毒气，使时以无灰纸摊贴。

神验酒煎散　治痈疽发背诸疖毒，定痛如神。

人参　没药　当归各一两　甘草炙，一分　瓜蒌一个，半生半炒

上㕮咀，以酒五升，煮至二升，净瓷瓶贮之，每服半盏，浸酒半盏，温服无时候，更用滓焙干，加当归生为末，酒煮面糊丸，如梧子大，每服五十丸，用此浸药酒吞下。顺气活血，无如此药也。

治痈疖小方三道

治些小痈疖方：结未成，不可用膏药贴，宜以药使内自消，方取生鹿角尖于砂盆内，同老米醋浓磨，时以鹅翎涂拂于痈疖四围，当中留一口，遇干再涂，

一二日即内消。

治痈疖方：每觉有些小痈疖，疼痛发热时，便用生粉草节，不炙不焙，只日晒干，若无日，于焙笼盖上微火烘干，碾为细末，以熟酒调二三钱服，连进数服，疼痛与热皆止。

治痈疽，结未成，并气凝滞，肿结成块者，用莱萸微炒为细末，鸡子清调涂病处，神妙。轻者宜用此方，若受重者，既消而再来。

升麻汤　治肺痈，胸乳间皆痛，口吐脓血，气作腥臭。

川升麻　苦梗　薏苡仁　地榆　黄芩去心　赤芍药　牡丹皮去心　生甘草各三分

上为粗末，每服一两，水一升半，煎至五合，去滓温服，日三服。

陈日华点烙痈疖法

世人于疮疖始发，辄用针灸，十死八九，盖毒方殷，以火助之，宜其危也。闻烙之功却大，方其已熟未溃之时，用铁箸一烙，极是快意，方扇火欲着时，诚是恐人，予久闻之，已深知其功，于临时犹且颤悸，况于未曾经得效之人乎？烙后脓水流通，百无所忌，名曰熟疮，只忌鸡肉，致恐疮突开，穴口宜向下，要脓水流通，仰则倒贮，然须是熟于用烙者，识浅深，知穴道，审生熟。非其时，则所出者皆是生血；当其时，则出黄脓瘀肉。予见人烙疮者甚多，用尖针烙者不得法，用平圆头者为妙。盖要孔穴通透，尖针头细，其口易合，徒耳吓人，针出复合，未必为功；惟用平圆，如锁衡纬铤之类乃妙。既烙得通，不得法者，便用法敷之，不能保养，疮口必再合，口合则不能必其效。妙哉之为牛膝根也，用细牛膝根，如疮口之大小，略刮去粗皮，顿入口中，留半寸以下，压在疮口外，即以嫩橘树叶，及地锦草各用一握许，研成膏，敷之其上。牛膝能去恶血，得恶血常流，而二草温凉止疼，随干随换，此十全之功。予尝有疖毒之患，每得此极效，每劝人点烙，听之者寡，从之者信，故书以告人。

痈疽经效杂方

疗痈疽诸般疮疖，欲愈必痒，及疗肾脏湿痒妙方。陈日华云：盐之功用甚博。予一日胛上生一疖，以火烙之作效，数日疮口欲合，四边痒甚不可忍，令人以缯帛蘸汤熨洗甚快，快定复痒，再熨再痒，三熨觉倦。医者云：凡洗熨，最损人气血，每见疳病之后，被痒洗熨，随至眩绝。是时予痒并作，医者取盐一撮，于四缘遍擦，便觉疮内外清凉，少定作一般美快，更不复痒。嗣后偶灸疮，临可作金樱子。痒甚，取盐擦之，其效如初，痒甚则重擦，随其轻重，不觉快人，盐入疮口，亦无妨害。嗣后身体或有痒处，亦以盐擦，随即除去，且复佳甚。世人多有于疮疖初发时，用油盐以亟擦之令热，遂结聚不成，亦此意也，但余不曾用之。疖初发时，五更未语之唾，以手潜抹，亦是一法，故并录之。肾脏湿痒，无药可治，亦用盐擦得效，此亲试也。

《外台秘要》疗嗇嗇恶寒，似欲发背，或已生疮肿，瘾疹起方：以硝石三两，暖水一升，和令消，待冷，取故青布，沓三重，于赤处方圆，湿布揾之，热即频易，立瘥。

《经验方》治发背及诸般痈毒疮。

黑铅一片　甘草三两，微炙

锉，用酒一升，著空瓶之傍，先以甘草置在酒瓶内，然后熔铅投在酒瓶中，却出酒在空瓶内，取出铅，依前熔后投。如此者九度，并甘草去之，只使酒令病者饮，醉寝即愈。

崔元亮《海上方》治发背秘法：李北海云：此方神授，极奇。

甘草三大两，生捣为末，大麦面九两，于一大盘中，搅和令匀，取上等好酥少许，别捻入药令匀，百沸水搜如饼剂，方圆大于疮一分，热敷肿上，以细片及故纸隔，令通风，冷则换之，已成脓水自出，未成脓便内消。

治痈疽发背，及脑疽：不论年远日近，诸般恶疮、冷漏、臁疮等，悉皆主之。

七八月收自落地茄子花，去萼不用。八九月收黄蜀葵花，去心、萼不用。

上二味，并曝干，等份为细末，每用先口含浆水洗疮令净，以软帛挹干，却以此药干掺，若稍觉赤肿硬痛时，用浆水调药如稀糊，以鹅翎扫所患处，用纱帛子护定，如脑疽不须洗，只以软帛拭去脓血，干掺，每日一易，神效不可具述。忌猪肉、鱼鲊、湿面、鸡羊鹅油、炙煿煎炒、毒物五十日。

《胜金方》治发背发脑，及痈疽热疖恶疮等：以腊月兔头，锉入瓶内，密封，久愈佳，涂帛上，厚封之，热痛者，得药如冰，频换瘥。

《集验方》治一切痈肿，未成脓者，拔毒：以牡蛎白者为细末，水调涂，干更涂。

《外台秘要》云：凡肿已溃未溃者，烧鲤鱼作灰，醋和涂之一切肿上，以瘥为度。

《肘后方》治发背欲死：取冬瓜，截去头，合疮上，瓜当烂，截去，更合之，瓜未尽，疮已敛小矣，即用膏养之。

《李兵部手集方》疗毒疮肿，号叫卧不得，人不别者：取独头大蒜两颗，细捣，以麻油和研，厚敷疮上，干即易之，瘥。

张文仲治石痈，坚如石，不作脓者：生章陆根，捣烂搽之，燥即易。

《梅师方》治痈疽发背，或发乳房，初起微赤，不急治之即死，速消方：以苎根烂捣，敷之，数易。

寇宗奭治丹毒发于背，及一切痈肿：用金星草根叶一分，酒一大盏，煎汁服，不惟下所服石药，兼毒去疮愈，如不欲酒，将新汲水调二钱服，以知为度。

《经验方》治五毒发背：金星草和根净洗，慢火焙干，秤四两，入生甘草末一钱，分为四服，每服用酒一升，煎二三沸，后更以冷酒三二升相和，入瓶器内封却，时时饮之，忌生冷油腻毒物。

外科理例

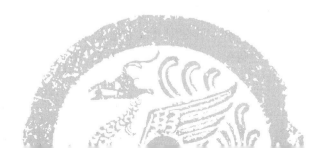

导 读

成书背景

《外科理例》为汪机的外科代表著作,约成书于明嘉靖辛卯年(1531)。该书共包括正文七卷、附方一卷,分医论一百五十四门,附方二百五十六首。

该书收录了前代医家,特别是金元四大家的经验,同时以大量前人及其本人的临证得失为例,详细阐明了痈、疽、疮、疡等外科病的病因、病机、治疗原则及治法,叙理透彻,论治提纲挈领,并附有汪机临床诊疗中所收集的特色医案,展现出其"治外必本诸内"的学术思想。

作者生平

汪机(1463—1539 年),字省之,明代医家,"新安医学"奠基人。因世居县城内之石山坞,号称"石山居士",世称汪石山。汪机出身于岐黄世家,早年随父汪渭(字公旺)行医,30 岁开始私淑朱丹溪,深受朱丹溪、李东垣学说影响,他倡导《黄帝内经》气血营卫论,将朱丹溪的"阳有余阴不足"比作卫气和营气,提出调理脾胃、培补元气之说。代表作有《石山医案》《医学原理》《推求师意》等。汪氏善于汇集各家之说,特别在外科方面有独到的造诣,对后世外科发展影响很大。

学术特色

1. 重视保护脾胃

脾胃为后天之本,气血生化之源。外科损伤之证,最易伤及肌肉。所以在活血祛瘀的同时,应及时补脾,脾健则气血生化之源充盈。正气旺盛,才能祛除恶血。恶血得去,新血得生。气血旺,肌肉得长,损伤才能及时修复。汪氏在治伤时，特别重视调补脾胃。其指出在治伤用药时，须时时顾及胃气，"亦有痛伤胃气作呕，或不饮食，以四君子加藿香、砂仁、当归治之"；不宜轻用寒凉攻利之品，"如用凉药，则内伤其脾，外冰其血。脾主肌肉，脾气受伤，饮食必减，肌肉不生。血为脉络，血既受冰，则血气不旺而愈滞；宜用理脾，脾健则肉自生，血气自运行矣。"

2. 擅长运用灸法

汪氏善于灸法，提出借助火烙以及隔蒜灸的火力，使毒气有处可散，脓瘀有处可泄。如此，疮疡在外者引而拔之，在内者疏而下之。此法操作方便，疮不开大，内肉不溃，疮口易合。其尤善用隔蒜灸法，认为此法适用于治一切疮毒，其中因外邪引发而内陷者，不灸；因内有积热而引发的，可灸。病症有的大痛，有的不痛，还有的麻木。大痛的应由痛灸至不痛，不痛的则应一直灸至痛，使邪毒随即消散。此法之所以有效，大概是因为火以畅达，可以拔引郁毒。汪氏说这是"从治之法也，有回生之功"。

3. 擅长循经诊治

汪机继承了刘完素按疮疡部位循经选穴的经验，提出痈疽的治法："痈疽初发，必先当头灸之，以开其户，次看所发分野属何经脉，即内用所属经脉之药，引经以发其表，外用所属经脉之俞穴针灸，以泄其邪，内外交治，邪无容矣。"汪机以经络循行为依据辨识病症，如"肺痈主肤满"，其原因是"肺藏气而外主息，其脉支别者，从肺系横出腋下，故喘而两肤满"；"肝痈主小便"，因"肝主惊，肝脉循股入毛中，环阴器抵少腹，直上贯肝膈，布胁肋，故两肤满。两肤满，卧则惊，不得小便"。募穴隐痛可作为五脏六腑痈疽的诊断依据，"中府隐隐痛者肺疽，其上肉微起者肺痈。巨阙隐隐痛者心疽，其上肉微起者心痈。期门隐隐痛者肝疽，其上肉微起者肝痈。章门隐隐痛者脾疽，其上肉微起者脾痈。京门隐隐痛者肾疽，其上肉微起者肾痈"。

序

夫天下之事，莫不有理。然有正、有偏、有常、有变，不可以概视也。譬之兵焉，声罪致讨者，正也；潜师掠境者，偏也。常则按图布阵而守据险凭高之法；变则隐显出没而有鬼神不测之机。夫医之道，亦犹是焉。故望气听声，审证切脉，乃医理之正；执方治病，依分处剂，乃医学之偏。按脉辨证，审时制方，分经络，别表里，此医之处乎常也。或凭脉而不凭症，或凭症而不凭脉，或因情性而处方，或因形质而用药，此医之达乎变也。然正可守而偏可矫，常可学而变难穷，医岂可以易言哉！何今之业外科者，惟视外之形症，疮之肿溃，而不察其脉理虚实之殊，经络表里之异，欲其药全而无误也，难矣。先生深为之惜。故辑此书，名曰《外科理例》。盖以其正、偏、常、变之用，各有其例，而莫不同归于一理。学者诚能因是而求其未书之旨，扩其未言之妙，则其临病用药，必求诸理，而不至孟浪以杀人矣。此先生作书之意也。

嘉靖丁酉孟春朔旦新安祁门石墅陈桷书

卷一

痈疽脉一

浮　主表证。浮数之脉，应发热不发热，反恶寒，痈疽也。

洪　主血实积热。肿疡洪大，则疮势进，脓未成，宜下。溃脓后洪大难治，若自利不可救。

滑　主热，主虚。脓未溃者宜内消，脓溃后宜托里。所谓始为热，终为虚也。

数　主热。仲景曰：数脉不时见，生恶疮。又曰：肺脉俱数，则生疮。诸疮脉洪数，里欲有脓结也。

散　肿溃后，烦满尚未全退，其脉洪滑粗散，难治，以正气虚，邪气实也。又曰：肢体沉重，肺脉大则毙，谓浮散也。

芤　主血虚。脓溃后见之，易治。

牢　按之实大而弦，且沉且浮，而有坚实之意。瘰疬结核得之，不可内消。

实　久病虚人，得此最忌。疮疽得此，宜急下之，以邪气与脏腑俱实故也。

弦　浮弦不时见，为饮为痛，主寒主虚。弦洪相搏，外紧内热，欲发疮疽。

紧　主痛疮肿，得之气血沉涩。

涩　主气涩血虚。脓溃后得之，无妨。

短　诸病脉短，难治。疮肿脉短，真气短也。

细　主亡阳，阳气衰也。疮肿脉来细而沉，时直者，里虚欲变症也。

微　主虚。真气复者生，邪气胜者危。疮肿溃后，脉微而匀，当自瘥。

迟　痼疾得之则善，新病得之主血气虚惫，疮肿溃后得之自痊。

缓　疮肿溃后，其脉涩迟缓者，皆易愈。

沉　水气得之则逆，疮肿得之邪气深。

虚　脉虚，血虚。血虚生寒，阳气不足也。疮肿得之，宜托里和气养血也。

软　疮肿得之，补虚排脓托里。

弱　主气血俱虚，形精不足。大抵疮家沉迟软弱，皆宜托里。

外科理例

促　主热蓄于里，下之则和。疮肿脉促，亦急下之。

代　诸病见之不祥。疮肿脉促结，难治。况代脉乎？

动　动于阳，阳虚发厥；动于阴，阴虚发热。

治疮脉诀　身重脉缓，湿盛除湿。身热脉大，心燥热，发肿，乍来乍去，除热。诸痛眩晕，动摇脉弦，去风。脉涩气滞，燥渴亡津液，脉涩，泻气补血。寒胜则浮，食不入，便溺多，恶寒，脉紧细，泻寒水。数脉不时见，当生恶疮。诸浮数脉应发热。反洒淅恶寒，若有痛处，当发痈疽。脉滑而数，滑则为实，数则为热。滑则为荣，数则为卫。荣卫相逢，则结为痈。热之所过，则为痈脓。

机按：今之疡医多不诊脉，惟视疮形以施治法。盖疮有表里虚实之殊，兼有风寒暑湿之变，自非脉以别之，安得而察识乎？东垣云：疮疡凭脉，此之谓也。因详列其脉之所主，揭之于首，学者宜加意焉。

七恶五善二

医疮概举七恶五善，此特谓肠胃之内，脏腑疮疽之证也。发背脑疽，另有善恶，载之于后。

七恶者：烦躁时嗽，腹痛渴甚，或泄利无度，或小便如淋，一恶也；脓血既泄，肿焮尤甚，脓色败臭，痛不可近，二恶也；目视不正，黑睛紧小，白睛青赤，瞳子上看，三恶也；喘粗短气，恍惚嗜卧，四恶也；肩背不便，四肢沉重，五恶也；不能下食，服药而呕，食不知味，六恶也；声嘶色败，唇鼻青赤，面目四肢浮肿，七恶也。

五善者：动息自宁，饮食知味，一善；便利调匀，二善；脓溃肿消，水鲜不臭，三善；神彩精明，语声清亮，四善；体气平和，五善。

五善之中，乍见一二善证，疮亦回也。七恶之内，忽见一二恶证，宜深惧之。又有证合七恶，皮急紧而知善；又或证合五善，皮缓虚而知恶，此又在人详审。大抵虚中见恶证者不可救，实证无恶候者自愈。脓溃后尚烦疼，脉洪滑粗散者难治，微涩迟缓者易痊。

发背治之难易七

疽发背上，以两手上搭着者，谓之左右搭，头多如蜂巢者，易治；以两手下搭着者，谓之腰疽，亦易治；以两手上下俱搭不着者，谓之发背，此证最重。

大抵以上所言地分，皆脉络所会，内系脏腑。患者得而早言，医者审证，按法治之，皆为不死；设不早治，治不对证，虽发于不死地分，恐亦致死也。

痈之源有五九

天行一，瘦弱气滞二，怒气三，肾气虚四，服法酒食炙煿服丹药热毒五。

盖治痈疽不可一概视为热，其治难易，当自一而至五动。

肺肝肾痈证十一

肺痈主胠满。肺藏气而外主息，其脉支别者，从肺系横出腋下，故喘而两胠满。此言肺痈所见证。

肝痈主小便。肝主惊，肝脉循股入毛中，环阴器抵少腹，直上贯肝膈，布胁肋，故两胠满。两胠满，卧则惊，不得小便。此言肝痈所见证。

肾痈主少腹满。此言肾痈所见证。

辨脏腑内疽十三

中府隐隐痛者，肺疽；其上肉微起者，肺痈。

巨阙隐隐痛者，心疽；其上肉微起者，心痈。

期门隐隐痛者，肝疽；其上肉微起者，肝痈。

章门隐隐痛者，脾疽；其上肉微起者，脾痈。

京门隐隐痛者，肾疽；其上肉微起者，肾痈。

中脘隐隐痛者，胃疽；其上肉微起者，胃痈。

天枢隐隐痛，大肠疽；其上肉微起，大肠痈。

丹田隐隐痛，三焦疽；其上肉微起，三焦痈。

关元隐隐痛，小肠疽；其上肉微起，小肠痈。

阴滞于阳为疽阳滞于阴为痈十五

痈疽因阴阳相滞而生。盖气，阳也。血，阴也。血行脉内，气行脉外，相并周流。寒与湿搏之，则凝泣行迟为不及；热与火搏之，则沸腾行速为太过。气得邪而郁，则津液稠黏，为痰为饮，积久渗入脉中，血为之浊，此阴滞于阳也。血得邪而郁，隧道阻隔，或溢或结，积久渗出脉外，气为之乱，此阳滞于阴也。病皆由此，不特痈疽。阳滞于阴，谓阳盛而滞其阴，脉则浮洪弦数；阴滞于阳，谓阴弱而滞其阳，脉则沉弱细涩。阳滞以寒治之，阴滞以热治之。

疮疡分三治十六

疮疡者，火之属，须分内外以治其本。经曰：膏粱之变，足生大丁。其源在里，发于表也。受如持虚，言内结而发诸外，皆是从虚而出也。假如太阳经虚，从鬓而出。阳明经虚，从髭而出。督脉经虚，从脑而出。经曰：地之湿气，感则害人皮肉筋脉，其源在外，盛则内行也。若脉沉实，当先疏内以绝其源。若脉浮大，当先托里以防邪气侵内。又有内外之中者，邪气至盛，遏绝经络，故发痈肿。经曰：营气不从，逆于肉理，乃生痈肿是也。此因失托里、失疏通及失和荣卫而然也。治疮大要，须明托里、疏通、和荣卫三法。托里者，治其外之内也。疏通者，治其内之外也。和荣卫者，治其中也。内之外者，其脉沉实，发热烦躁，外无焮赤，痛深在内，邪气沉于里也，故先疏通以绝其源，如内疏黄连汤是也。外之内者，其脉浮数，焮肿在外，形证外显，恐邪气极则内行，或汗或先托里，以防入内，如荆防败毒散、内托复煎散是也。内外之中者，外无焮恶之气，内则脏腑宣通，知其在经，当和荣卫，如当归黄芪汤、东垣白芷升麻汤是也。用此三法，虽未痊瘥，必无变证，亦可使邪气峻减而易瘥也。其汗下和之间，又有外治之次第，详见天容穴疗疮条。

疮肿分浅深十七

疮疽有三种：高而软者发于血脉；肿下而坚者发于筋骨皮肉；色不辨者发于骨髓。又曰：以手按摇疮肿，根牢而大者深也，根小而浮者浅也。又验：初生疮时，便觉壮热，恶寒，拘急，头痛，精神不宁，烦躁饮冷，疮疽必深也。若起居平和，饮食如故，其疮浮浅也。恶疮初生，其头如粟，微似有痛痒，误触破之，即焮展有深意，酌其深浅，浮则表之，深则疏之。

辨痈与疽治法十八

《精要》云：始患高肿五七日勿平陷者，是攻内之候，以托里散、内补汤填补脏腑令实，最怕透膜。透膜者，十无一生。

丹溪曰：痈之邪浅，其稽留壅遏，浊在经脉之中而专于外，故初发时，身表便热，患处便如枕如盆。高肿痛甚者，纵欲下陷，缘正气内固不肯受，故或便秘，或发渴、发逆以拒之，是以骨髓终不焦枯，五脏终不损也。疽之邪，其稽留壅遏，内连五脏而不专攻于外，故身或无热，患处或不肿痛。甚者声嘶色脱，眼黑青小，十指肿黑如墨，多死也。治痈初发，当以洁古法为主。表者散之，里者下之，火以灸之，药以敷之，脓未成者必消，已成者速溃。治疽初发，当以涓子法为主。填补脏腑令实，勿令下陷之邪延蔓，外以火灸，引邪透出，使有穴归而不乱攻，可转死为生，变凶为吉。今世不分痈疽，一概宣热拔毒，外以五香耗其气，内以大黄竭其血，终不自悟其药之非，惜哉！

疮名有三曰疖曰痈曰疽十九

疖者，初生突起，浮赤，无根脚，肿见于皮肤，止阔一二寸，有少疼痛，数日后微软，薄皮剥起，始出青水，后自破脓出，如不破，用簪针丸。痈者，初生红肿，突起，阔三四寸，发热恶寒，烦渴，或不热，抽掣疼痛，四五日后按之微软。此证毒气浮浅，春夏宜防风败毒散加葱姜枣煎，秋冬去葱姜枣加木香。身半以上，加瓜蒌；身半以下，加射干。又有皮色不变，但肌肉内微痛，甚发热恶寒，烦渴，此证热毒深沉，日久按之，中心微软，脓成，用火烙烙开，以决大脓，宜服托里之药。疽者，初生白粒如粟米，便觉痒痛，触着其痛应心，此疽始发之兆，或误触者，便觉微赤肿痛，三四日后，根脚赤晕展开，浑身壮热微渴，疮上亦热，此疽也。疽上或渐生白粒如黍米，逐个用银箆挑去，勿令见血，或有少血亦不妨，不见血尤妙，却用老皮散敷之。五七日，疮头无数如蜂房，脓不肯出，冬用五香连翘汤，夏用黄连羌活散，夏初用防风败毒散加葱

外科古典医籍精选导读

枣，秋去之加木香。若形气实，脉洪滑有力，痛肿焮开，壮热便闭，宜五利大黄汤、复元通气散，选用通利。又有初生白粒，误触后，便觉情思不畅，背重如石，身体烦疼，胸膈痞闷，怕闻食气，此谓外如麻，里如瓜，疽毒深恶，内连腑脏。疽顶白粒如椒者数十，间有大如莲子蜂房者，指捺有脓不流，时有清水，微肿不突，根脚红晕，渐渐展开，或痒痛，或不痛，疽不甚热，疮反陷下，如领之皮，渐变黑色，恍惚沉重，脉若虚弱，便用大料参芪归术，浓煎调理。

辨痈疽疖疬二十

疮疡有痈、疽、疖、疬，轻重浅深，或止发于一经，或兼二经者，止当求责于一二经，不可干扰余经也，若东垣用药处方是矣。矧有兼风、兼湿、兼痰、兼气、兼血、兼阴虚等证者，病本不同，治当求责，疮疡郁冒，俗呼昏迷是也，宜汗之则愈。

辨瘤二十一

若发肿都软不痛者，血瘤。虚肿而黄者，水也，发肿日渐增长而不大热，时时牵痛者，气瘤。气结微肿，久而不消，后亦成脓。诸瘿、瘤、疣、赘等，至年衰，皆自内溃。治于壮年，可无后忧。

疮疽分虚实用药二十二

疮疽痛息自宁，饮食知味，脉证俱缓，缓则治本，故可以王道平和之药徐而治之，亦无不愈。若脉实焮肿，烦躁，寒热，脉证俱实，非硝、黄猛烈之剂不能除，投以王道之剂则非也。若疮疡聚肿不溃，溃而脓水清稀，或泄利肠鸣，饮食不入，呕吐无时，或手足并冷，此脉证俱虚，非大补之药不能平，投以硝、黄攻伐之剂亦非也。故治其证者，当辨表里虚实，随宜治之，庶得万全。

治疮须分补泻二十三

东垣云：疮疽受之有内外之别，治之有寒温之异。受之外者，法当托里以

82

温剂，反用寒药，则是皮毛之邪，引入骨髓矣；受之内者，法当疏利以寒剂，反用温剂托里，则是骨髓之病，上彻皮毛矣。殆必表里通溃，共通为一疮，助邪为毒，苦楚百倍，轻则危，重则死矣。

痈疽当分经络二十六

丹溪曰：六阳、六阴经，有多气少血者，有少气多血者，有多气多血者，不可概论。诸经惟少阳、厥阴生痈，理宜预防，以其多气少血。血少肌肉难长，疮久不合，必成死证；或者遽用驱毒利药以伐阴分之血，祸不旋踵。才得肿痛，参之脉证，若有虚弱，便与滋补，气血无亏，可保终吉；若用寻常驱热拔毒及纾气药，虚虚之祸如反掌耳。

一人年三十，左腿外臁红肿；一人年四十，胁下红肿，二人皆不预防，本经少阳血少，孟浪用大黄攻里而死。

一人年六十，左膊外侧一核；一女髀骨中痛，二人亦不预防，本经血少，孟浪用五香十宣散表而死。

按：此分经不致有犯禁坏逆之失。然手少阳、少阴、太阴，足少阳、少阴、太阴，俱多气少血也；手厥阴、太阳，足厥阴、太阳，俱多血少气也；手、足阳明，俱多血多气也。

以上病例，不系膏粱、丹毒、火热之变，因虚劳气郁所致，只宜补形气，调经脉，疮当自消，不待汗、下而已也。若不详脉证、经络、受病之异，下之，先犯病禁、经禁，故致失手。

疮肿寒热用药法三十四

尝见治寒以热而寒弥甚，治热以寒而热弥炽，何也？假如心实生热者，当益其肾，肾水滋，热自除。肾虚生寒者，当补其心；心火降，寒自退。此所谓寒之而热取之阴，热之而寒者取之阳也。又寒因热用，热因寒用，要在通其理类而已。又闻微者逆之，甚者从之。盖治寒以热，必凉而行之；治热以寒，必温而行之。此亦欲其调和也。其间有正有权者，盖病有微有甚。微者逆治，理之正也；甚者从治，理之权也。

论疮疡发寒热或汗三十六

疮疡发寒热，多汗，或先寒后热，或先热后寒，或连日作，又有或间日作，必先呕痰，然后寒热，寒热解，大汗出。《精要》言以上之症，不可专以为热，亦有气虚而得，亦有因怒而得，或先感寒邪，脾气不正而然者。

丹溪曰：因气虚者，当以补气药补之；因怒者，当以顺气药和之；脾气不正者，当以脾药调养之。今用不换金正气散，悉是温散泄卫之药，欲以一两人参，收拾十四两之泄卫可乎？若用于肿疡时感寒邪者，犹或庶几。彼气虚者，因怒者，脾气不正者，此方能兼治乎？抑不知其用于肿疡耶溃疡耶？

论脓四十

夫痈、疽、疮、疖，皆由气血壅滞而生，当推虚、实、表、里而早治之。可以内消，此内托里之意也。若毒气已结者，勿泥此内消之法，当辨脓之有无、浅深，急酌量刺之，缓则穿通脏腑，腐烂筋骨，可不慎哉！若脉紧而数，为脓未成；紧去但数，为脓已成。以手按上，热者有脓，不热无脓；按之牢硬未有脓，按之半软半硬已有脓，大软方是脓成；若大按之痛者脓深，按之不甚痛者脓未成，按之即复痛者为有脓，不复痛者无脓。薄皮剥起，起者，脓浅；皮色不变，不高阜者脓深。浅者宜砭，深者宜针。手足指梢及乳上，宜脓大软方开。麻豆后肢节有痈，稍觉有脓，便用决破，迟则成挛曲之疾。

生肌止痛四十四

肌肉，脾之所主也。溃后收敛迟速者，乃气血盛衰使然。世人但知生肌用龙竭，止痛用乳没，予谓不然。生肌之法当先理脾胃助气血为主，则肌肉自生，岂假龙竭之属。设若脓毒未尽，就用生肌，反增溃烂，壮者轻者，不过复溃或迟敛而已；怯者重者，必致内攻，或溃烂不敛者亦多矣。止痛之法，热者清之，寒者温之，实者损之，虚者补之，脓郁者开之，恶肉侵蚀者去之。如是则痛自止，岂特乳没之属。

一人发背，毒气未尽，早用生肌，竟背溃烂，治以解毒药而愈。又有患此，毒气始发，骤用生肌，其毒内攻而死。一人腿痛，因寒作痛，与乳香定痛丸。一妇时毒，因热作痛，与防风通圣散。一人腿痛脓溃，因虚作痛，与益气养荣汤。一人腹痛，因实作痛，与黄连内疏汤。一人腿痛，脓成作痛，予为刺之。一妇发背，腐肉不去作痛，予为取之，痛各自止。专用龙竭生肌，乳没止痛，未之察也。

疮痛不可忍者，苦寒药可施于资禀厚者；若资禀素薄者，宜补中益气汤加苦寒药；血热者，四物汤加黄芩、鼠粘子、连翘，在下加黄柏。若肥人湿热疮痛者，羌活、防风、荆芥、白芷，取其风能胜湿也。

每见疮作，先发为肿，气血郁积，蒸肉为脓，故痛多在疮始作时。脓溃之后，肿退肌宽，痛必渐减；而反痛者，虚也，宜补参芪之属；亦有秽气所触者，宜和解之，乳香、芍药之属；亦有风寒所逼，宜温散之，羌桂之属。

论瘘并治法四十五

诸疮患久成瘘，常有脓水不绝，其脓不臭，内无歹肉，须先服参芪归术芎大剂，托里为主，或服以丸；尤宜用附子浸透，切作片，厚二三分，于疮上著艾灸之，仍服前托里之药，隔三日再灸，不五七次，肌肉自长满矣。

至有脓水恶物，渐溃根深者，用面、硫黄、大蒜三物一处捣烂，看疮大小，捻作饼子，厚三分，安疮上，用艾炷灸二十一壮，一壮一易，后隔四五日，方用翠霞锭子，并信效锭子互用，纴入疮内，歹肉尽去，好肉长平，然贴收敛之药，内服应病之剂，调理则瘥矣。

论附子饼四十六 附豆豉饼

附子为末，唾津和为饼如三钱厚，安疮上，以艾炷灸之。漏大炷大，漏小炷小，但灸令微热，不可令痛，干则易之，如困则止，来日如前再灸，直至肉平为效，仍用前补药作膏贴。豆豉饼专治发背已溃未溃，用江西淡豆豉为末。唾津作饼，置患处灸之，饼干再用唾津和之。疮大用水和，捣成硬泥，依疮大小作饼子厚三分。如已有疮孔，勿覆孔上，四布豉饼，列艾其上灸之，使微热，勿令破肉，如热痛急易之，日灸二度。先有疮孔者，孔出汁即瘥。

论隔蒜灸四十七

隔蒜灸 《元戎》云：疮疡自外而入者不宜灸，自内而出者宜灸。外入者托之而不内，内出者接之而令外。故经云：陷者灸之。丹溪曰：痈疽之发，或因内有积热，或因外寒而郁内热。若于始发之际，外灸以散其毒，治之早，亦可移重就轻，转深于浅。东垣曰：初觉发背，欲结未结，赤热肿痛，先以湿纸覆其上，立视纸先干处，即痈头也。取蒜切片如三钱厚，安头上，用大艾炷灸之，三壮换一蒜片，痛者灸至不痛，不痛者灸至痛，早觉早灸为上。一日三日，十灸十活，三日四日六七活，五六日三四活，过十数日不可灸。若有十数头作一处者，用蒜研成膏，作薄饼铺头上，聚艾烧之，亦能活也。若初发赤肿，中间有一黄粟米头，便用独蒜切去两头，取中间，片厚薄，安头上，著艾灸十四壮，多至四十九壮。《本事方》云：一人四月背疽，治之逾月益甚矣，以艾加疮头，自旦及暮，灸百五十壮，知痛乃已，明日镊去黑痂，脓尽不痛，始别以药敷之，日一易，易时旋去前黑烂，月余乃平。

灸法总论四十八

疮疡在外者引而拔之，在内者疏而下之，灼艾之功甚大。若毒气郁结，气血凝聚，轻者或可药散，重者药无全功。东垣云：若不针烙，则毒气无从而散，脓瘀无从而泄，过时不烙，反攻于内。故治毒者必用隔蒜灸，舍是而用苦寒之剂，其壮实内有火者或可，彼怯弱气寒，未有不败者也。又有毒气沉伏，或年高气弱，若服克伐之剂，气血愈虚，脓因不溃，必假火力以成功。

一人足患疔已十一日，气弱，灸五十余壮，更以托里药而愈。黄君腿痈，脓清脉弱；一妇臂结一块，溃不收敛，各灸以豆豉饼，更饮托里药而愈。一人胸肿一块，半载不消，明灸百壮方溃，与大补药不敛，复灸以附子饼而愈。一人发背焮痛如灼，隔蒜灸三十余壮，肿痛悉退，更服托里消毒而愈。一人发背疮，头甚多，肿硬，色紫，不甚痛，不腐溃，以艾铺患处灸之，更服大补药，数日死肉脱去而愈。一人发背已四五日，疮头虽小，根畔颇大，隔蒜灸三十余壮，其根内消，惟疮头作脓而愈。《精要》曰：灸法有回生之功，信矣！

大凡蒸灸，若未溃则拔引郁毒，已溃则补接阳气，祛散寒邪，疮口自合，其功甚大。尝治四肢疮疡气血不足者，只以前法灸之皆愈。疔毒甚者，痛则灸至不痛，不痛则灸至痛，亦无不愈。若中虚者，不灸而服败毒药，则疮毒未除，中气先伤，未有不败者也。李氏云：治疽之法，著艾胜于用药。缘热毒中隔，外内不通，不发泄则不解散。又有处贫居僻，一时无药，用灸尤便。大概蒜用大者，取其散毒有力；用着艾炷多者，取其火力透也。如法灸之，疮发脓溃，继以神异膏贴之，不日而安。一则疮不开大，二则内肉不溃，三则疮口易合，见效甚神。

辨《精要》曰：始发时用针灸，十死八九。丹溪曰：火以畅达，拔引郁毒，此从治之意。因灸而死者，盖虚甚孤阴将绝，脉必浮数而大且鼓，精神必短而昏，无以抵当火气故也，岂可泛言始发不可灸以误人。《精要》又谓：头上有毒不得灸，恐火拔起热毒而加病。丹溪曰：头为诸阳所聚，艾炷宜小而少，小者如椒粒，少者三五壮而已，若猛浪如灸腹背，炷大数多，斯为误矣。按：东垣灸元好问脑疽，以大艾炷如两核许，灸百壮，始觉痛而安。由是推之，则头上发毒，灸之痛则炷宜小，数宜少，不痛者，炷大数多亦无妨也。

经曰：陷者灸之。如外微觉木硬不痛者，是邪气深陷也，急灸之。浅者不可灸。又曰：浅者有数头肿痛，亦灸之无妨。

竹马灸四十九

丹溪曰：诸项灸法皆好，惟骑竹马灸法尤为切要，此消患于未形也。先令病人以肘凭几，竖臂腕，腰直，用篾一条自臂腕中曲纹尽处，男左女右，贴肉量起，直至中指尖尽处为则，不量指甲，却用竹杠一条，令病人脱衣骑定，令身正直，前后二人扛起，令脚不着地，又令二人扶定，勿令僵仆，却将所量臂腕，篾从竹扛坐处尾骶骨尽处，直竖竹上贴脊背，量至篾尽为则，用墨点。此只是取中，非灸穴也。另用薄篾，量病人中指节，相去两横为则，男左女右，截为一则，就前所点记处两边，各量开尽处，即是灸穴，两穴各灸五壮或七壮，不可多灸。不问痈在何处及乳痈，并用此法灸之，无不愈者。一云：疽发于左，灸左；发于右，灸右；甚则左右皆灸。盖此二穴，心脉所过处。经曰：诸痛痒疮疡，皆属心火。又云：心主血，心气滞则血不行，故逆于肉理而生痈。灸此穴使心火调畅，血脉流通，即能奏效，起死回生。

论灸刺分经络五十

河间谓：灸刺疮疡，须分经络部分，气血多少，俞穴远近。从背出者，当从太阳五穴，选用至阴在足小指外侧，去爪甲角如韭叶、通谷在足小指外侧，本节前陷中、束骨在足小指外侧，本节后陷中、昆仑在足外踝后跟骨上陷中、委中在腘中央约纹中动脉。从鬓出者，当从少阳五穴，选用窍阴在足小指之次指端，去爪甲如韭叶、侠溪在足小指次指歧骨，本节前陷中、临泣在足小指次指，本节后间陷中、阳辅在足外踝上四寸辅骨前绝骨端如前三分、阳陵泉在膝下一寸，外廉陷中。从髭出者，当从阳明五穴，选用厉兑在足大指次指，去爪甲如韭叶、内庭在足大指次指外间陷中、陷谷在足大指间，本节后陷中、冲阳在足跗上五寸骨间动脉去陷谷三寸、解溪在冲阳后一寸五分腕上陷中。从脑出者，则以绝骨一穴在外踝上三寸动脉中。

一说：痈疽初发，必先当头灸之，以开其户，次看所发分野属何经脉，即内用所属经脉之药，引经以发其表，外用所属经脉之俞穴针灸，以泄其邪，内外交治，邪无容矣。

针法总论五十一

经曰：冬则闭藏，用药多而少针石。少针石者，非谓痈疽也。痈疽不得顷时回。回者，远远顷时而不泻，则烂筋骨穿脏腑矣。又曰：痈疽之生，脓血之成，积微之所生也。故圣人自治于未有形，愚者遭其已成也。已成脓者，惟砭石、铍锋之所取也。

疮疡一科，用针为贵。用之之际，须视其溃之浅深，审其肉之厚薄。若皮薄针深，反伤良肉，益增其溃；肉厚针浅，脓毒不出，反益其痛。至于附骨疽、气毒、流注，及有经久不消，内溃不痛，宜燔针开之。若治咽喉，当用三棱针。若丹瘤及痈疽，四畔赤焮，疼痛如灼，宜砭石砭之，去血以泄其毒。重者减，轻者消。

一妇患腹痈，脓胀闷瞀，卧针，脓出即苏。

一人囊痈，脓熟肿胀，小便不利，几殆，急针，脓水大泄，气通而愈。

大抵用针迎而夺之，顺而取之，所谓不治已病治未病，不治已成治未成，正此意也。今之患者，或畏针而不用，医者又徇患者之意而不针，遂或脓成而不得溃，或得溃而所伤已深矣。卒之夭枉，十常八九。悲夫！

《精要》谓：痈如椒眼十数头，或如蜂巢连房，脓血不出者，用针横直裂之；如无椒眼之类，只消直入取脓，不必裂之。一法，当椒眼上各各灸之，亦佳，不必裂也。

小儿疮疖，先当温衣覆盖，令其凝泣壅滞血脉温和，则出血立已，不如此，血脉凝便针，则邪毒不泄，反伤良肉，又益其疮势也。

《精要》曰：痈者皮薄肿高，多有椒眼十数粒。疽者皮肤顽硬，状如牛颈之皮。痈成脓则宜针。针宜用马衔铁为之，形如韭叶样，两面皆利，可以横直裂开五六分许，攻去毒血，须先灸而后裂。疽成脓则宜烙，可用银箆，大二寸，长六寸，火上烧令赤，急于毒上熨烙，得脓利为效。

又曰：一妇病痈在背之左，高大而熟，未破，医云可烙。傍有老成者曰：凡背之上，五脏俞穴之所系，膈膜之所近，烙不得法，必致伤人。医曰：但宜浅而不宜深，宜横而不宜直入恐伤膈膜，宜下而不宜上恐贮脓血。谓此诀仅无妨也。于是烧铁箸烙之，肉破脓出，自此而愈。当时直惊人，非刽子手者，不能为也。又曰：方其已熟未溃之时，用铁箸一烙，极是快意。方扇火欲着时，诚是惊人，予尝用矣。临时犹且颤悸，况未曾经历者乎？烙后脓水流通，百无所忌，名曰熟疮。其疮突者，针口宜向下。然须是熟于用烙者，识浅深，知穴道，审生熟，非其时则所出皆生血，当其时则出黄脓瘀肉。用尖针烙者不得法，尖针头细，其口易合，惟用平圆头者为妙。盖要孔穴通透，或恐疮口再合，用细牛膝根，如疮口之大小，略割去粗皮，插入疮口，外留半寸许，即用嫩橘树叶、地锦草各一握，研成膏敷之。牛膝能使恶肉常流，二草温凉止痛，随干随换，此十全之功也。

火烙针，其针圆如箸，大如纬挺，头圆平，长六七寸，一样二枚，捻蘸香油，于炭火中烧红，于疮头近下烙之，宜斜入向软处，一烙不透再烙，必得脓。疮口烙者，名曰熟疮，脓水常流，不假按抑，仍须纴之，勿令口合。

论槐花酒五十四

槐花酒 槐花四五两，炒微黄，乘热入酒二钟，煎十余滚，去渣热服。未成者二三服，已成者一二服。一人髀䯀患毒痛甚，服消毒药不减，饮槐花酒一服，势随大退，再服托里消毒药而愈。一人发背十余日，势危脉大，先饮槐花酒二服杀其势退，再服败毒散二剂，托里药数剂，渐溃，又用桑柴烧灸患处，每日灸良久，仍以膏药贴之。灸至数次，脓溃腐脱，以托里药白术、陈皮月余而愈。一人肩疽脉数，用槐花酒一服，势顿退，更与金银花、黄芪、甘草十余服而平。

大抵肿毒，非用蒜灸及饮槐花酒先去其毒，虽服托里诸药，其效未必甚速。槐花治湿热之功最为神速，但胃寒人不宜过剂。

卷二

论十宣散五十七

经曰：诸痛痒疮疡，皆属心火，言其常也。如疮盛形羸，邪高痛下，始热终寒，此反常也。故当察时下而权治，可收十全之功。此表里气血之药，若用于痈疽，初发或已发，或内托，或身倦恶寒热少，或脉缓涩，或弦，或紧细，宜用之散风寒以助阳，乃始热终寒之变也，若施于积热焮毒，更不分经络时宜，不能不无惧也。

丹溪曰：《精要》谓治未成也速散，已成者速溃，若用于轻小证候与冬月时令，仅有内托之功。冬月肿疡，用之亦可转重就轻，移深于浅。夏月溃疡用之，其桂、朴之温散，佐以防风、白芷，虽有参、芪，亦难倚仗。世人用此，不问是痈是疽，是冬是夏，无经络，无前后，如盲人骑瞎马，半夜临深池，危哉！又曰：燥血泻气药太多，涉虚者勿轻用。一士背臀腿节次生疽，率用五香连翘汤、十宣散致不救。一人年六十，好酒肉，背疽，与独参膏十五六斤而愈，若用十宣，宁保无危？

论内托散五十八

《精要》谓：一日至三日进十数服，防毒气攻脏腑，名护心散。切详绿豆解丹毒，又言治石毒，味甘入阳明，性寒能补为君；以乳香去恶毒，入少阴，性温善窜为佐；甘草性缓，解五金八石及百药毒为使。想此方专为服丹石发疽者设，不因丹石而发疽，恐非必用之剂。

丹溪曰：痈疽因积毒在脏腑，非一朝一夕，治当先助气壮胃，使本根坚固，而以行经活血为佐，参以经络时令，使毒外发，施治之早，可以内消，此乃内托之本意。又云内托散性冷，治呕有降火之理，若夫老年者病深，诸症备者，体虚者，绿豆虽补，将有不胜重任之患矣。

一妇年七十，形实性急，好酒，冬病脑疽，与麻黄桂枝汤而愈。此亦内托，岂必皆冷药哉！

论神仙追毒丸五十九

《精要》曰：初成脓宜烙，得脓利为效，亦服追毒丸。

丹溪曰：追毒丸，下积取毒之药，决无取脓之效。今用烙而得脓，若在里而血气实，则脓自出；如托不出，何不以和气活血药，佐以参芪补剂，使脓托出也。其方用五倍子，消毒杀虫解风为君，山慈菇、千金子、大戟，皆驱逐走泄为臣，佐以麝香升散，用之以治痈疽，实非所宜。果见脏腑有积毒，或异虫缠滞深固而体气不虚者，亦是快药，但戒勿轻用耳。

论五香汤六十六

《精要》云：大凡痈疽不可舍五香汤。

丹溪曰：吾不知良甫之时，有许多大府秘坚，病气郁塞，若是之，顽厚可以骤散而大下着耶，亦当开陈时之先后，症之可否，庶乎后人不敢孟浪杀人。殊不知此小寒热，或者由其气血不和而然，便以为外感而行表散，害人最速。

论防风通圣散六十七

此表里气血药也，治一切风毒。积热疮肿，脉候弦、洪、实、数、浮、紧。气血盛实者，不可缺此。

丹溪曰：秘传以是方加人参、黄芪、苍术、赤茯苓、金银花，名消肿托里散。虽以参、芪为主，复云人参无亦可，则又不能无疑而难用也。且临症加减，须较表里。如表证多者，当从此方以辛甘为主散之也；里证多者，须当从变。

论大黄六十八

《精要》云：大黄宣热散毒，治痈疽要药。痈疽始作，皆须大黄等汤极转利之，排日不废。又曰：疮疽泄利，皆是恶候。

丹溪曰：此皆不能使人无疑。借曰用大黄，恐因大府秘而病体实。有积热沉痼者发也，止可破结导滞，推令转动而已，岂可谓极转利之，而且排日不废耶？若下利之后，又与利药，恐非防微杜渐之意。疮之始作，肿在肌肉，若非大满大坚实之证，自当行仲景发表之法，借五香汤为例，散之于外可也，何必遽用峻下之药，夺其里哉！或曰：痈疽用大黄走泄以去毒，孙真人尝言之，良甫祖述其说耳。曰：孙以盛名行奇术于公卿间者；良甫宋人，若其交游亦皆公卿之家，肉食之辈，固皆捷效。今不分贫富苦乐，一概用之，宁免孟浪之过乎？况有心劳而虚者，忧怒而虚者，强力劳动而虚者，大醉饱而虚者，皆气少而涩，血少而浊。生疽固是难治，若大府秘而稍安谷，甘淡薄而守戒律，犹为可治，不免尚费调补。苟因旬日半月，大府秘实，不知亦有其气不降而然者，便以为实而行大黄，岂不杀人！

论败毒散、流气饮七十二

凡治疮疡，不审元气虚实，病在表里，便服败毒流气等药。盖败毒散，发表药也，果有表证，止宜一二服，多则元气损，毒愈盛，虽有人参亦莫能补。流气饮耗血药也，果气结胸满，只宜二三服，多则血反致败，虽有芎、归，亦难倚仗。丹溪曰：此不系膏粱丹毒之变，因虚劳气郁所致也。

汗之则疮已七十四

东垣曰：其疮外有六经之形证，内无便溺之阻隔，饮食如故，清便自调，知不在里，非疽疮也。小则为疖，大则为痈，其邪所受于下，风湿之地气自外而来，侵于身也。经曰：营气不从，逆于肉理，乃生痈肿。诸痛痒疮疡，皆属心火。此元气不足，营气逆行，其疮初出，未有传变，在于肌肉之上，皮肤之间，只为风热六经所行经络地分出矣，宜泄其风湿热疮之形势。亦奋然高起，结硬作痛，此疮自外而入，其脉只在左手，左手主表，左寸外洪缓，左关洪缓而弦，是客邪客于血脉之上，皮肤之间，宜急发汗而通其荣卫，则邪气出矣。托里荣卫汤，此足太阳药，表里气血之剂。

黄芪 红花 桂枝各五钱 苍术三钱 柴胡 连翘各二钱 羌活 防风 归身 甘草炙 黄芩各半钱 人参一钱

上剉，每服一两，水酒各半煎。

论痛七十六

上部脉数实而痛者，宜降火。

上部脉数虚而痛者，宜滋阴降火为主。

尺部脉数而作渴者，滋阴降火。如四物加黄柏、知母。

大抵疮之寒热虚实，皆能为痛。热毒痛者，药用寒凉折之。寒邪痛者，药用温热散之。因风痛者，除风。因湿痛者，导湿。燥而痛者，润之。塞而痛者，通之。虚而痛者，补之。实而痛者，泄之。脓郁而闭者，开之。恶肉侵蚀者，去之。阴阳不和者，调之。经络闭涩者，利之。慎勿概用寒凉之药。盖血脉喜温而恶寒。若冷气入里，血即凝滞，反难瘥矣。又曰：大抵疮疽之证虽发疼痛，形势高大，烦渴不宁，脉若有力，饮食颇进，可保无虞。其脓一溃，诸症悉退。多有因脓不得外泄以致疼痛，若用败毒寒药攻之，反致误事。若有脓，急针之，脓出痛止。脓未成而热毒作痛，用解毒之药。亦有腐烂尺余者，若无恶症，投以大补之剂，肉最易生，亦无所妨。

论痈疽虚实七十七

疮疡之证，五善之中见一二善证者可治，七恶之内见一二恶证者难治，若虚中见恶证者不救，实中无恶者自愈。此证虽云属火，未有不由阴虚而致者。故经云：督经虚从脑出，膀胱经虚从背出，岂可专泥于火而用苦寒药治？夫苦寒之药，虽治阳证，尤当分表里、虚实、次第、时宜，岂可始末悉用之。

凡疮肿，坚而不泽_{不泽，不光泽而色夭}，坚如牛领之皮，疮头如粟，脉洪大，按之则涩，此精气已绝，不治亦死。

凡痈疽之作，皆五脏六腑蓄毒不流，非独荣气壅塞而发，其行也有处，其主也有归。假令发于喉舌者心之毒，皮毛者肺之毒，肌肉者脾之毒，骨髓者肾之毒，发于下者阴中之毒，发于上者阳中之毒，外者六腑之毒，内者五脏之毒。故内曰坏，外曰溃，上曰从，下曰逆。发于上者得之速，发于下者得之缓。感于六腑者易治，感于五脏者则难治也。

发背、脑疽、大疔、悬痈、脱疽、脚发之类，皆由膏粱厚味，尽力房劳，七情六淫，或丹石补药，精虚气耗所致，非独因荣卫凝滞而生也，必灸之以拔其毒，更辨其因，及察邪在脏腑之异、虚实之殊而治之，庶无误也。凡大痈疽，藉气血为主。若塌而不起，或溃而不腐，或不收敛，及脓少或清，皆气血虚也，宜大补之，最忌攻伐之剂。亦有脓反多者，乃气血虚不能禁止也。若溃后发热作渴，脉大而脓愈多，属真气虚邪气实也，俱不治。常见气血充实之人，患疮皆肿高，色赤，易腐溃而脓且稠，又易收敛；怯弱之人多不起，发不腐溃，及难收敛。若不审察，妄投攻剂，虚虚之祸不免矣。

大抵疮之始作，先发为肿，气血郁积，蒸肉为脓，故多痛；脓溃之后，脓退肌宽，痛必渐减。若反痛，乃虚也，宜以补之。有秽气所触者和解之，风寒所逼者温散之。齐氏名德之，元太医令云：疮疽之证，有脏腑、气血、上下、真邪、虚实不同也，不可不辨。如肿起坚硬脓稠者实也，肿下软慢脓稀者虚也。泻利肠鸣，饮食不入，呕吐无时，手足并冷，脉弱皮寒，小便自利，或小便时难，大便滑利，声音不出，精神不爽，悉脏腑虚也。大便硬，小便涩，饮食如故，腹满膨胀，胸膈痞闷，肢节疼痛，口苦咽干，烦躁多渴，身热脉大，精神昏塞，悉脏腑实也。凡诸疮疽，脓水清稀，疮口不合，聚肿不赤，肌寒肉冷，自汗色脱者，气血虚也。肿起色赤，寒热疼痛，皮肤壮热，脓水稠黏，头目昏重，气血实也。头痛鼻塞，目赤心惊，咽喉不利，口舌生疮，烦渴饮冷，睡语咬牙者，上实也。精滑不禁，大便自利，腰脚沉重，睡卧不能者，下虚也。肩头不便，四肢沉重，目视不正，睛不了了，食不知味，音嘶色败，四肢浮肿者，真气虚也。肿焮尤甚，痛不可近，多日不溃，寒热往来，大便秘涩，小便如淋，心神烦闷，惚恍不宁者，邪气实也。又曰：诸痛为实，诸痒为虚。又曰：其脉洪大而数者实也，微细而软者虚也。虚则补之，和其气血托里也；实则泻之，疏利而导其气。《内经》谓血实则决之，气虚则掣引之。

溃疡虽有表证发热，宜以托里药为主，佐以表散之剂。

论附骨疽七十八

骨疽，乃流注之败证也，如用凉药，则内伤其脾，外冰其血。脾主肌肉，脾气受伤，饮食必减，肌肉不生；血为脉络，血既受冰，则血气不旺而愈滞。宜用理脾，脾健则肉自生，血气自运行矣。又曰：白虎飞尸，留连周期，或展转数岁，冷毒朽骨出尽自愈。若附骨腐者可痊，正骨腐则为终身废疾矣。有毒自手足或头面肿起，或兼疼痛，止至颈项骨节，去处如疬疡贯珠，此风湿流气之证也，宜加减小续命汤、独活寄生汤主之。有两膝肿痛起，或至遍身骨疼痛者，此风湿痹，又名历节风，宜附子八物汤。又有结核在项腋或两胯软肉处，名曰瘰疬痈，属冷证也。又有小儿宿痰失道，致结核于项颈、臂膊、胸背之处，亦冷证也，俱用热药敷贴。

以上诸证，皆原于肾。肾主骨，肾虚则骨冷而为患也。所谓骨疽皆起于肾，亦以其根于此也。故用大附子以补肾气，肾实则骨有生气，而疽不附骨矣。

论痈可治不可治八十

发背、脑疽、脱疽，肿痛赤色，水衰火旺之色，尚可治；若黑或紫，火极以水之象也，乃肾水已竭，精气已涸，决不治。

凡肿不高，色不赤，不焮痛，脉无力，不饮食，肿不溃，腐不烂，脓水清，或多而不止，肌肉不生，属元气虚也，皆难治，宜峻补之。或脓血既泄，肿痛尤甚，脓水败臭，烦躁时嗽，腹痛渴甚，泄利无度，小便如淋，乃恶证也，皆不治。

未成脓不灸，脓熟不开，腐不取，多致不救。

肿而一日至四五日，未成脓而痛者，宜灸至不痛。灸而不痛或麻木者，明灸之。

肿硬不作脓，或痛或不痛，或微痛，或疮头如黍者，灸之尤效。亦有数日色尚微赤，肿尚不起，痛不甚，脓不作者，尤宜多灸，勿拘日期，更服甘温托里药，切忌寒凉之剂。

瘀肉不腐，桑柴火灸之。

脉数发热而痛者，发于阳也，可治；脉不数，不热不痛者，发于阴也，难治；不痛，最恶，不可视为常疾。此证不可不痛，不可大痛。烦闷者不治。

肿疡八十一

肿高焮痛脉浮者，邪在表也，宜托之，如内托复煎散。

肿硬痛深脉沉者，邪在内也，宜下之，如黄连内疏汤、仙方活命饮、苦参丸。

外无焮肿，内则便利调和者，邪在经络也，宜调和荣卫，如托里荣卫汤、白芷升麻辈。

燋痛燥烦，或咽干作渴者，宜降火，如黄连解毒汤。

燋痛发热，或拘急，或头痛者，邪在表也，宜散之，如荆防败毒散、人参败毒散辈。

大痛或不痛者，邪气实也，隔蒜灸之，更用解毒，如仙方活命饮。

烦躁饮冷，燋痛脉数者，邪在上也，宜清之，如清凉饮，或金银花散。

恶寒而不溃者，气实兼寒邪也，宜宣而补之，如十宣散。

燋痛发热，汗多，大渴，便秘，谵语者，结阳证也，宜下之，如黄连内疏汤、破棺丹辈。

不作脓或熟而不溃者，虚也，宜补之，如补中益气汤、八物汤、十全大补汤辈。

燋痛或不痛及麻木者，邪气盛也，隔蒜灸之。

肿痛或不作脓者，邪气凝结也，宜解之，如仙方活命饮。

肿痛饮冷，发热睡语者，火也，宜清之，如清心汤，或防风通胜散加黄连。

不作脓，或不溃，及不敛者，阳气虚也，宜补之，如托里消毒散。疮后当调养。

患后当调养。若瘰疬流注之证，尤当补益，否则更患他证矣，必难措治，慎之。蜡矾丸，败毒散，流气饮。

溃疡八十二

脓熟不溃者，阳气虚也，宜补之，如圣愈汤。

瘀肉不腐者，宜大补阳气，更以桑柴火灸之，如参芪归术。

脓清或不敛者，气血俱虚，宜大补，如八物汤。

溃后食少无睡，或发热者，虚也，宜补之，如内补黄芪汤。

倦怠懒言，食少不睡者，虚也，宜补之，如黄芪人参汤。

寒气袭于疮口，不敛或陷下不敛者，温补之，如十全大补汤。

脉大无力，或涩微，而肌肉迟生者，气血俱虚也，峻补之，如十全大补汤。

出血或脓多，烦躁不眠者，乃亡阳也，急补之。脓多或清者，血气俱虚也，宜峻补之。

右关脉弱而肌肉迟生者，宜健脾胃，如六君子汤。

脓清补之不应及不痛，或木闷及坚硬者，俱不治。

溃疡发热八十四

脉浮或弱而热，或恶寒者，阳气虚也，宜补气，如补中益气汤。

脉涩而热者，血虚也，宜补血，如四物汤、人参养荣汤。

午前热者，补气为主，如四君子汤。

午后热者，补血为主，如四物汤。

脉浮数，发热而痛者，邪在表也，宜散之，如补中益气汤。

脉沉数，发热而痛者，邪在内也，宜下之。

东垣云：发热恶热，不渴不止，烦躁肌热，不欲近衣，脉洪大，按之无力，或目痛鼻干者，非白虎汤证也，此血虚发热，宜用当归补血汤。又有火郁而热者，如不能食而热，自汗气短者，虚也，以甘寒之剂泻热补气。如能食而热，口舌干燥，大便难者，以辛苦大寒之剂下之，以泄火补水。

脓血大泄，当大补气血为先，虽有他症，以末治之。

凡痈大溃，发热恶寒，皆属气血虚甚。若左手脉不足者，补血药当多于补气药；右手脉不足者，补气药当多于补血药，切不可发表。

论寒热八十五

大抵七情皆能动火，各经之热亦异，当分治之。东垣曰：昼则发热，夜则安静，是阳气自旺于阳分也；昼则安静，夜则发热烦躁，是阳气下陷入阴中也，名曰热入血室。昼则发热烦躁，夜亦烦躁，是重阳无阴也，当急泻其阳，峻补其阴。王注曰：病热而脉数，按之不动，乃寒盛格阳，非热也。形证是寒，按之而脉鼓，击于指下而盛者，此为热盛拒阴，非寒也。《伤寒论》曰：寸口脉微，为阳不足，阴气上入阳中，则洒淅恶寒。尺脉弱为阴不足，阳气下陷入阴中，则发热也。肺热者，轻手乃得，微按全无，日晡热甚，乃皮毛之热，其症必见喘咳寒热，轻者泻白散，重者凉膈散、地骨皮散。心热者，微按至皮肤之下则热少，加力按之则不热，是热在血脉也，其症烦心、心痛，掌中热而哕，以黄连泻心汤、导赤散、朱砂安神丸。脾热者，轻按之不热，重按之亦不热，不轻不重，热在肌肉，遇夜尤甚，其症必怠惰嗜卧，四肢不收，无气以动，泻黄散。肝热者，重按之肌肉之下，至骨之上乃热，寅卯时间尤甚，其脉弦，四肢满闷，便难，转筋，多怒多惊，四肢困热，筋痿不能起于床，泻青丸、柴胡引子。肾热者，重手按至骨分，其热蒸手如火，其人骨苏苏如虫蚀，其骨困热不任，亦不能起于床，滋肾丸主之。徐用诚云：面热者，足阳明。口中热如胶，足少阴。口热舌干，足少阴。耳前热，手太阳。掌中热，手厥阴、少阴、太阴。足下热而痛，足少阴。足外热，足少阳。身热肤痛，手少阴。身前热，足阳明。洒淅寒热，手太阴。肩上热，肩似拔，手太阳。中热而喘，足少阴。肩背热，及足小趾外廉胫踝后，皆属足太阳。一身尽热，狂而妄闻、妄见、妄言，足阳明。热而筋纵缓不收，足痿，足阳明、厥阴、手少阴。

丹溪曰：恶寒者，卫气虚衰不能温分肉、实表而恶寒者，又有上焦之邪，隔绝营卫，不能升降出表而恶寒者。东垣云：昼则恶寒，夜则安静，是阴气上溢于阳中也；夜则恶寒，昼则安静，是阴血自旺于阴分也。夜则恶寒，昼亦恶寒，是重阴无阳也，当急泻其阴，峻补其阳。

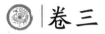 卷三

流注一百零二

暴怒所致，胸膈不利者，调气为主。

抑郁所致而不痛者，宜调经脉，补气血。

肿硬作痛者，行气和血。

溃而不敛者，益气血为主。

伤寒余邪未尽者，和而解之。

脾气虚，湿热凝滞肉理而然，健脾除湿为主。

闪肭瘀血凝滞为患者，和气血，调经络。

寒邪所袭，筋挛骨痛，或遍身痛，宜温经络，养血气。

大抵流注之证，多因郁结，或暴怒，或脾虚湿气逆于肉理；或腠理不密，寒邪客于经络；或闪扑，或产后瘀血流注关节；或伤寒，余邪未尽为患。皆因真气不足，邪得乘之。常治郁者开之，怒者平之，闪扑及产后瘀血者散之，脾虚及腠理不密者，除而补之；伤寒余邪者，调而解之。大要以固元气为主，佐以见症之药。如久而疮口寒者，更用豆豉饼或附子饼灸之；有脓管或瘀肉者，用针头散腐及锭子尤效。若不补血气，及不慎饮食起居七情，俱不治。

一人因怒，胁下作痛，以小柴胡对四物，加青皮、桔梗、枳壳而愈因情处治。

一人臀肿一块微痛，脉弦紧，以疮科流气饮四剂而消因情处治。

一人因怒，胁下肿痛，胸膈不利，脉沉迟，以方脉流气饮数剂少愈；以小柴胡对二陈加青皮、桔梗、贝母，数剂顿退；更以小柴胡二十余剂而痊因七情处治。

一妇因闪肭，肩患肿，遍身作痛，以黑丸子二服而痛止，以方脉流气饮二剂而肿消，更以二陈对四物加香附、枳壳、桔梗而愈凭症处治。

一妇腿患筋挛骨痛，诸药不应，脉迟紧，用大防风汤一剂顿退，又二剂而安。又一妇患之亦然，先用前汤二剂，更服黑丸子而痊。此二患若失治，溃作

败证^{凭症凭脉处治}。

一妇禀弱性躁，胁臂肿痛，胸膈痞满，服流气败毒，反发热少食，用四七汤数剂，胸宽气利；以小柴胡对四物加香附、陈皮，肿痛亦退_{此因治不对病而变方}。

一人腿患溃而不敛，用人参养荣汤及附子饼灸，更以补剂煎膏贴之，两月余愈_{凭症处治}。

一人脾气素弱，臂肿一块，不痛，肉色不变，饮食少思，半载不溃，先以六君子加芎、归、芍药二十余剂，饮食渐进；更以豆豉饼日灸数壮，于前药再加黄芪、肉桂三十余剂，脓熟针去；以十全大补汤及附子饼灸之，月余而敛_{此凭症处治}。

一人腿肿，肉色不变，不痛，脉浮而滑，以补中益气汤加半夏、茯苓、枳壳、木香饮之，以香附饼熨之。彼谓气无补法，乃服方脉流气饮，愈虚，始用六君子汤加芎、归数剂，饮食少进，再用补剂，月余而消_{凭脉凭症处治}。

夫气无补法，世俗论也，以其为病痞满壅塞，似难为补。殊不知正气虚不能运行，则邪气滞而为病，不用补法，气何由行乎？

一人臂肿，筋挛骨痛，年余方溃，不敛，诊脉更虚，以内塞散一料，少愈，以十全大补汤及附子饼灸而愈_{凭症凭脉处治}。

《精要》云：留积经久，极阴生阳，寒极为热，此溃多成瘘，宜早服内塞散排之。

一人腿肿一块，经年不消，且不作脓，饮食少思，强食则胀，或作泻，日渐消瘦，诊脉微细。此乃命门火衰，不能生土，以致脾虚而然也，遂以八味丸，饮食渐进，肿患亦消_{凭症凭脉处治}。

一人背髀患之，微肿，形劳气弱，以益气养荣汤，间服黑丸子及木香、生地黄作饼覆患处，熨之月余，脓成针之，仍服前药而愈_{此凭所因而治}。

一人腿患，久而不敛，饮大补药及附子饼及针头散，纴之而愈_{凭症处治}。

一人臂患，年余尚硬，饮食少思，朝寒暮热，八珍汤加柴胡、地骨皮、牡丹皮，月余寒热少止，再用益气养荣汤、附子饼灸，两月余脓成，针之，更服人参养荣汤，半载而愈_{凭症而治}。

一妇脓溃清稀，脉弱恶寒，久而不愈，服内塞散，灸附子饼而瘳_{凭脉凭症而治}。

一人臂患，出腐骨三块尚不敛，发热作渴，脉浮大而涩，乃气血俱损，须多服生气血之剂，庶可保全。彼谓火尚未尽，乃用凉药内服外敷，几危求治。其形甚悴，脉愈虚，先以六君子加芎、归月余，饮食渐进，以八珍汤加肉桂三十余剂，疮色乃赤，更以十全大补汤，外以附子饼，仅年而瘥凭症凭脉。

一老伤寒，表邪未尽，股内患肿发热，以人参败毒散二剂，热止；灸香附饼，又小柴胡加二陈、羌活、川芎、归、术、枳壳，数剂而消凭症处治。

一妇腰间患一小块，肉色如常，不溃，发热。予欲治以益气养荣解郁之剂，彼却别服流气饮。后针破出水，年余而殁。又一妇久不敛，忽发寒热。予决其气血俱虚，彼反服表散之剂，果发大热，亦死凭症处治。

一人元气素弱，将患此，胸膈不利，饮食少思。予欲健脾，解郁，养气血，彼反服辛香流气之剂，致腹胀，又服三棱、蓬术、厚朴之类，饮食少，四肢微肿，兼腰肿一块，不溃而殁。

一妇经不调，两月或三月一至，四肢肿，饮食少，日晡发热，予曰：此脾土气血虚也，用养脾滋气血药，饮食进则浮肿自消，血气充则经水自调。彼以为缓，用峻剂先通月经，果腹疼泄不止，遍身浮肿，饮食少，殁于木旺之月。

一人年逾三十，小腹肿硬，逾年成疮，疮破时出血水。此七情所伤，营气逆于肉理也，名曰流注。诊之肝脉涩。盖肝病脉不宜涩，小腹正属肝经，须涩属金，脉退乃可。予欲以甘温之药补其气血，令自消溃，彼不信，乃服攻伐之药，气血愈虚，果殁于金旺之月此凭脉也。

丹溪曰：诸经惟少阳、厥阴二经痈疽，宜预防之，以其多气少血也。少血则肌肉难长，疮久不敛，必成败证。若不知此，辄用峻利之药，以攻伐其阴分之血，祸不旋踵。

悬痈一百零三

焮肿或发热者，清肝解毒小柴胡、制甘草。

肿痛者，解毒为主制甘草。不作脓或不溃者，气血虚也八珍汤。肿痛小便赤滞者，肝经湿热也，宜分利清肝龙胆泻肝汤。

一人谷道前患毒，焮痛寒热。此肝经湿热所致，名曰悬痈，属阴虚，先以制甘草两剂，顿退，再以四物加车前、青皮、甘草节、酒制黄柏、知母，数服而消此凭症也。

一人年逾五十，患悬痈，脓清脉弱。此不慎酒色，湿热壅滞而然。脓清脉弱，老年值此，何以收敛？况谷道前为任脉发源之地，肝经宗筋之所。予辞，果殁。治此痈惟泔水制甘草有效。已破者，兼十全大补汤为要。

一人患此焮痛发寒热，以小柴胡汤加制甘草二剂少退，又制甘草四剂而消按：小柴胡清肝，制甘草解毒。大抵此证属阴虚，故不足之人多患之。寒凉之剂，不可过用，恐伤胃气。惟制甘草一药，不损气血，不动脏腑，其功甚捷。

一人肿痛，小便赤涩，以加减龙胆泻肝汤，加制甘草二剂，少愈。以参、芪、归、术、黄柏、知母、制甘草，四剂而溃；更以四物加黄柏、知母、参、芪、制甘草而痊按：此先泻后补，当时以有所据，但不知其脉象耳。

一人肿痛未作脓，以加减龙胆泻肝汤二剂，少愈；再以四物加黄柏、知母、木通，四剂消按：此先治湿热后养血。

一人脓熟不溃，胀痛，小便不利，急针之，尿脓皆利，以小柴胡加黄柏、白芷、金银花，四剂痛止，以托里消毒散数剂而愈。

常见患者多不肯针，待其自破。殊不知紧要之地有脓，宜急针之，使毒外发，不致内溃，故曰宜开户以逐之。凡疮若不针烙，毒气无从解，脓瘀无从泄。今之患者，反谓紧要之处，不宜用针。何相违之远耶？

一人脓清不敛，内有一核，以十全大补汤加青皮、柴胡、制甘草，更以豆豉饼灸，核消而敛此凭症也。

一人久而不敛，脉大无力，以十全大补加五味、麦门，灸以豆豉饼，月余而愈此凭症凭脉也。

一老年余而不敛，诊脉尚有湿热，以龙胆泻肝汤二剂，湿退，以托里药及豆豉饼灸而愈此凭症凭脉也。

一人肿痛发热，以小柴胡加黄连、青皮，四剂少愈，更以龙胆泻肝汤而消此凭症也。

一人脓熟不溃，脉数无力。此气血俱虚也，宜滋阴益气血之药，更针之，使脓毒外泄。彼反用败毒药，致元气愈虚，疮势愈盛，后溃不敛，竟致不救按：此不凭脉症而误治也。

悬痈原系肝肾二经阴虚，须一于补，尤恐不治，况脓成而又克伐，不死何待？常治初起肿痛，或小便赤涩，先以制甘草一二剂，及蒜灸，更饮龙胆泻肝汤。若发热肿痛者，以小柴胡加车前、黄柏、芎、归；脓已成，即针之；已溃用八珍汤加制甘草、柴胡梢、酒炒黄柏、知母；小便涩而脉有力者，仍用龙胆泻肝汤加制甘草；小便涩而脉无力者，用清心莲子饮加制甘草；脓清不敛者，用大补剂，间以豆豉饼灸；或久而不敛者，亦用附子饼灸，并效。

下疳一百零五

肿痛或发热者，肝经湿热也，清肝除湿。

肿痛发寒热者，邪气伤表也，发散之。

肿痛小便赤涩者，肝经湿热壅滞也，疏肝导湿。

一人患此肿硬，焮痛寒热，先以人参败毒散二剂而止，更以小柴胡加黄连、青皮而愈此因症因经也。

一人溃而肿痛，小便赤涩，以加减龙胆泻肝汤加青皮、黄连二剂少愈，以小柴胡加黄柏、知母、当归、茯苓数剂而愈此因症因经也。

一人茎肿不消；一人溃而肿痛，发热，小便秘涩，日晡或热；一小儿肿痛，诸药不应，各以小柴胡吞芦荟丸数剂并愈。

一人阴茎或肿，或作痛，或挺纵不收；一人茎中作痛，筋急缩，或作痒，白物如精，随溺而下，此筋疝也，并用龙胆泻肝汤皆愈此因症也。

张子和曰：遗精、癃闭、阴痿、脬痹、精滑、白淫，皆男子之疝，不可妄归之肾冷。若月涸，不月，月罢，腰膝上热，足热，嗌干，癃闭，少腹有块，或定或移，前阴突出，后阴痔核，皆女子之疝也。但女子不谓之疝，而谓之瘕。

一人溃而肿痛，发热，日晡尤甚，以小柴胡加黄柏、知母、当归而愈此因症也。

一人已愈，惟茎中一块不散，以小柴胡加青皮、荆、防治之，更以荆、防、牛膝、何首乌、活石、甘草各五钱，煎汤熏洗，各数剂而消此因症也。

一人年逾四十，素有淋，患疳疮，焮痛倦怠，用小柴胡加连、柏、青皮、当归而愈此因症而治。

一人因劳，茎窍作痒，时出白物，发热口干，以清心莲子饮而安此因劳处治。

一人玉茎肿痛，小便如淋，自汗甚苦，时或尿血少许，尺脉洪滑，按之则涩，先用清心莲子饮，加牛膝、山栀、黄柏、知母数剂少愈，更以滋肾丸一剂而痊此因症也。

前贤云：如自汗，小便少，不可以药利之。既已自汗，则津液外亡，小便自少，若利之则荣卫涸竭，无以制火，烦热愈甚，当俟热退汗止，小便自行也。

兼此乃阳明经，大忌利小便也。

一老患痔疮，小便淋沥，脉细体倦。此气虚兼湿热也，用清心莲子饮及补中益气汤而愈。下痔疮，丹溪用青黛、蛤粉、密陀僧、黄连为末敷。又以鸡肫皮烧存性为末敷。下痔疮并臁疮：蛤粉、蜡茶、苦参、密陀僧，为末，河水洗净，腊猪油调敷。

又方　米泔水洗疮净，用头发盐水洗去油，净再用清汤洗，晒干，烧灰，敷疮即生靥。

又方　治下注痔疮，蚀臭腐烂，疼痛难忍，兼治小儿痔疮。

黄柏蜜炙　黄丹三分　轻粉钱半　乳香三分　密陀僧　高末茶各三分　麝香少许

上末，用葱汤洗疮，次贴此药。

洗药　黄连、黄柏、当归、白芷、独活、防风、荆芥、朴硝等份，水煎，入钱五十文，乌梅五个，盐一匙同煎，温洗，日五七次。敷下项药。

敷药　木香、槟榔、黄连、铜青、轻粉、枯矾、海螵硝、麝香等份为末，洗后至夜敷上。

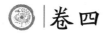 **卷四**

便毒一百零六

内蕴热毒寒邪者，解散之。劳役而患者，补之。不遂交感，或强固精气，致败而结者，解散之。

湿热而致者，清肝导湿。

一人患此未作脓，小便秘涩，以八正散三剂少愈，以小柴胡加泽泻、山栀、木通，二剂而消此凭症也。

一老妇肿痛，脓未作，小便滞，肝脉数，以加减龙胆泻肝汤加山栀、黄柏，四剂而消此因症也。

一人肿痛发寒热，以荆防败毒散二剂而止，以双解散二剂而消此因寒热认作外邪处治。

一人脓未成，大痛，服消毒托里内疏药不应，脉洪大，毒尚在，以仙方活命饮一剂痛止，又剂而消此因治不应而处也。

一人肿痛，日晡发热，以小柴胡加青皮、天花粉四剂，痛止，热退，以神效瓜蒌散四剂而消此因症也。

一人㿉肿作痛，大小便秘，脉有力，以玉烛散二剂顿退，更以龙胆泻肝汤四剂而消此因症因脉而治。

一人溃而痛不止，诸药不应，诊之脉大，按之则数，乃毒未解也，以仙方活命饮而止，又二剂而消此因症因脉而治。

一人溃而痛不止，以小柴胡加黄柏、知母、芎、归四剂少止，更以托里当归汤数剂而敛此因症也。

一人服克伐药以求内消，致泻利少食，以二神丸先止其泻，以十全大补倍加白术、茯苓数剂而消此因症也。

大抵此症多患于劳役之人，亦有内蕴热毒而生者，须辨虚实及脓成否，不可妄投药饵。常见治此，概用大黄之类下之，以求内消，或脓成，令脓从大便出，鲜有见其痊者。人多欲内消者，恐收之难也。若补养气血，不旬日而收矣。

若脓既成，岂有可消之理，再用克伐之剂，反为难治。

一人不慎房劳，患此肿痛，以双解散二服，其病即止，更以补中汤数剂而脓成针之，以八珍汤加五味、麦门、柴胡三十余剂此因症也。

大抵便痈者，血疝也，俗呼为便毒，言于不便处患之故也，乃足厥阴肝经络及冲任督脉，亦属肝之旁络也，是气血流通之道路，今壅而肿痛。此则热毒所致，宜先疏导其滞，更用托里之剂此临症制宜也。

一人年逾四十，患便毒，克伐太过，饮食少思，大便不实，遗精脉微。东垣云：精滑不禁，大便自利，腰脚沉重，下虚也。仲景曰：微弱之脉，主气血俱虚。先以六君子加破故纸、肉豆蔻煎服，泄止食进，更以十全大补汤加行经药十余剂而消此因脉症也。

一人患便毒，脓稀脉弱，以十全大补汤加五味、麦门、白蔹三十剂稍愈，更以参芪归术膏而平。因新婚复发，聚肿坚硬，四肢冷，脉弱皮寒，饮食少思。此虚极也，仍用前药加桂、附，三剂稍可。彼欲速愈，自用连翘消毒散，泄利不止而殁此因症脉也。

一人年逾四十，素劳苦，患便毒发寒热，先以小柴胡加青皮一服，表证悉退；次以补中益气汤加穿山甲二剂，肿去三四；更以托里之药五六服，脓成刺去，旬日而敛此因症也。夫便毒，足厥阴湿气因劳倦而发，用射干三寸同生姜煎，食前服，得利一二行，效。射干紫花者是，红花者非。

又方　破故纸、牛蒡子微炒、牵牛炒、大黄酒拌煨，等份末之，每服一两，酒调下。

又方　已成脓者，大黄、连翘各五钱，枳实三钱，厚朴、甘草节各二钱，桃仁二十一粒，姜三片，分三贴，煎服。

消毒饮　便毒初发，三四日可消。皂角刺、金银花、防风、当归、大黄、甘草节、瓜蒌仁等份，水酒各半，煎，食前温服。仍频提掣顶中发，立效。

又方　白僵蚕、槐花为末。酒调服。一方加酒大黄。

又方　木鳖子、大黄、瓜蒌、桃仁、草龙胆。㕮咀，浓煎，露一宿，清晨温服，立愈。

又方　山栀、大黄、乳香、没药、当归各半钱，瓜蒌仁二钱，代赭石一钱，上作一服煎。

一人肿而不溃，以参、芪、归、术、白芷、皂角针、柴胡、甘草节数剂而溃，以八珍汤加柴胡数剂愈此因症也。

一人溃而肿不消且不敛，诊之脉浮而涩，以豆豉饼灸，更以十全大补汤，月余而愈此因症也。

乳痈一百零七附乳岩无乳并男子乳痈

暴怒或儿口气所吹痛肿者，疏肝行气。

肿焮痛甚者，清肝消毒。

焮痛发寒热者，发散表邪。

未成脓者，疏肝行气。

不作脓或不溃，托里为主。

溃而不敛，或脓清者，大补气血。

一妇禀实性躁，怀抱久郁，左乳内结一核不消，按之微痛，以连翘饮子二十余剂少退，更以八珍汤加青皮、桔梗、香附、贝母，二十余剂而消此因症因情也。

一妇发热作渴，至夜尤甚，两乳忽肿，服败毒药，热反炽，诊之肝脉洪数，乃热入血室，以加味小柴胡治之，热止肿消此因症因脉也。

一妇两乳内时常作痛，口内常辣，卧起若急，脐下牵痛，以小柴胡加青皮、黄连、山栀而愈此因症也。

一妇郁久，左乳内结核如杏许，三月不消，心脉涩，脾脉大，按之无力，以八珍汤加贝母、远志、香附、柴胡、青皮、桔梗五十余剂而溃，又三十余剂而愈此因情因脉也。

一妇久郁，右乳内结三核，年余不消，朝寒暮热，饮食不甘。此乳岩也，乃七情所伤，肝经血气枯槁之证，宜补气血，解郁结。遂以益气养荣汤百余剂，血气渐复，更以木香饼灸之，嘉其谨疾而消此因症因情也。

一妇脓成不溃，胀痛，予欲针之，令毒不侵展，不从。又数日，痛极始针，涌出败脓三四碗，虚证蜂起，几殆。用大补药两月余始安此因症也。

夫乳者，有囊橐，有脓不针，则遍患诸囊矣。少壮者得以收敛，老弱者多致不救。

一妇肿而不作脓，以益气养荣汤加香附、青皮，数剂脓成，针之，旬日而愈此因症也。

一妇右乳肿，发热，怠惰嗜卧，无气以动，致夜热尤甚，以补中益气汤兼逍遥散而痊_{此因症也}。

一产妇因乳少，服药通之，致乳房肿胀，发热作渴，状若伤寒，以玉露散补之而愈。

夫乳汁乃气血行化，在上为乳，在下为经。若冲任脉盛，脾胃气壮，则乳汁多而浓，血衰则少而淡，所乳之子亦弱而多病。此自然之理也。亦有屡产有乳，再产乳无，或大便涩滞，乃亡津液也。《三因论》云：产妇乳脉不行有二，有气血盛闭而不行者，有血气弱涩而不行者。虚当补之，盛当疏之。盛者当用通草、漏芦、土瓜根辈，虚者当用炼成钟乳粉、猪蹄、鲫鱼之类。概可见矣。亦有乳出不止者，多属于虚不约束也。

一妇乳痈，愈后发热，服养气血药不应，八珍汤加炮姜四剂而愈，仍以前汤加黄芪、香附三十余剂而安_{此因症也}。

一妇患此，脓成畏针，病势渐盛，乃强针之，脓出三碗许，脉数发渴，以大补药三十余剂而愈_{此因症也}。

一妇乳痈脓成，针刺之及时，不月而愈。

一妇产次子而无乳，服下乳药但作胀。予谓乳皆气血所化，今胀而无乳，是气血竭而津液亡也，当补气血，自有乳矣。与八珍汤倍加参、术，少加肉桂，二十余剂乳遂生。后因劳役复竭_{此因症也}。

盖初产有乳，再产而无，其气血只给一产耳，其衰可知。闻有产后乳出不止，亦为气虚，宜补药止之。其或断乳，儿不吮，亦能作胀，用麦芽炒为末，白汤调服以散之。若儿吮破乳头成疮，用蒲公英末，或黄连、胡粉散掺之。若乳头裂破，以丁香末或蛤粉、胭脂末敷之，并效。

一妇因怒，两乳肿兼头痛寒热，以人参败毒散二剂，表证已退，以小柴胡加芎、归、桔梗、枳壳，四剂而痊_{此因症也}。

一妇郁久，右乳内肿硬，以八珍汤加远志、贝母、柴胡、青皮，及隔蒜灸，兼服神效瓜蒌散，两月余而消_{此因情因症也}。

一妇左乳内肿如桃许，不痛，色不变，发热，渐消瘦，以八珍汤加香附、远志、青皮、柴胡百余剂，又间服神效瓜蒌散三十余剂，脓溃而愈_{此因症也}。

患者或责效大速，或不戒七情，俱难治。大抵四十以后者尤难治，盖因阴血日虚也。况医用药不分经络虚实，未有能保痊也。

一妇乳内肿一块如鸡子大，劳则作痛，久而不消，服托里药不应。此乳劳证也，肝经血少所致。先与神效瓜蒌散四剂，更隔蒜灸，肿少退，再服八珍汤，

外科理例

倍加香附、夏枯草、蒲公英，仍间服前散，月余而消此因症因治而处也。

又有乳疽一证，肿硬木闷，虽破而不溃，肿亦不消，尤当急服此散及隔蒜灸，此二症乃七情所伤，气血所损，亦劳证也。宜戒怒，节饮食，慎起居，否则不治。

一妇年逾二十，禀弱，乳内作痛，头疼脉浮，与人参败毒散倍加参一剂，表证悉退，但饮食少思，日晡微热。更以小柴胡合六君子二剂，热退食进。方以托里药加柴胡十余剂，针出脓而愈此因禀受、因症、因脉也。

一妇亦患此，予谓须多服养气血、解郁结药，可保无害。不信，乃服克伐之剂，反大如碗，日出清脓，不敛而殁此误治也。

一妇郁久，乳内结核，年余不散，日晡微热，饮食少思，治以益气养荣汤嫌缓，乃服行气之剂，势愈甚，溃而日出清脓不止，复求治。诊之脉洪而数，辞不治。又年余果殁。

一人年逾五十，患子不立，致左乳肿痛，左胁胀痛，肝脉弦数而涩，先以龙荟丸二服，诸症顿退，又以小柴胡对四物加青皮、贝母、远志数剂。脓成，予欲针之，仍用养气血、解郁结。不从，乃杂用流气、败毒之剂，致便秘发热作渴，复求治。予谓：脓成不溃，阳气虚不能鼓舞也此因情因脉也。

一妾，放出宫人，年四十，左乳内结一核，坚硬，按之微痛，脉弱懒言。此郁结证也，名曰乳岩，须服解郁结、益气血药百贴可保。彼不为然，服十宣散、流气饮，疮反盛。逾二年复请予视，其形如覆碗，肿硬如石，脓出如泔。予曰：脓清脉大，寒热发渴，治之无功，果殁此因情因脉因症而处治。

一妇因怒，左乳内肿痛，发热，表散太过，致热益甚，以益气养荣汤数剂，热止脓成，焮痛，针之不从，遂肿胀，大热发渴，始针，脓大泄，仍以前汤百余贴始愈此因误治也。

一妇因怒，左乳作痛，胸膈不利，以方脉流气饮加木香、青皮四剂而安此因情也。

一男子左乳肿硬痛甚，以仙方活命饮二剂，更以十宣散加青皮、香附四剂，脓成针之而愈。若脓成未破，疮头有薄皮剥起者，用代针之剂点皮起处，以膏药覆之，脓亦自出，不若及时针之，不致大溃。如出不利，更纴搜脓化毒之药。若脓血未尽，辄用生肌之药，反助邪气，纵早合，必再发，不可不慎。

一人因怒，左乳肿痛，肝脉弦数，以复元通气散二服少愈，以小柴胡加青皮、芎、归而消此因情因脉也。

一妇年逾三十，每怒后乳内作痛，或肿。此肝火也。与小柴胡合四物汤，加青皮、桔梗、枳壳、香附而愈。彼欲绝去病根，自服流气饮，遂致朝寒暮热，益加肿痛。此气血被损然。予与八珍汤三十余剂，赖其年壮，元气易复，得愈。

一治妇人两乳间出黑头疮，疮顶陷下，作黑眼子，脉弦洪，按之细小，并乳痈初起亦治，宜内托升麻汤。

升麻　葛根　连翘各钱半　黄芪　归身　甘草炙，各一钱　肉桂三分　黄柏二分鼠粘子半钱

锉作一服，水二分，酒一分，同煎，食后服，此足阳明、厥阴药此因症也

一后生作劳风寒，夜发热，左乳痛，有核如掌，脉细涩而数。此阴滞于阳也，询之已得酒，遂以瓜蒌子、石膏、干葛、川芎、白芷、蜂房、生姜同研，入酒饮之，四贴而安此因症因脉处治。

乳头厥阴所经，乳房阳明所属。厥阴者肝也，乃女子致命之地，宗筋之所，且各有囊橐。其始焮肿虽盛，受患止于一二囊，若脓成不刺，攻溃诸囊矣。壮者犹可，弱者多致不救。所以必针而后愈。早用蒲公英、忍冬藤入少酒，煎服，即欲睡，是其功也，及觉而病安矣。未溃以青皮、瓜蒌、桃仁、连翘、川芎、橘叶、皂角刺、甘草节，随症加减，煎服。已溃以参、芪、芎、归、白芍、青皮、连翘、瓜蒌、甘草节煎服。

一妇乳痛，气血颇实，但疮口不合，百法不应，与神效瓜蒌散四剂少可，更与数剂，及豆豉饼灸而愈此因人因治而处也。

又有患此未溃，亦与此散三剂而消。良甫云：如有乳劳，便服此药，可杜绝病根。如毒已成，能化脓为水；毒未成者，从大小便中散矣。

一妇乳痛，寒热头痛，与荆防败毒散一剂，更与蒲公英一握，入酒二三盏，再捣，取酒热服，渣热罨患处而消。此因头痛发热，乃表证也，故用表散。

蒲公英俗呼孛孛丁，夏秋间开黄花似菊，散热毒，消肿核，散滞气，解金石毒圣药。乳硬多因乳母不知调养所致。或忿怒所逆，郁闷所遏，厚味所酿，以致厥阴之气不行，故窍闭而汁不通；阳明之血沸腾，故热甚而化脓。或因乳子膈有滞痰，含乳而睡，口气焮热所吹而成结核，初便忍痛揉软，吮令汁透可散，否则结成矣。治以青皮疏厥阴之滞，石膏清阳明之热，生甘草节行污浊之血，瓜蒌子导毒消肿，或加没药、青橘叶、皂角刺、金银花、当归，或汤或散，佐以少酒，若加艾火两三壮于痛处，尤妙。粗工便用针刀，必惹巇病。

外科理例

机按：前条用针，以已成脓言。此条禁针，以未成脓言。未成脓而针则伤良肉，反增疮势。已成脓不针，则脓蚀良肉，延溃无休，其意各有在也。

一妇形脉稍实，性躁，难于后姑，乳生隐核，以单味青皮汤，间以加减四物汤，加行经络之剂，两月而安此因情也。

腹痈一百零八

一人年逾三十，腹患痛肿，脉数喜冷。齐氏曰：疮疡肿起，坚硬者实也。河间曰：肿硬督闷，烦躁饮冷，邪在内也。用清凉饮倍大黄三剂，稍缓；次以四物汤加芩、连、山栀、木通四剂而溃；更以十宣散去参、芪、桂，加金银花、天花粉。彼欲速效，自服温补药，肚腹遂肿，小便不利，仍用清凉饮，脓溃数碗，再以托里药治之而愈此因症因脉处治。

一人腹痛焮痛，烦躁作呕，脉实。河间曰：疮疡属火，须分内外以治其本。又云：呕哕心烦，肿硬督闷，或皮肉不变，脉沉而实，毒在内也，当疏其内以绝其源。用内疏黄连汤利二三行，诸症悉去，更以连翘消毒散而愈此据脉症而治。

一人腹痛，脓熟开迟，脉微细，脓出后，疮口微脓，如蟹吐沫。此内溃透膜也。疮疡透膜，十无一生，虽用大补，亦不能救。此可为待脓自出之戒也此据症也。

一恭人腹内一块，不时作痛，痛则不知人事，良久方苏，诸药不应。其脉沉细，非疮也。河间云：失笑散治疝气及妇人血气痛欲死，并效。与一服，痛去六七，再服而平。此药治产后心腹绞痛及儿枕痛，尤妙按：此凭脉处治。

一儿十岁，腹胀痛，服消导药不应。彼以为毒。其脉右关沉伏，此食积也。河间云：食入则吐，胃脘痛也。更兼身体痛难移，腹胀善噫，舌本强，得后与气快然。衰皆脾病也。审之，因食粽得此，以白酒曲热酒服而愈按：此凭脉凭症而治也。

一人素嗜酒色，小腹患毒，脉弱微痛，欲求内消。予谓当助胃壮气，兼行经活血佐之可消。彼欲速效，自用败毒等药，势果盛，疮不溃脓，饮食少思。两月余复请诊，脉愈弱，盗汗不止，聚肿不溃，肌寒肉冷，自汗色脱。此气血俱虚，故不能发肿成脓。以十全大补汤三十余剂，脓成针之，反加烦躁，脉大。此亡阳也。以圣愈汤二剂，仍以前汤百剂而愈此凭脉症处治。

疔疮一百零九

脉浮数者，散之。

脉沉实者，下之。

表里俱实者，解表攻里。

麻木大痛或不痛者并灸之，更兼攻毒。

疔疮，以其疮形如丁盖之状也，多因肥甘过度，不慎房酒，以致邪毒蓄结，遂生疔疮。经曰：膏粱之变，足生大丁是也。亦有人汗滴入食肉而生，亦有误食死牛马而生，不可不慎。初生头凹肿痛，青黄赤黑，无复定色，便令烦躁闷乱，或憎寒头痛，或呕吐心逆者是也。急于艾炷灸之。若不觉痛，针疮四边，皆令血出，以回疮锭子从疮孔纴之，贴以膏药，仍服五香连翘汤、漏芦汤等疏下之为效。若针之不痛无血者，以猛火烧铁针通赤，于疮上烙之，令如焦炭，取痛为效。亦纴前锭子贴以膏药，经一二日脓溃根出，服托里汤散，依常疗之。如针不痛，其人眼黑，或见火光者，不可治。此毒已入脏腑也。

一人足患作痒，恶寒呕吐，时发昏乱，脉浮数，明灸二十余壮始痛，以夺命丹一服，肿起，更以荆防败毒散而愈。

一人左手臂患之，是日一臂麻木，次日半体皆然，神思昏溃，遂明灸二十余壮始不痛，至百壮始痛，以夺命丹一服始肿起，更用神异膏及荆防败毒散而愈此凭症也。

一妇忽恶寒作呕，肩臂麻木，手心瘙痒，遂瞀闷不自知其故，但手有一疱，此疔毒也。急灸患处五十余壮而苏，又五十余壮知痛，投荆防败毒散而愈此因恶寒，故用发表。

一人脚面生疔，形虽如粟，其毒甚大，宜峻利之药攻之。因其怯弱，以隔蒜灸五十余壮，痒止再灸，片时知痛，更贴膏药，再以人参败毒散一服渐愈。至阴之下，道远位僻，药力难达，若用峻剂，则药力未到，胃气先伤，不如灸之为宜此据形症而治。

一人感痘毒，面生疔十余枚，肿痛脉数，服荆防败毒散稍愈，尚可畏，更用夺命丹一服而愈此凭脉症而治。

一妇六十，右耳下天容穴间一疔，其头黑靥，四边疱起，黄水时流，浑身麻木，发热谵语，时时昏沉，六脉浮洪。用乌金散汗之，就用铍针刺，疮心不痛，周遭再刺十余下，紫黑血出，方知疼痛，即将寸金锭子纴入疮内，外用提疔锭子放疮上，膏日贴护。次日汗后，精神微爽，却用破棺丹下之，病即定。其疔溃动后，用守效散贴涂，红玉锭子纴之，八日疔出。兹所谓审脉症汗下之间，外治次第如此殊胜。不察脉症，但见发热谵语，便投下药，或兼香窜之药，遂致误人远矣。

世人多云，是疮不是疮，且服五香连翘汤。然或中或否，致误者多。盖不审形气虚实，疮毒浅深，发表攻里，所因不同故也。此既善于驱逐，又以五般香窜佐之，与漏芦汤相间，大黄为佐。大黄入阳明、太阳，性走不守，泄诸实热，以其峻捷，故号将军。虽各有参、芪、漏芦、甘草之补药，宁免驱逐之祸乎？

一人胸患遍身麻木，脉数而实，急针出恶血，更明灸数壮始痛，服防风通圣散得利而愈此凭脉症而治。

一夫人面生疔，肿焮痛甚，数日不溃，脉症俱实，治以荆防败毒散加芩、连稍愈。彼以为缓，乃服托里散一剂，势盛痛极，始悟。再用凉膈散二剂，痛减肿溃，又与连翘消毒散十余剂而愈此凭脉症也。

一人唇生疔疮已五日，肿硬脉数，烦躁喜冷。此胃经积热所致。先以凉膈散一服，热去五六，更与夺命丹二粒，肿退二三，再以荆防败毒散四剂而愈按：此先攻里，因其脉症而施；后发表，不言脉症，当时必有所见。

一人患之，发热烦躁，脉实，以清凉饮下之而愈此凭脉症而治。

一郑氏举家生疔，多在四肢，皆食死牛肉所致。刺去恶血，更服紫金锭悉愈。

一人唇下生疔，脉症俱实，法宜下之，反用托里，故口鼻流脓而死。是谓实实之祸也。

一老妇足大指患疔甚痛，令灸之，彼不从，专服败毒药，致真气虚而邪气愈实，竟不救。

盖败毒药须能表散疮毒，然而感有表里，所发有轻重，体段有上下，所禀有虚实，岂可一概而用之耶？且至阴之下，药力难到，专假药力则缓不及事，不若灸之为速。故下部患疮，皆宜隔蒜灸之。不痛者宜明灸之，及针疔四畔去恶血，以夺命丹一粒入疮头孔内，仍以膏药贴之。若患在手足红丝攻心腹者，就于系尽处刺去恶血，宜服荆防败毒散。若系近心腹者，宜挑破疮头去恶水，亦以膏药贴之。如麻木者服夺命丹，如牙关紧急，或喉内患者，并宜嗺一二丸。

疔疮，丹溪用磁石为末，苦酒和封之，根即出。

又方　巴豆十粒，半夏一大颗，附子半个，蜣螂一枚。

各为末，用麝香和，看疮大小，以纸绳子围疮口，以药泥上，用帛贴敷，时换新药，以瘥为度。活人甚多。

痔漏一百一十附便血脱肛

大便秘涩或作痛者，滋燥除湿。

下坠肿痛或作痒者，祛风胜湿。

肛门下坠或作痛，泻火导湿。

肿痛小便秘涩者，清肝导湿。

一人患痔，大便燥结，焮痛作渴，脉数，按之则实，以秦艽、苍术汤一剂少愈，更以四物加芩、连、槐花、枳壳四剂而愈。

一人素不慎酒色，患痔焮痛，肛门坠痛，兼下血，大便干燥，脉洪，按之则涩，以当归、郁李仁汤加桃仁，四剂少愈，更以四物加红花、桃仁、条芩、槐花，数剂而愈。

大抵醉饱入房则经脉横解，则精气脱泄。脉络一虚，酒食之毒乘虚流注，或淫极强固，精气遂传大肠，以致木乘火势而毁金，或食厚味过多，必成斯疾。

夫受病者燥湿也，为病者湿热也。宜以泻火和血，润燥疏风之剂治之。若破而不愈，即成漏矣。有串臀者，有串阴者，有串阳者，有秽从疮口出者，形虽不同，治法颇似。其肠头肿成块者湿热也，作痛者风也，大便燥结者火也，溃而为脓者热盛血也。当各推其所因而治之。

一人患痔成漏，登厕则痛，以秦艽防风汤加条芩、枳壳，四剂而愈，以四物加升麻、芩、连、荆、防，不复作。

一人患痔漏，登厕则肛门下脱作痛，良久方收，以秦艽防风汤数剂少愈，乃去大黄加黄芩、川芎、芍药而痛止，更以补中益气汤二十余剂，后再不脱。

一妇患痔漏，焮痛甚，以四物加芩、连、红花、桃仁、牡丹皮，四剂少止，又数剂而愈。

一人便血，春间尤甚，兼腹痛，以和血除湿汤而愈。

一人素有湿热，便血，治以槐花散而愈。

一人粪后下血，诸药久而不愈，甚危。诊之乃湿热，用黄连丸二服顿止，数服而痊。

一妇素患痔漏而安，因热则下血数滴，以四物加黄连治之而愈。后因大劳，疮肿痛，经水不止，脉洪大，按之无力。此劳伤血气火动而然也。用八珍加黄芩、连、蒲二剂而止，后去蒲黄、芩、连，加地骨皮数剂而安。

丹溪曰：妇人崩中者，由脏腑伤损，冲任二脉血气俱虚故也。二脉为经脉之海。血气之外，外循经络，内营脏腑。若气血调适，经下依时。若劳动过极，脏腑俱伤，冲任之气虚，不能约制其经血，故忽然而下，谓之崩中暴下。治宜大补气血之药，举养脾胃，微加镇坠心火之药治其心。补阴泻阳，经自止矣。

一人因饮法酒，肛门肿痛，便秘脉实，用黄连内疏汤而愈。

一人便血，过劳益甚，饮食无味，以六君子加黄芪、地黄、地榆而愈。

一人粪后下血久不愈，中气不足，以补中益气汤数剂，更以黄连丸数服，血止，又服前汤月余，不再作。

一人脏毒下血，服凉血败毒药，不惟血不止，且饮食少思，肢体愈倦，脉数，按之则涩，以补中益气汤数剂，少止，更以六君子加升麻、炮姜，四剂而止，乃去炮姜加芎归，月余脾胃亦愈。常治积热，或风热下血者，先以败毒散散之；胃寒者，气弱者，用四君子或参苓白术散补之，并效。

一人脏毒下血，脾气素弱，用六君子加芎、归、枳壳、地榆、槐花而愈。后因谋事，血复下，诸药不应，予意思虑伤脾所致，投归脾汤四剂而痊。

大抵此症所致之由不一，当究其因而治之。丹溪云：芎归汤，调血之上品，热加茯苓、槐花，冷加茯苓、木香。此自根自本而论也。盖精气生于谷气。惟大肠下血，以胃气收功，或四君子，或参苓白术散，或枳壳散，小乌沉汤以和之。胃气一回，血自循经络矣。

肠风者，邪气外入，随感随见。脏毒者，蕴积毒，久而始见。人惟坐卧风湿、醉饱、房劳、生冷、停寒、酒面、积热，以致荣血失道，渗入大肠，此肠风脏毒之所作也。挟热下血，清而色鲜，腹中有痛；挟冷下血，浊而色黯，腹内略痛。清则为肠风，浊则脏毒。有先便而后血者，其来也远；有先血而后便者，其来也近。世俗粪前粪后之说，非也。治法先当解散肠胃之邪。热则败毒散，冷则不换金正气散加芎、归，后随其症冷热治之。

河间云：起居不节，用力过度，则络脉伤。阳络伤则血外溢而衄血，阴络伤则血内溢而便血。肠胃之络伤则血溢肠外。有寒汁沫与血相转，则并合凝聚不得散而成积矣。经云：肠澼下脓血，脉弦绝者死，滑大者生；血溢身热者死，身凉者生。诸方皆谓风热侵于大肠而然，若饮食有节，起居有时，肠胃不虚，邪气何从而入？

一人痔漏，每登厕脱肛，良久方上，脉细而微，用补中益气汤三十余剂，遂不再作。

丹溪曰：脱肛属气热气虚，血虚血热。气虚者补气，参、芪、芎、归、升麻，血虚者四物汤，血热者凉血四物汤加黄柏。肺与大肠为表里，故肺脏蕴热则肛闭结，肺脏虚寒则肛脱出。有妇人产育用力，及小儿久痢，亦致此证，治宜温肺腑肠胃，久自然收矣。

人痔者，贫富男女皆有之。富者酒色财气，贫者担轻负重，饥露早行，皆心肝二血。喜则伤心，怒则伤肝，喜怒无常，风血侵于大肠，致谷道无出路，结积成块。出血生乳，各有形用。妇人因经后伤冷，月事伤风，余血在心经，血流于大肠。小儿痢后，或母腹中受热也。治方于后。

水登膏治痔护肉

郁金　白及各一两　一方加黄连

上二味为细末。如内痔，候登厕翻出在外，用温汤洗净，侧卧于床，用温水调令得中，篦涂谷道四边好肉上，以纸盖药，留痔在外，良久方用枯药搽痔上，时时笔蘸温水润之，不令药干，亦勿使四散。

好白矾四两　生信石二钱五分　朱砂一钱，生研极细

上各研细末，先用砒入瓷泥罐，次用白矾末盖之，煅令烟断。其砒尽随烟去，止借砒气于矾中耳。用矾为极细末，看痔大小，取矾末在掌中，更以朱砂少许，以唾调稀，篦挑涂痔上周遍，一日三五上，候痔颜色焦黑为效，至夜有黄水出尽为妙。至中夜上药一遍，来日依然上药三次，有小痛不妨。换药时以碗盛新水或温汤，在痔边用笔轻洗去痔上旧药，再上新药，仍用护肉膏，次用荆芥汤浇之。三两日后黄水出将尽，却于药中增朱砂减白矾，则药力缓矣。三两日方可增减，渐渐取之，庶不惊人，全在用药人看痔头转色，增减厚薄敷之。此药只借砒气，又有朱砂解之。有将此二方在京治人多效。

一富人痔漏，口干，胃脉弱，此中气不足，津液短少，不能上润而然，治以黄芪六一汤、七味白术散。或曰：诸痛疮疡，皆属心火，宜服苦寒以泄火，因致大便不禁而殁。

夫诸痛疮疡皆属心火，言其常也，始热终寒，则反常矣。

一妇粪后下血，面色痿黄，耳鸣嗜卧，饮食不甘，服凉血药愈甚，右关脉

浮而弱，以加味四君子汤，加升麻、柴胡数剂，脾气已腥，兼黄连丸数剂而愈。

大凡下血服凉血药不应，必因中气虚不能摄血，非补中益阳之药不能愈，切忌寒凉之剂。亦有伤湿热之食成肠癖而下脓血者，宜苦寒之剂以内疏之。脉弦绝涩者难治，滑大柔和者易治。

一人年五十，每至秋，脉沉涩而粪后下红，饮食少进，倦怠无力，面色痿黄。夫病每至秋而作者，盖天令至此，肃气乃行，阳气下降，人身之阳气衰，不能升举，故阴血亦顺天时而下陷矣。盖脾具坤静之德，而有乾健之运，故能使心肺之阳降，肝肾之阴升，自然天地和而万物育，则无以上之症矣。其原盖因饱食，筋脉横解，则脾气倦甚，不能运化精微，故食积下流于大肠之间，而阴血亦下陷矣。或欲用凉血清热之剂，予曰：不惟胃气重伤，兼又愈助降下之令。理宜用升阳益胃之剂，则阴血自循经隧矣。数十剂后不复作。

一人痔疮肿痛，便血尤甚，脉洪且涩。经曰：因而饱食，筋脉横解，肠癖为痔。盖风气通肝，肝生风，风生热，风客则淫气伤精而成斯疾。与黄芪、黄连、当归、生芐、防风、枳壳、白芷、柴胡、槐花、地榆、甘草渐愈，次以黄连丸而瘥。又有便血数年，百药不应，面色痿黄，眼花头晕，亦用黄连丸而愈。

一人患痔，脉浮鼓，午后发热作痛，以八珍汤加黄芪、柴胡、地骨皮稍可。彼欲速效，以劫药蚀之，痛甚，绝食而殁。

夫疮之贵敛，气血使然也。脉浮鼓，日晡痛，此气血虚也。丹溪曰：疮口不合，补以大剂参、芪、归、术，灸以附子饼，贴以补药膏是也。

一人年逾四十，有痔漏，大便不实。服五苓散，愈加泄泻，饮食少思。予谓非湿毒，乃肠胃虚也，宜理中汤。彼不为然，仍服五苓散，愈盛。复请治，以理中汤及二神丸，月余而愈此因治而知中虚。

一人因痔疮怯弱，以补中益气汤，少加芩、连、枳壳稍愈。后因怒加甚，时仲冬，脉得洪大。予谓脉不应时，乃肾水不足，火来乘之，药不能治，果殁。火旺之月，常见患痔者肾脉不足，俱难治。

一人有痔，肛门脱出。此湿热下注，真气不能外举，其脉果虚，以四君子加芎、归、黄芪、苍术、黄柏、升麻、柴胡治之，更以五味子煎汤熏洗。彼以为缓，乃用砒霜等毒药蚀之而殁。夫劫药特治其末耳，能伐真元，鲜不害人，戒之！

一人因痔，气血愈虚，饮食不甘，小便不禁，夜或遗精。此气虚兼湿热，非疮也。用补中益气汤加山药、山茱萸、五味子，兼还少丹治之而愈。

一人痔漏，脓出大便，诸药不应，其脉颇实，令用猪腰一个切开，用黑牛末五分线扎，用荷叶包煨熟，空心细嚼，温盐酒送下，数服顿退，更服托里药而愈。

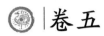

卷五

背疽一百一十六

焮痛，或不痛，及麻木者，邪气盛也，隔蒜灸之。痛者灸至不痛，不痛者灸至痛，毒随火而散。再不痛者，须明灸不隔蒜灸之，或用黄连解毒散之类。

右关脉弱而肌肉迟生者，宜健脾胃。

头痛拘急乃表证，先服人参败毒散一二剂；如焮痛，用金银花散，或槐花酒，神效托里散。

焮痛肿硬，脉实者，以清凉饮、仙方活命饮、苦参丸。

肿硬木闷，疼痛发热，烦躁饮冷，便秘脉沉实者，内疏黄连汤，或清凉饮；大便已利，欲得作脓，用仙方活命饮、托里散、蜡矾丸，外用神异膏。

饮食少思，或不甘美，用六君子汤加藿香，连进三五剂，更用雄黄解毒散洗患处，每日用乌金膏涂疮口处。候有疮口，即用纸作捻，醮乌金膏纴入疮内。若有脓为脂膜间隔不出而作胀痛者，宜用针引之，腐肉堵塞者去之。若瘀肉腐动，用猪蹄汤洗。如脓稠或痛，饮食如常，瘀肉自腐，用消毒与托里药相兼服之，仍用前二膏涂贴。若腐肉已离好肉，宜速去之。如脓不稠不稀，微有疼痛，饮食不甘，瘀肉腐迟，更用桑柴灸之，亦用托里药。若瘀肉不腐，或脓清稀，不焮痛者，急服大补之剂，亦用桑柴灸之，以补接阳气，解散郁毒。

大抵气血壮实，或毒轻少者，可假药力，或自腐溃。怯弱之人，热毒中膈，内外不通，不行针灸，药无全功。然此症若脓已成，宜急开之，否则重者溃通脏腑，腐烂筋骨，轻者延溃良肉，难于收功，因而不敛者多矣。

一人患此痛甚，服消毒药愈炽，予为隔蒜灸之而止，与仙方活命饮二剂顿退，以托里药溃而愈此凭症也。

一妇发热，烦躁饮冷，与黄连解毒汤四剂少愈，更与托里消毒散始溃，与托里药而敛此凭症也。

一人已愈，唯一眼番出胬肉如菌，三月不愈。乃伤风寒也，以生猪油调藜芦末涂之即愈。亦有胬出三寸许者，乌梅涂之亦效，但缓，硫黄亦可此凭症也。

一人年逾五十，患已五日，煨肿大痛，赤晕尺余，重如负石。势炽，当峻攻，察其脉又不宜，遂先砭赤处，出黑血碗许，肿痛背重皆去，更敷神效散，及服仙方活命饮二剂，疮口及砭处出黑水而消此凭症也。

大抵疮毒势甚，若用攻剂，怯弱之人必损元气，因而变证者多矣。

一人煨肿作痛，脉浮数，与内托复煎散二剂少退，与仙方活命饮四剂痛止而溃，再与托里药而愈此凭脉症也。

一人毒势炽甚，痛不可忍，诸药不应，以仙方活命饮二剂，诸症悉退，又二剂而溃，以金银花散六剂而愈此凭症也。

一人厚味气郁，形实性重，年近六十背疽，医与他药皆不行，惟饮香附末甚快，自肿至溃，始终只此一味而安。然此等体实而又病实，盖千百而一见也。每思香附，经不言补，惟不老汤乃言有益于老人。用片子姜黄、甘草、香附三味，以不老为名，且引铁瓮先生与刘君为证，夫岂无其故哉，盖于行中有补之理耳。天之所以为天健而有常，因其不息，所以生生无穷。正如茺蔚活血行气，有补阴之妙，故名益母。胎产所恃者气血也，胎前无滞，产后无虚，以其行中有补也。夏枯草治瘰疬亦然此因情性而治。

一人感冒后发痉，不醒人事，磨死脊肉三寸许一块。此膀胱经必有湿热，其脉果数。予谓死肉最毒，宜速去之，否则延害良肉，多致不救。取之，果不知痛。因痉不止，疑为去肉所触。予曰：非也，由风热未已。彼不听，另用乳没之剂，愈盛。复请治，予以祛风消毒敷贴，饮以祛风凉血，化痰降火之剂而愈按：此因脉因症而处治也。

一通府发背十余日，势危脉大，先饮槐花酒二服杀其势退，再饮败毒散二剂，更饮托里药数剂，渐溃，又用桑柴燃灸患处。每日灸良久，仍贴膏药，灸至数次，脓溃腐脱，以托里药加白术、陈皮，月余而愈。按：此先发后补，当时必有所见也。惜乎脉症不甚辨。

一县尹发背六七日，满背肿痛，势甚危，隔蒜灸百壮，饮槐花酒二碗即睡觉，用托里药消毒十去五六，令将桑柴燃患处而溃，数日而愈。

一侍御髀胻患毒，痛甚，服消毒药不减，饮槐花酒一服，势随大退，再用托里消毒药而愈。

大抵肿毒，非用蒜灸，及饮槐花酒先杀其势，虽用托里诸药，其效未必甚速按：前条皆先泻后补法。

一园丁发背甚危，取金银藤五六两捣烂，入热酒一钟，绞取汁，温服，相罨患处，四五服而平。彼用此药治疮，足以养身成家，遂弃园业。盖金银花治疮，未成即散，已成即溃，有回生之功。

一妇半月余尚不发起，不作脓，痛甚脉弱，隔蒜灸二十余壮而止，更服托里药渐溃，脓清而瘀肉不腐，以大补药及桑柴灸之，渐腐，取之而寻愈 此凭脉症也。

一人腐肉渐脱而脓微清，饮食无味，以十宣散去白芷、防风，加茯苓、白术、陈皮，月余而敛 此凭症也。

一人将愈，但肌肉生迟，脾胃俱虚，以六君子汤加芎、归、五味、黄芪治之而愈 此凭症也。

一人已愈，唯一口不敛，脉浮而涩，以十全大补汤治之而愈 此凭脉也。

一老人七十余，背疽径尺余，杂服五香汤，十宣散数十贴，脓血腥秽，呕逆不食，旬余病人自言，服十宣散膈中不安，且素有淋病三十年，今苦淋痛，呕逆，及不得睡而已。急煎参芪归术膏，以牛膝汤入竹沥调化与之。三日尽药斤半，淋止思食，七日尽药四斤，脓自涌出，得睡，兼旬而安，时六七月也 此凭症也。

一人年六十余，好酒肉，背疽见脓，呕逆发热，得十宣已多，医以呕逆，投嘉禾散加丁香，时七月大热，脉洪数有力。予曰：脉症在溃疡尤忌，然形气尚可为，只与独参汤加竹沥，尽药十五六斤，竹百余竿而安。予曰：此幸耳。不薄味，必再发。后因夏月醉坐池中，左胁傍生软块如饼，二年后溃为疽，自见脉症如前，仍服参膏竹沥而安。

二人年老血气弱，无以供给脓血，胃虚而呕，若与十宣，宁保无危？

机按：后条乃膏粱积热之变，宜用寒凉之剂，兹用骤补，盖以年老溃疡故也。

一妇发背，用托里消毒药二十余剂而溃，因怒，顿吐血五六碗，气弱脉细，此气血虚极也。令服独参膏斤许少缓，更以参、芪、归、术、陈皮、炙甘草三十余剂，疮口渐合。若投犀角地黄汤沉寒之药，鲜不误矣 此凭脉症也。

一妇年逾四十发背，治以托里药而溃，或呕而疮痛，胃脉弦紧，彼为余毒内攻。东垣云：吐呕无时，手足逆冷，脏腑虚也。丹溪曰：溃后发呕不食者，湿气侵内也。又云：脓出反痛，虚也。今胃脉弦紧，木乘土位，其虚明矣。用六君子加酒炒芍药、砂仁、藿香。彼自服护心散，呕愈盛，复邀治，仍用前药，更以补气血药，两月而愈此凭脉症也。

大抵湿气内侵，或感秽气而作呕，必喜温而脉弱；热毒内攻而作呕，必喜凉而脉数。必须辨认明白。亦有大便不实，或腹痛，或膨胀，或呕吐，或吞酸嗳腐。此肠胃虚寒，宜理中丸，不应，加熟附子二三片。有侵晨作泻者，名曰肾泄，宜二神丸；有食少渐瘦者，为脾肾虚，尤宜二神丸；又治梦遗，生肌肉圣药。予尝饮食少思，吞酸嗳腐，诸药不应，惟服理中丸及附子理中丸有效。盖此皆因中气虚寒，不能运化郁滞所致。故用温补之剂，中气温和。自此无症。

一人渴后发背未溃，脉数无力。此阴虚火动，哎咀加减八味丸二剂稍缓，次用丸药而愈此凭脉症也。

一人年逾五十，发背，生肌太早，背竟腐溃，更泄泻，脉微缓，用二神丸先止其泻，次用大补药。以猪蹄汤洗净，用黄芪末填满患处，贴以膏药。喜其初起时多用蒜灸，故毒不内攻，两月而愈此凭脉症也。

一妇因子迟，服神仙聚宝丹，背生痈甚危，脉散大而涩，急以加减四物汤百余贴，补其阴血。幸质厚易于收救。

机按：此条因服食、因脉而处治也。

一人背疮如碗大，溃见五脏，仅膈膜耳，自谓必死。《精要》取大鲫鱼一枚去肠脏，以羯羊粪填实，焙令焦黑极燥，为末，干掺之，疮口遂合。累用有效，须脓少欲生肌时用之。

机按：此二味有补土功。土主肌肉，故用生肌。

一人背疽径尺，穴深而黑，家贫得此，急作参芪归术膏与之，三日以艾芎汤洗之，气息奄奄，然可饮食，每日作多肉馄饨大碗与之。尽药膏五斤，馄饨三十碗，疮渐合。肉与馄饨补气有益者也。

机按：此条因饥寒多虚，故用此补法也。

一老妇患此，初生三头皆如粟，肿硬木闷，烦躁，至六日其头甚多，脉大，按之沉细。为隔蒜灸及托里，渐起发，尚不溃，又数剂，内外虽腐，惟筋所隔，脓不得出，胀痛不安。予谓须开之，彼不从。后虽自穿，毒已攻深矣，亦殁。

一妇素弱，未成脓，大痛发热，予欲隔蒜灸以拔其毒，令自消，不从而殁。

大抵发背之患，其名虽多，惟阴阳二证为要。若发一头或二头，其形焮赤，肿高头起，疼痛发热，为痈属阳，易治。若初起一头如黍，不肿不赤，闷痛烦躁，大渴便秘，睡语咬牙，四五日间，其头计数十，其疮口各含如一粟，形似莲蓬，故名莲蓬发，积日不溃，按之流血，至八九日或数日，其头成片，所含之物俱出，通结一衣，揭去又结，其口共烂为一疮，其脓内攻，色紫黯，为疽属阴，难治。脉洪滑者尚可，沉细尤难。如此恶证，惟隔蒜灸及涂乌金膏有效。

凡人背近脊，并髀皮里有筋一层，患此症者，外皮虽破难溃，以致内脓不出，令人胀痛苦楚，气血转虚，变证百出，若待自溃，多致不救，必须开之，兼以托里。常治此症，以利刀剪之，尚不能去，以此坚物，待其自溃，不亦反伤？非气血壮实者，未见其能自溃也。

一弱妇外皮虽腐，内脓不溃，胀痛，烦热不安。予谓宜急开之，脓一出，毒即解，痛即止，诸症自退；待其自溃，不惟疼痛，溃烂愈深。彼不从，待将旬日，脓尚未出，人已痛疲矣。须针之，终不能收敛，竟至不起。

一人溃而瘀肉不腐，予欲取之，更以峻补，不从而殁。

一妇发背，待其自破，毒气内攻而殁，开迟故也。东垣云：过时不烙，反攻于内，内既消败，不死何待？

一指挥年逾五十发背，形症俱虚，用托里药而溃，但腐肉当去，彼惧不从，延至旬日，则好肉皆败矣，虽投大剂，毒甚不救。古人谓坏肉恶如狼虎，毒如蜂虿，缓去则戕性命，信哉！

一人年逾四十发背，心脉洪数，势危剧。经曰：痛痒疮疡，皆属心火。心脉洪数，乃心火炽甚。心主血，心气滞则血不流，故生痛也。骑竹马灸，其穴是心脉所游之地，急用隔蒜灸，以泻心火，拔其毒，再用托里消毒而愈此凭脉也。

一人发背十八日，疮头如粟，内如锥，痛极，时有闷瞀，饮食不思，气则愈虚。以大艾隔蒜灸十余壮，不知热，内痛不减，遂明灸二十余壮，内痛悉去，毒气大发，饮食渐进；更用大补汤，及桑柴燃灸，瘀肉渐溃此凭症也。

一人发背，疮头甚多，肿硬色紫，不甚痛，不腐溃。以艾铺患处灸之，更用大补药，数日死肉脱去而愈此因症处治也。

一人发背，焮痛如灼，隔蒜灸三十余壮，肿痛悉退，更用托里消毒药而愈此凭症也。

一人发背已四五日，疮头虽小，根畔颇大，隔蒜灸三十余壮，其根内消，惟疮头作脓，数日而愈。

一人忽恶心，大椎骨甚痒，须臾臂不能举，神思甚倦。此谓夭疽，危病也。隔蒜灸，痒愈盛，乃明灸著肉灸也五十余壮，痒止，旬日而愈。《精要》谓之灸有回生之功，信矣。

一人患此已四日，疮头如黍，掀痛背重，脉沉实，与黄连内疏汤二剂少退，更与仙方活命饮二剂而消此凭脉症也。

一妇肿痛发热，睡语，脉大，用清心汤一剂而安，以金银花、甘草、天花粉、当归、瓜蒌、黄芪数剂渐溃，更以托里药而愈此凭脉症也。

一人背毒，掀痛发热，饮冷，多汗，便秘，谵言，以破棺丹二丸而宁，以金银花四剂而脓成，开之，更用托里药而愈。

一太监发背，肿痛色紫，脉息沉数。良甫曰：脉数发热而痛者，发于阳也。且疮疡赤甚则紫，火极似水也。询之，常服透骨丹半载，乃积温成热所致。遂以内疏黄连汤再服稍平，更用排脓消毒药及猪蹄汤、太乙膏而愈。

机按：此条因脉、因服食而为之处治也。

一人伤寒后亦患此，甚危，取去死肉，以神效当归膏敷贴，饮内疏黄连汤，狂言愈盛，脉愈大，更用凉膈散二剂，又以四物汤加芩、连，数剂而愈。

机按：此条脉症不甚详悉，观其下后狂愈盛，脉愈大，似属虚也，仍用凉膈散下之，此必形实进食，故用此也。

大凡患疮者责效太迫，一二剂未应，辄改服他药；及致有误，不思病有轻重，治有缓急，而概欲效于一二剂，难矣！况疮疡一症，其所由来固深已久，又形症在外，肌肉溃损，较之感冒无形之疾不同，安可旦夕取效？患者审之。

一人形实色黑，背生红肿，近髀骨下痛甚，脉浮数而洪紧。正冬月，与麻黄桂枝汤加酒柏、生附子、瓜蒌子、甘草节、人参、羌活、青皮、黄芪、半夏、生姜六贴而消。此亦内托里之意。

机按：此条因时因脉而制方也。

一水部年逾四十，髀骭患毒已半月，头甚多，大如粟许，内痛如刺，饮食不思，怯甚，脉歇至。此元气虚，疽蓄于内，非灸不可。遂灸二十余壮，饮以六君子加藿香、当归数剂，疮势渐起，内痛顿去，胃脉渐至，但疮色尚紫，瘀肉不溃。此阳气尚虚也，用桑柴火灸以接阳气，解散其毒，仍以前药加参、芪、归、桂，色赤脓稠，瘀肉渐腐，取去，两月余而愈此凭脉症也。

夫邪气沉伏，真气怯弱，不能起发，须灸，灸而兼大补。若投常药，待其自溃，鲜不误矣？

一人年逾六十，冬至后疽发背，五七日肿势约七寸许，不任其痛，视之脓成。彼惧开发，越三日始以燔针开之。以开迟，迨二日变证果生，觉重如负石，热如炳火，痛楚倍常，六脉沉数，按之有力。此膏粱积热之变，邪气酷热，固宜治之以寒药，但时月严凝，有用寒远寒之戒。经曰：假者反之。虽违其时，以从其症可也。急作清凉饮子加黄连秤一两半作一服，利下两行，痛减七分，翌日复进，其症悉除，月愈平复。

机按：此条因厚味、因脉而为之治法也。

一人初生如粟，闷痛烦渴，便秘脉实。此毒在脏也。予谓宜急疏去之，以绝其源，使毒不致外侵。彼以为小恙，乃服寻常之药，后大溃而殁。

一士因脚弱求诊，两手脉皆浮洪稍鼓，饮食如常，懒于言动，肌起白屑如麸片。时在冬月，予作极虚处治。询知半年前背臀腿三处，自夏至秋冬，节次生疽，率用五香连翘汤、十宣散，今结痂久矣。急煎参芪归术膏，以二陈汤化开服之。三日尽药一斤半，白屑没大半，呼吸觉有力，补药应效已渐。病家嫌缓，自作风病治，炼青礞石二钱半，以青州白丸作料，煎饮子顿服之，予谏不听，因致不救。

一人背疽，毒气未尽，早用生肌，背竟溃烂，予以解毒药治之得愈。又一人患毒气始发，骤用生肌，其毒内攻而死。

一人年逾四十，发背五日不起，肉色不变，脉弱少食，大便不实。予谓凡疮未溃脉先弱，难于收敛。用托里消毒散二剂方起发。彼惑一妪言，贴膏药，服攻毒剂，反盛，背如负石。复请予治，隔蒜灸三十余壮。彼云负石已去，但痒痛未知，更用托里药，知痛痒，脓清；前药倍加参、芪。佐以姜、桂，脓稍稠。又为人惑，外贴猪腰子，抽脓血，内服硝、黄，遂流血五六碗许，连泄十余行，腹内如冰，饮食不进。不得已，速予诊之，脉尽脱，不可救。盖其症属大虚，一于温补，犹恐不救，况用攻伐，不死何待？

一人发背十余日，疮头如粟许，肿硬木闷，肉色不变，寒热拘急，脉沉实。此毒在内也。先以黄连内疏汤，次以消毒托里药，其毒始发。奈速用生肌，患处忽若负重，身如火焮，后竟不起。

东垣云：毒气未尽，速用生肌，纵平复必再发；若毒气入腹，十死八九。大抵毒气尽，脾气壮，则肌肉自生，生肌药不用亦可。

一宜人年逾六十，发背三日，肉色不变，头如粟许，肩背加重，寒热饮冷，脉洪数。良甫曰：外如麻，里如瓜。齐氏曰：憎寒壮热，所患必深。又曰：肉色不变，发于内也。用人参败毒散二剂。又隔蒜灸五十余壮，毒始发，背始轻；再用托里药渐溃；顾气血虚甚，作渴，服参、芪、归、芎等，渴止。彼欲速愈，自用草药罨患处，毒气复入，遂不救。

大抵老弱患疮，疮头不起，或坚如牛领皮，多不待溃而死。溃后气血不能培养者亦死。凡疮初溃，毒正发越，宜用膏药吸之，参芪等药托之；若反用药遏之，使毒气内攻者，必不救也。

一女背胛结一核如钱大，不焮，但倦怠少食，日晡发热，脉软而涩。此虚劳气郁所致。予用益气养血开郁之药，复令饮人乳，精神稍健。彼不深信，又服流气饮，食遂少，四肢痿。其父悔，复请予，予谓决不起矣。果殁。

一妇发热作痛，专服降火败毒药，溃后尤甚烦躁，时嗽，小便如淋。皆恶症也，辞不治，果殁。

此证虽云属火，未有不由阴虚而致者。故经云督脉经虚，从脑而出；膀胱经虚，从背而出。岂可专泥于火？

一太守肿硬不泽，疮头如粟，脉洪大，按之即涩。经云骨髓不枯，脏腑不败者可治。然肿硬色夭，坚如牛领之皮，脉更涩。此精气已绝矣，不治。

一宜人发背，脓熟不开，昏闷不食。此毒气入内也，断不治。强之针，脓碗许，稍苏，须臾竟亡。

大抵血气壮实，脓自涌出。老弱之人，血气枯槁，必须迎而夺之，顺而取之。若毒结四肢，砭刺少缓，腐溃深大，亦难收敛。结于颊项胸腹紧要之地，不问壮弱，急宜针刺，否则难治。

一人背疮溃陷，色紫舌卷。予谓下陷色紫，阳气脱也；舌卷囊缩，肝气绝也。经曰：此筋先死，庚日笃，辛日死。果立秋日而殁。

腰疽一百一十八

一妇年逾七十，腰生一瘤，作痒异常，疑虫虱所毒，诊脉浮数。齐氏曰：脉浮数反恶寒者，疮也。翌日复诊，脉乃弱。予谓未溃而脉先弱，何以收敛？况大便不通，则真气已竭，治之无功。固请不得已，用六君子加藿香、神曲，饮食渐进，大便始通；更用峻补之剂，溃而脓清作渴；再用参、芪、归、芐、麦门、五味而渴止。喜曰可无虞矣。予曰：不然。不能收敛，先入之言也。彼疑更医，果殁。

一人年十九，腰间肿一块，无头不痛，色不变，三月不溃，饮食少思，肌肉日瘦。此气搏腠理，荣气不行，郁而为肿，名曰湿毒流注。元戎曰：若人饮食疏，精神衰，气血弱，肌肉消瘦，荣卫之气短促而涩滞，故寒搏腠理，闭郁为痛者，当补，以接虚怯之气。遂以十全大补汤加香附、陈皮三十余剂，始针出白脓二碗许，仍用药倍加参、芪，仍灸以豆豉饼渐愈。彼乃惑于速效，内服败毒，外贴凉药，反致食少脓稀，患处色紫。复请予治，喜得精气未衰，仍以前药加远志、贝母、白蔹百剂而愈。此或久而不愈，或脓水清稀，当服内塞散及附子饼灸，然后可愈。

一妇年逾二十，腰间突肿寸许，肉色不变，微痛不溃，发热脉大。此七情所损，气血凝滞隧道而然。当益气血，开郁结，更以香附饼熨之，使气血充畅，内自消散；若而，虽溃亦无危。不听，乃服十宣流气之药，气血愈虚，溃出清脓，不敛而死。按：此脉大，非七情脉也，当时必有所见。

一妇产后腰间肿，两腿尤甚。此瘀血滞于经络而然，不早治，必作痈。遂与桃仁汤二剂稍愈，更没药丸数服而痊。亦有恶血未尽，脐腹刺痛，或流注四肢，或注股内，痛如锥刺，或两股肿痛。此由冷热不调，或思虑动作，气乃壅遏，血蓄经络而然，宜没药丸治之。亦有或因水湿所触，经水不行而肿痛者，宜当归丸治之。

凡恶血停滞，为患匪轻，治之稍缓，则为流注，为骨疽，多致不救。

一老人患痢，骤用涩药，致大肠经分作痛。此湿毒流于经隧而然。以四物加桃仁、酒芩、红花、升麻、枳壳、陈皮、甘草治之渐愈。因年高胃弱竟殁。

一人年二十，遍身微痛，腰间作肿痛甚，以补中益气汤加羌活四剂少可，又去羌活十余剂而愈。

此条以虚治，当时于形色脉上必有所见。

一人逾四十，患腰痛，服流气饮、寄生汤不应，以热手熨之少可，其脉沉弦，肾虚所致。服补肾丸而愈。此因脉沉弦，且据服攻剂不应，故知虚也。弦则不软，如物无水不柔软之意。

脱疽一百一十九

丁生手足指，或足溃而自脱，故名脱疽。有发于手指者，名蛀节。丁重者腐去本节，轻者筋挛。

焮痛者，除湿攻毒，更隔蒜灸至不痛。

焮痛或不痛者，隔蒜灸，更用解毒药。若色黑急割去，速服补剂，庶可救。黑延上者不治。

色赤焮痛者，托里消毒更兼灸。

作渴者，滋阴降火。色黑者不治。

一人足指患此，焮痛色赤发热，隔蒜灸之，更以人参败毒散去桔梗加金银花、白芷、大黄二剂，痛止，又十宣散去桔梗、官桂，加天花粉、金银花，数剂而平此凭症也。

一人年逾四十，左足大指赤肿焮痛。此脾经积毒下注而然，名曰脱疽。喜色赤而肿，以败毒散去人参、桔梗，加金银花、白芷、大黄二剂，更以瓜蒌、金银花、甘草节四剂顿退，再以十宣散去桔梗、桂，加金银花、防己数剂愈。

一人患此，色紫赤不痛，隔蒜灸五十余壮，尚不痛，又明灸百壮方知，乃以败毒散加金银花、白芷，数剂而愈。

一膏粱年逾五十亦患此，色紫黑，脚焮痛。孙真人曰：脱疽之症，急斩之去，毒延腹必不治，色黑不痛者亦不治。喜其饮食如故，动息自宁，为疮善证。遂以连翘败毒散六剂，更以金银花、瓜蒌、甘草节二十余剂。患指溃脱，更以芎、归、生芪、连翘、金银花、白芷二十余剂而愈。次年忽发渴，服生津等药愈盛，用八味丸而止。

大抵此证，皆由膏粱厚味，或房劳太过，丹石补药所致。其发于指，微赤而痛可治；治之不愈，急斩去之，庶可保，否则不治。色紫黑，或发于脚背亦不治。或先渴而后发，或先发而后渴，色紫赤不痛，此精气已竭，决不可治。

一刍荛左足指患一疱，麻木色赤，次日指黑，五日连足黑冷，不知疼痛，脉沉细。此脾胃受毒所致。进飞龙夺命丹一服，翌日令割去足上死黑肉，割后骨始痛，可救治，以十全大补汤而愈此因症肉黑知为毒盛，不在于脉也。

盖死肉乃毒气盛拒截荣气所致，况至阴之下，血气难达。经曰：风淫末疾是也。向若攻伐之，则邪气乘虚上侵，必不救矣。

一人足指患之大痛，色赤而肿，隔蒜灸之痛止，以人参败毒散去桔梗加金银花、白芷、大黄而溃，更以仙方活命饮而痊此凭症也。

此证形势虽小，其恶甚大，须隔蒜灸之，不痛者宜明灸之，庶得少杀其毒。此证因膏粱厚味酒面炙煿积毒所致；或不慎房劳，肾水枯竭；或服丹石补药。故有先渴而后患者，有先患而后渴者，皆肾水涸不能制火故也。初发而色黑者不治，赤者水未涸尚可。若失解其毒，以致肉死色黑者，急斩去之，缓则黑延上足必死。而患不问肿溃，惟隔蒜灸有效。亦有色赤作痛而自溃者，元气未脱易治。夫至阴之下，血气难到，毒易腐肉，药力又不易到，况所用皆攻毒之药，未免先干肠胃，又不能攻敌其毒，不若隔蒜灸，并割去，最为良法。孙真人云：在指则截，在肉则割去。即此意也。

一人足指患之，色黑不痛，令明灸三十余壮而痛。喜饮食如常，予谓急割去之，速服补剂。彼不信，果延上，遂致不救。

一人脚背患之，色黯而不肿痛，烦躁大渴，尺脉大而涩。此精气已绝，不治。后殁。

又有手指患此，色黑不痛，其指已死。予欲斩去，速服补药，恐黑上臂不治。彼不信，另服败毒药，手竟黑，遂不救。

一人足指患之，色紫不痛，隔蒜灸五十余壮，尚不知痛，又明灸百壮始痛，更投仙方活命饮四剂，乃以托里药溃脱而愈此凭症也。

一人脚背患此，赤肿作痛，隔蒜灸三十余壮痛止，以仙方活命饮四剂而溃，更以托里消毒药而愈此凭症也。

一人足指患之，色赤焮痛，作渴，隔蒜灸数壮，以仙方活命饮三剂而溃，更服托里药及加减八味丸溃脱而愈。

一妇修伤次指，成脓不溃，焮痛至手，误敷冷药，以致通溃，饮食少思。彼为毒气内攻。诊脉沉细，此痛伤胃气而然。遂刺之，服六君子加藿香、当归，食进，更以八珍汤加黄芪、白芷、桔梗，月余而愈此凭症脉也。

一人伤拇指，色紫不痛，服托里药及灸五十余壮，作痛，溃脓而愈此凭症也。

一幼女因冻伤两足，至春发溃，指俱坏，令取之，服大补药而愈_{此凭症也}。

一女患嵌甲伤指，年余不愈，日出脓数滴。予谓足大指乃脾经发源之所，宜灸患处，使瘀肉去，阳气至，疮口自合，否则不治。彼惑之，不早治，后变劳证而殁。

盖至阴之下，血气难到。女人患此，多因扎缚，致血脉不通；或被风邪所袭，则无血气荣养，遂成死肉。惟当壮脾胃，行经络，生血气则愈。有成破伤风以致牙关紧急，口眼㖞斜者，玉真散一二服，然后投以生血通经药则可。

面疮一百二十_{附颐毒}

一人年逾三十，夏月热病后患颐毒，积日不溃，气息奄奄，饮食少思，大便不禁，诊脉如无。经曰：脉息如无似有，细而微者，阳气衰也。齐氏曰：饮食不入，大便滑利，肠胃虚也。以六君子加炮姜、肉豆蔻、破故纸数剂，泄稍止，食稍进；更加黄柏、当归、肉桂，溃而脓水清稀；前药每服加熟附一钱，数剂泄止，食进，脓渐稠；再以十全大补汤加酒炒芍药、白蔹，月余而愈_{此凭脉症也}。

一人年逾四十，胃气素弱，面常生疮，盗汗发热，用黄芪建中汤少愈，更用补中益气汤而平_{此凭症也}。

东垣云：气虚则腠理不密，邪气从之，逆于肉理，故多生疮。若以甘温之剂实其根本，则腠理自固，即无他疾。

一人年三十，面患疮，溃已作渴，自服托里及降火药不应，脉浮而弱。丹溪曰：溃疡作渴，属气血俱虚。遂以参、芪各三钱，归、苓、术各二钱，数服渴止，又以八珍汤加黄芪数剂，脉敛而愈_{此凭脉症也}。

一人年四十，头面生疮数枚，焮痛饮冷，积日不溃，服清热消毒不应，脉数，按之即实。用防风通圣散二剂顿退，又以荆防败毒散而愈_{此凭脉症也}。

一人年逾六十，素食厚味，颊腮患毒，未溃而肉先死，脉数无力。此胃经积毒所致。然颊腮正属胃经，未溃肉死，则胃气虚极。老人岂宜患此？果殁。经曰：膏粱之变，足生大疔，受如持虚。此之谓也。

口齿一百二十一

一人齿痛，脉数实，便秘，用防风通圣散即愈此凭脉症也。

一人齿痛甚，胃脉数实，以承气一剂即止此凭脉症也。

一人齿痛，午后则发，至晚尤甚，胃脉数而实，以凉膈散加荆芥、防风、石膏，一剂而瘳此凭症也。

一人齿痛，胃脉数而有力，以清胃散加石膏、荆芥、防风二剂而痊此凭脉症也。

一人齿痛，脉浮无力，以补中益气汤加黄连、生地黄、石膏治之，不复作此凭脉症也。

一人齿痛，脉数无力，用补中益气加生芐、牡丹皮而愈。

一人齿肿痛，焮至颊腮，素善饮，治以清胃散数剂而愈。

一人齿痛，服清胃散不应，服凉膈散愈盛，予用补肾丸而愈此条因治不效而知为肾虚也。

一人颊腮肿，焮至牙龈，右关脉数。此胃经风热上攻也，治以犀角升麻汤而消此凭脉症也。

一妇常口舌糜烂，颊赤唇干，眼涩作渴，脉数，按之则涩。此心肺壅热于气血为患，名热劳症也，当多服滋阴养血药。彼欲速效，用败毒寒剂攻之，后变瘵而殁。

《良方》云：妇人热劳者，由心肺壅热伤于气血，气血不调，脏腑壅滞，热毒内积，不得宣通之所致也。其候心神烦躁，颊赤头痛，眼涩唇干，四肢壮热，烦渴不止，口舌生疮，神思沉昏，嗜卧少寐，饮食无味，举体酸疼，或时心忪，或时盗汗，肌肤日渐消瘦，故名热劳也。

口舌疮一百二十二

一人胃弱痰盛，口舌生疮，服滚痰丸愈盛，吐泻不止，恶食倦怠。此胃被伤也。予以香砂六君子汤数剂少可，再以补中益气加茯苓、半夏二十余剂而愈。

夫胃气不足，饮食不化，亦能为痰。补中益气，乃治痰之法也。苟虚证而用峻利之药，鲜有不殆。

一人年逾四十，貌丰气弱，遇风则眩，劳则口舌生疮，胸常有痰，目常赤涩，服八味丸而愈_{此凭症也}。

一人脾胃虚，初服养胃汤、枳术丸有效，久服反虚，口舌生疮，劳则愈盛，服败毒药则呕吐。此中气虚寒也，治以理中汤少愈，更以补中益气加半夏、茯苓，月余而平。

夫养胃汤，香燥药也。若饮食停滞，或寒滞中州，服则燥开脾胃，宿滞消化，少为近理。枳术丸，消导药也，虽有白术，终是燥剂。故久服此二药，津液愈燥，胃气愈虚；况胃气本虚而用之，岂不反甚其病哉？亦有房劳过度，真阳虚惫，或元禀不足，不能上蒸，中州不运，致食不进者，以补真丸治之，使丹田之火上蒸脾土，则脾土温和，中焦自治，饮食自进。经曰：饮食不进，胸膈痞塞；或食不消，大府溏泄，此皆真火不能上蒸脾土而然也。若肾气壮，则丹田之火上蒸脾土，则无此病矣。

一方　小儿口疮，江茶、粉草为末，敷之。

一方　用黄丹。

又方　苦参、黄丹、五倍子、青黛等份，研为末，敷。

又方　青黛、芒硝为末，敷。

胎毒口疮　五倍子、黄丹、江茶、芒硝、甘草等份，为末，敷。

又方　口疮，黄柏、细辛、青盐等份，为末，敷之。三日即愈。

咽喉一百二十三

疼痛或寒热者，邪在表也，宜发散。

肿痛痰涎壅盛者，邪在上也，宜降之。

痛而脉数无力者属阴虚，宜滋阴降火。

肿痛发热便秘者，表里俱实也，宜解表攻里。如症紧急，便刺患处，或刺少商穴。

一人咽痛脉数，以荆防败毒散加黄连二剂少愈，乃去芩、连，又六剂而愈_{此凭脉症也}。

一人乳蛾肿痛，脉浮数，尚未成脓，针去恶血，饮荆防败毒散二剂而消_{此凭症也}。

一人咽喉作痛，痰涎上壅。予欲治以荆防败毒散加连翘、山栀、玄参、牛蒡子。彼自服甘寒降火之药，反加发热，咽愈肿痛，急刺少商二穴，仍以前药加麻黄汗之，诸症并退，惟咽间一紫疱仍痛。此欲作脓，以前药去麻黄一剂，脓溃而愈此凭症也。

凡咽痛之疾，治之早或势轻者，宜荆防败毒散以散之；治之迟或势重者，须刺少商穴，瘀血已结，必刺患处。亦有刺少商，咽虽利而未痊消者，必成脓也。然脓去则安。若有大便秘结者，虽经针刺去血，必以防风通圣散攻之。然甘寒之剂，非虚火不宜用。

一妇咽喉肿痛，大小便秘，以防风通圣散一剂，诸症悉退，又荆防败毒散三剂而安此凭症也。

治此，轻则荆防败毒散，吹喉散，重则用金钥匙及刺患处出血最效，否则不救。针少商二穴亦可，但不若刺患处之神速耳。

一人咽喉肿痛，脉数而实，以凉膈散一剂而痛止，再以荆防败毒散加牛蒡子二剂而肿退，以荆防败毒散二剂，又以甘、桔、荆、防、玄参、牛蒡子四剂而平。

一人嗌痛肿痛，脉浮数，更沉实，饮防风通圣散一剂，泻一次，势顿退，又荆防败毒散二剂而消此凭症脉也。

一人咽喉肿闭，牙关紧急，针不能入，先刺少商二穴出黑血，口即开，更针患处，饮清咽利膈散一剂而愈此凭症也。

大抵吐痰针刺，皆有发散之意，故多效。不用针刺，多致不救。

一人咽喉肿闭，痰涎壅甚，以胆矾吹咽中，吐痰碗许，更以清咽利膈汤四剂而安此凭症也。

一人咽喉肿痛，药不能下，针患处出紫血少愈，以破棺丹噙之，更以清咽消毒散而愈此凭症也。

一人咽喉干燥而痛，以四物汤加黄柏、知母、玄参四剂少愈，再用人参固本丸一剂，不复发。

一人口舌生疮，服凉药愈甚，治以理中汤而愈此因治误而变。

一人咽痛，午后益甚，脉数无力，以四物汤加黄柏、知母、荆、防四剂而愈，仍以前药去荆、防加玄参、甘、桔数剂，后不再发。

一人口舌糜烂，服凉药愈甚，脉数无力，以四物加酒炒黄柏、知母、玄参一剂顿退，四剂而痊此凭脉症也。

一人口舌生疮，饮食不甘，劳而愈甚，以理中汤顿愈此凭症也。

一人口舌生疮，脉浮而缓，用补中益气汤加炮干姜，更以桂末含之，即愈。

一人患之，劳而愈甚，以前药加附子三片，二剂即愈。

丹溪曰：口疮服凉药不愈者，此中气不足，虚火从上无制，用理中汤，甚则加附子。

一弱人咽痛，服凉药或遇劳愈甚，以补中益气汤加芩、连四剂而愈，乃去芩、连又数剂不再发此凭症也。

常治午后痛，去芩、连加黄柏、知母、玄参亦效。

一老咽痛，日晡甚，以补中益气汤加酒炒黄柏、知母数剂而愈此凭症也。

一人乳蛾肿痛，饮食不入，疮色白。其脓已成，针之脓出，即安此凭症也。

一人咽喉肿痛，予欲针之，以泄其毒。彼畏针，只服药，然药既熟，已不能下矣。始急针患处，出毒血，更以清咽消毒药而愈。

一患者其气已绝，心头尚温，急针患处，出黑血即苏。如鲍符卿、乔侍郎素有此症，每患针去血即愈。

大抵咽喉之症，皆因火为患。其害甚速，须分缓急，及脓成否。若肿闭及壅塞者，死如反掌，宜用金钥匙吹患处，吐出痰涎，气得流通则苏。若吐后仍闭，乃是恶血或脓毒，须急针患处，否则不治。前人云：喉闭之火与救火同，不容少待。治喉之方固多，惟用针有回生之功。学人不可不察。

一妇咽间作痛，两月后始溃，突而不敛，遍身筋骨作痛，诸药不应。先以萆薢汤数剂而敛，更以四物汤倍用萆薢、黄芪二十余剂，诸症悉退此凭症也。

一弥月小儿，先于口内患之，后延于身，年余不愈。以萆薢为末，乳汁调服，毋以白汤调服，月余而愈此凭症也。

一人咽间先患及于身，服轻粉之剂稍愈，已而复发，仍服之，亦稍愈，后大发，上腭溃蚀，与鼻相通，臂腿数枚，其状如桃，大溃，年余不敛，神思倦怠，饮食少思，虚证悉具。投以萆薢汤为主，以健脾胃之剂兼服之，月余而安此凭症也。

一妇患之，脸鼻俱蚀，筋骨作痛，脚面与膝各肿一块，三月而溃，脓水淋漓，半载不敛，治以前药，亦愈此凭症也。

一人咽喉肿痛，口舌生疮，先以清咽消毒散二服，更以玄参升麻汤而愈此凭症也。

一人咽喉作痛，午后尤甚，以四物加酒炒知母、黄柏、桔梗治之而愈此凭症也。

一人喉闭，服防风通圣散，肿不能咽。此症惟针乃可，牙关已闭，刺少商出血，口即开，以胆矾吹患处，吐痰二碗许，仍投前药而愈。尝见此疾畏针不刺，多毙此凭症也。

一人喉闭，肿痛寒热，脉洪数。此少阴心火，少阳相火，二脏为病，其证最恶，惟刺患处出血为上。彼畏针，以凉膈散服之，药从鼻出，急乃愿针，则牙关已紧；遂刺少商二穴，以手勒出黑血，口即开，仍刺喉间，治以前药，及金钥匙吹之，顿退，又以人参败毒散加芩、连、玄参、牛蒡子四剂而平。

经曰：火郁发之。出血亦发汗之一端。河间曰：治喉闭之火与救火同，不容少息。尝见喉闭不去血，喉风不去痰，以致不救者多矣。每治喉咽肿痛，或生疮毒，以荆防败毒加芩、连，重者用防风通圣散，并效。

一人患此，劳则愈盛，以补中益气加玄参、酒炒黄柏、知母而愈此凭症也。

一人口舌常破，如无皮状，或咽喉作痛，服清咽利膈散愈盛，治以理中汤而愈此因治不应而更方也。

《精要》曰：凡痈疽失于治疗，致令热毒冲心，咽喉口舌生疮，甚至生红黑菌，难于治疗。宜琥珀犀角膏。

生犀角屑　真琥珀研　辰砂研　茯神去皮木　酸枣仁去壳研　人参各一钱　脑子研一字

上为细末，入乳钵研匀，炼蜜搜为膏，瓷器盛贮。疾作，每服一弹子大，浓煎麦门冬汤化下。一日连进五服，或先服犀角散以解之。生犀角屑、玄参去芦、升麻、生黄芪、赤芍药、麦门冬、生甘草、当归各一两、大黄微炒，二两，为粗末，每服三钱，水盏半，煎至七分，去滓温服。

诸哽一百二十四

诸骨哽，用象牙末吹患处，或取犬涎，徐徐咽下，立效；用苎根捣烂，丸如弹子大，就将所鲠物煎汤化下。

又方　食橄榄，用核为末，含之亦效。

谷、麦芒在咽不出，取鸡、鹅涎含之，立消。

误吞金银等物，多食诸般肥肉膏滑，自从大便出。

误吞铜钱，用炭末白汤调服，多食蜜食饴糖，自从大便出；或多食荸荠，或胡桃肉，钱自消。

误吞针，用磁石如枣核大，磨令光，钻一孔，用线穿，含之，针自口出。

卷七

斑疹一百三十二附小儿丹毒、痘后毒

脉浮者，消风为主。

脉浮数者，袪风清热。

脉数，按之沉实者，解表攻里。

一妇患斑作痒，脉浮，以消风散四剂而愈此凭症也。

一妇患斑作痒，脉浮数，以人参败毒散二剂少愈，更以消风散四剂而安。

一人患斑，色赤紫，焮痛发热，喜冷，脉沉实。以防风通圣散一剂顿退，又以荆防败毒散加芩、连四剂而愈。

一老患疹，色微赤，作痒发热。以人参败毒散二剂少愈，以补中益气汤加黄芩、山栀而愈此凭症也。

一妇患斑痒痛，大便秘，脉沉实。以四物加芩、连、大黄、槐花而愈此凭症也。

一儿患斑作痛，发热烦渴，欲服清凉饮下之，诊脉不实，举按不数。此邪在经络不可下，用解毒防风汤二剂而安。

此症小儿多患之，须审在表在里，及邪之微甚而治之。前人谓首尾俱不可下者，何也？曰：首不可下者，为斑未见于表，下则邪气不得伸越，又脉症有表而无里，故禁首不可下也。尾不可下者，斑毒已显于外，内无根蒂，大便不实，无一切里证，下之则斑气逆陷，故不可下也。

一人作痒发热，以消毒犀角饮一剂，作吐泻。此邪上下俱出也，毒自解。少顷吐泻俱止，其疹果消，吐泻后脉见七诊，此小儿和平脉也，邪已尽矣，不须治，果愈。

洁古云：斑、疹为症各异，发焮肿于外者，少阳属三焦相火也，谓之斑。小红靥行于皮肤之中不出者，属少阴君火也，谓之疹。凡显斑症，若有吐泻者，慎勿乱治而多吉，谓邪上下而出也。斑疹并出，小儿难禁，是以别生他症也。首尾不可下，大抵安里之药多，发表之药少，秘则微疏之，令邪气不壅并而作

次以出，使儿易禁也。身温暖者顺，身凉者逆。

一子痘毒，及时针刺，毒不内侵，数日而愈。

大抵古人制法，浅宜砭，深宜刺，使瘀血去于毒聚之始则易消。况小儿气血又弱，脓成而不针砭，鲜不毙矣？

一儿臂患痘毒作烧，按之复起，此脓胀痛而然，遂刺之，以托里而愈。

痘后肢节作肿而色不赤，宜金银花散，更以生黄豆末，热水调敷，干以水润，自消。若传六七日，脓已成，急刺之，宜服托里药。

一儿痘疮已愈，腿上数枚变疳蚀陷，用雄黄、铜绿等份为末敷，兼金银花散而愈。若患遍身，用出蛾绵茧填实白矾末，烧候汁干，取出为末，放地上，碗盖良久，出火毒，敷之效。

一儿痘后瘙痒，搔破成疮，脓水淋漓，用经霜陈茅草为末，敷之，及铺席上，兼服金银花散而愈。若用绿豆、活石末亦可，似不及茅草功速。

一儿周岁患丹毒，延及遍身如血染，用磁锋击刺，遍身出黑血，以神功散涂之。服大连翘饮而愈。

又儿未满月，阴囊患此，为前治之而愈。

又儿不欲刺，毒入腹而死。河间云：丹从四肢延腹者不治。予尝刺毒未入腹者，无不效。

一小儿腿患丹如霞，游走不定，先以麻油涂患处，砭出恶血，更以金银花散，一剂而安此凭症也。

一小儿遍身皆赤，砭之，投解毒药即愈此凭症也。

一人患丹毒，焮痛，便秘，脉数而实，服防风通圣散不应。令砭患处去恶血，仍用前药即愈此凭症也。

一小儿患之，外势须轻，内则大便不利，此在脏，服大连翘饮，敷神功散而瘥此凭症也。

一小儿遍身亦赤，不从砭治，以致毒气入腹而死。此症乃恶毒热血，蕴蓄于命门，遇相火而合起也。如霞片者，须砭去恶血为善。如肿起赤色，游走不定者，宜先以升麻油涂患处砭之，以泄其毒。凡从四肢起入腹者不治。须知丹有数种，治者有数法，无如砭之为善。常见患稍重者不用砭法，俱不救也。

肠痈一百三十三

小腹硬痛，脉迟紧者，瘀血也，宜下之。

小腹软痛，脉洪数者，脓成也，宜托之。

一产妇小腹痛，小便不利，以薏苡仁汤二剂痛止，更以四物加桃仁、红花，下瘀血升许而愈。

大抵此症，皆因荣卫不调，或瘀血停滞所致。若脉洪数，已有脓；脉但数，微有脓；脉迟紧，乃瘀血，下之则愈。若患甚者，腹胀大转侧作水声，或脓从脐出，或从大便出，宜蜡矾丸、太乙膏，及托里药。

一妇小腹肿痛，小便如淋，尺脉芤而迟，以神效瓜蒌散二剂少愈，更以薏苡仁汤二剂而愈<small>此凭脉症也</small>。

一人脓已成，用云母膏一服，下脓升许，更以排脓托里药而愈。后因不守禁忌，以致不救<small>此凭症也</small>。

一人里急后重，时或下脓，胀痛，脉滑数，以排脓散及蜡矾丸而愈<small>此凭症脉也</small>。

一妇小腹痛有块，脉芤而涩，以四物汤加玄胡、红花、桃仁、牛膝、木香而愈<small>此凭脉也</small>。

一妇小腹隐痛，大便秘涩，腹胀，转侧作水声，脉洪数。以梅仁汤一剂，诸症悉退，以薏苡仁汤二剂而瘥<small>此凭脉症也</small>。

一妇腹胀痛，皮毛错纵，小便不利，脉数滑，以太乙膏一服，脓下升许，胀痛顿退，以神效瓜蒌散二剂而全退，更以蜡矾丸及托里药十余剂而安<small>此凭脉症也</small>。

一妇因经水，多服涩药止之，致腹作痛，以失笑散二服而瘥<small>此凭症也</small>。

一妇小腹痛而坚硬，小便数，汗时出，脉迟紧，以大黄汤一剂，下瘀血合许，以薏苡仁汤四剂而安<small>此凭脉也</small>。

一妇小腹恶露不尽，小腹痛，以薏苡仁汤下瘀血而瘥<small>此凭症也</small>。

凡瘀血停涩，宜急治之，缓则腐为脓，最难治疗。若流满节骨，则患骨疽，失治多为败证。

肠痈，身甲错，腹皮急，按之濡，如肿状，腹无聚积，身无热。此久积冷所致，故《金匮》所用附子温之。若小腹肿痞，按之痛如淋，小便自调，发热

外科理例

身无汗，复恶寒，脉迟紧，肿未成，可下之，当有血。洪数者，脓已成，不可下。

此内结热所成，故《金匮》有用大黄利之。甚者腹胀大，转侧闻水声，或绕脐生疮，脓从疮出者，有出脐中者，不治必死，惟大便下脓血者自愈。

一妇病少腹痞坚，小便或涩，或时汗出，或复恶寒，此肠痈也。脉滑而数，为脓已成。设脉迟紧，即为瘀血，惟血下则愈此凭症脉也。

《内经》载有息积病，此得之二三年，遍身微肿，续乃大肠与脐连日出脓，遂至不救，此亦肠痈之类。

肠痈作湿热积治，入风难治。《千金》谓妄治必杀人。《要略》以薏苡仁附子败毒散，《千金》以大黄牡丹汤，《三因》以薏苡仁汤，《千金》又有灸法，曲两肘头正肘锐骨灸百壮，下脓血而安。

一人伤寒逾月，既下，内热未已，胁及小腹偏左肿满，肉色不变。俚医为风矢所中，以膏摩之，月余，毒循宗筋流入睾丸，赤肿如瓠。翁诊关尺滑数且芤。曰：数脉不时见，当生恶疮，关芤为肠痈，用保生膏，更以乳香，用硝黄作汤下之，脓如糜者五升许，明日再围余脓而瘥此凭脉症也。

一妇肠中痛，大便自小便出，诊之芤脉见于关，此肠痈也。以云母膏作百十丸，煎黄芪汤吞之，利脓数升而安。

一女腹痛，百方不应，脉滑数，时作热，腹微急，曰：痛病脉沉细，今滑数，此肠痈也。以云母膏一两，丸如梧桐子，以牛皮胶熔入酒中，并水吞之，饷时服尽，下脓血愈此凭脉也。

一人年逾五十，腹内隐痛，小便如淋，皮肤错纵而脉滑数，此肠痈也，滑数脓成。以广东牛皮胶酒熔化送太乙膏，脓下升许，更以排脓托里药及蜡矾丸而愈此凭脉也。

一妇产后小腹作痛，诸药不应，其脉滑数，此瘀血内溃为脓也，服瓜子仁汤痛止，更以太乙膏而愈此凭脉也。

今人产后，多有此病，纵非痈毒，用之更效。有人脐出脓水，久而不愈，亦以前膏及蜡矾丸而痊。

一儿年十二，患腹胀，脐突颇锐。医谓之肠痈，舍针脐无他法。翁曰：脐，神阙也，针刺当禁。况痈舍于内，惟当以汤丸攻之，进透脓散一剂，脓自溃。继以十奇汤下善应膏丸，渐瘥此凭症也。

肺痈肺痿一百三十四

喘嗽气急胸满者，表散之。

咳嗽发热者，和解之。

咳而胸膈隐痛，唾痰腥臭者，宜排脓。

喘急恍惚，疾盛者，宜平肺。

咳脓脉短者，宜补之。

肺痿，寸口脉数而虚。肺痿之候：久嗽不已，汗出过度，重亡津液，便如烂瓜，下如豕脂，小便数而不渴。渴者自愈，欲饮者瘥，此由多唾涎沫而无脓。

肺疽，寸口脉数而实。肺疽之候：口干喘满，咽燥而渴甚者，四肢微肿，咳唾脓血，或腥臭浊味，胸中隐隐微痛。候始萌则可救，脓成则多死。脉若微紧而数者，未有脓；紧甚而数者，已有脓。呕脓不止者，难治；久久如粳米粥者，亦难治。

脓自止者，自愈；其脉短而涩者，自痊；浮大者难治。面色常白反赤者，此火克金，皆不可治。

内疽皆因饮食之火，七情之火，相郁而发。饮食者阴受之，七情者脏腑受之。宜其发在腔子而向内，非干肠胃肓膜也。

肺痈先须发表。《千金》曰：咳唾脓血，其脉数实，或口中咳，胸中隐痛，脉反滑数者为肺痈。脉紧数为脓未成，紧去但数为脓已成。

《要略》先以小青龙汤一贴，以解表之风寒；然后以葶苈大枣泻肺汤、桔梗汤、苇叶汤，随症用之，以取脓。此治肿疡例也。终以黄昏汤，以补里之阴气。此治溃疡例也。

肺痈已破，入风者不治，或用太乙膏。凡服以搜风汤吐之，吐脓血如肺痈状，口臭，他方不应者，宜消风散，入男子发灰，清米饮下，两服可除。

一人喘咳，脉紧数，以小青龙汤一剂，表证已解，更以葶苈大枣汤喘止，乃以桔梗汤愈此凭脉症也。

一人咳嗽气急，胸膈胀满，睡卧不安。以葶苈散二服少愈，更桔梗汤瘥此凭症也。

一人咳嗽，项强气促，脉浮而紧，以参苏饮二剂少愈，更以桔梗汤四剂而安此凭症脉也。

一人咳嗽，胁胀满，咽干口燥，咳唾腥臭。以桔梗汤四剂而唾脓以排脓，数服而止，乃以补阴托里之剂而瘥此凭症也。

一人咳而脓不止，脉不退，诸药不应，甚危。用柘黄丸一服少愈，再服顿退，数服痊，溃者尤效此凭症也。

一妇唾脓，五心烦热，口干胸闷，以四顺散三剂少止，以排脓散数服而安此凭症也。

一人面白神劳，咳而胸膈隐痛，其脉滑数。予以为肺痈，欲用桔梗汤。不信，乃服表药，致咳嗽愈甚，唾痰腥臭，始悟。乃服前汤四剂，咳嗽少止，又以四顺散四剂而脉静，更以托里药数剂而愈此凭脉症也。

大抵劳伤血气，则腠理不密，风邪乘肺，风热相搏，蕴结不散，必致喘嗽。若误汗下过度，则津液重亡，遂成斯证。若寸脉数而虚者为肺痿，数而实者为肺疽。脉微紧而数者未有脓，紧甚而数者已有脓。唾脓自止者，脉短而面白者，易治；脓不止，脉洪大而面色赤者，不治。使其治早可救，脓成则无及矣。《金匮》方论热在上焦者，因咳为肺痿，得之或从汗出，或从呕吐，或从渴消。小便不利，或从便难，又被下药快利，重亡津液，故寸口脉数，其人燥咳，胸中隐隐而痛，脉反滑数，此为肺痈。咳唾脓血，其脉数虚者为肺痿，实者为肺痈。

一童气禀不足，患肺痈，唾脓腥臭，皮毛枯槁，脉浮，按之涩，更无力，治以钟乳粉汤此凭症脉也。

一弱人咳脓，日晡发热，夜间盗汗，脉浮数而紧。用人参五味汤数剂顿退，以紫菀茸汤月余而痊此凭症也。

一仆年逾三十，嗽久不愈，气壅不利睡卧，脓血甚虚，其主已弃矣。予以宁肺散一服少愈，又服而止大半，乃以宁肺汤数剂而痊。所谓有是病，必用是药，若泥前散性涩而不利，何以得愈？此凭症也。

一人患肺痿，咳嗽喘急，吐痰腥臭，胸满咽干，脉洪数。用人参平肺散六剂及饮童便，诸症悉退，更以紫菀茸汤而愈此凭脉症也。

童便虽云专治火虚，常治疮疡肿焮疼痛，发热作渴及肺痿肺痈，发热口渴者尤效。

一妇患肺痿咳嗽，吐痰腥臭，日晡发热，脉数无力，治以地骨皮散，热止，更用人参养肺汤，月余而安此凭脉症也。

一人咳嗽喘急，发热烦躁，面赤咽痛，脉洪大。用黄连解毒汤二剂少退，更以栀子汤四剂而安此凭脉症也。

一人春间咳嗽，唾脓腥秽，胸满气促，皮肤不泽，项强脉数，此肺疽也。盖肺系在项，肺伤则系伤，故牵引不能转侧；肺主皮毛，为气之本，肺伤不能摄气，故胁胀气促而皮肤纵。东垣云：肺疮脉微紧而数者，未成脓，紧甚而数者已有脓。其脉紧数，脓为已成，以参、芪、归、芎、白芷、贝母、知母、桔梗、防风、甘草、麦门、瓜蒌仁，兼以蜡矾丸及太乙膏，脓尽脉涩而愈。至冬脉复数，经曰：饮食劳倦伤脾，脾伤不能主肺；形寒饮冷伤肺，肺伤不能主肾；肾水不足则心火炽盛，故脉洪数。经曰：冬见心而莫治。果殁火旺之月。

一人年逾三十患咳嗽，项强气促，右寸脉数，此肺疽也。东垣云：风伤皮毛，热伤血脉，风热相搏，血气稽留于肺，变成疮疽。今脉滑，疽脓已成，以排脓托里之药及蜡矾丸，脉渐涩而愈此凭脉症也。

一人病胸膈壅满，昏不知人。予以杏仁、薏苡之剂灌之，立苏，继以升麻、黄芪、桔梗消其脓，逾月而愈。予所以知其病者，以阳明脉浮滑，阴脉不足也。浮为风，滑为血聚，始由风伤肺，故结聚客于肺；阴脉不足，过于宣逐也。诸气本于肺，肺气治则出入顺而菀陈除，故行其肺气而病自已此凭症也。

一人肾气素弱，咳唾痰涎，小便赤色，服肾气丸而愈此凭症也。

一病妇咳而无痰，咽痛，日晡发热，脉浮数。先以甘桔汤少愈，后以地骨皮散而热退，更以肾气丸及八珍汤加柴胡、地骨皮而愈此凭症脉也。

丹溪云：咳而无痰者，乃火郁之证及痰郁火邪在中，用苦梗开之，下用补阴降火之剂，不已，则成劳嗽。此证不得志者多有之。又《原病式》：瘦人腠理疏通而多汗，血液衰少而为燥，故为劳嗽之证也。

一人年前病肺痈，后又患咳嗽，头眩唾沫，饮食少思，小便频数，服解散化痰药不应，诊之脾肺二脉虚甚。予谓眩晕唾涎，属脾气不能上升；小便无度，乃肺气不得下制。内未成痈，宜投以加味理中汤，四剂诸症已退大半，更用钟乳粉汤而安此凭脉也。

河间曰：肺痿属热，如咳久肺痿，声哑声嘶，咯血，此属阴虚热甚然也。《本论》治肺痿，吐涎沫而不咳者，其人不渴，必遗尿，小便数，以上虚不能制下故也。此为肺中冷，必眩，多痰唾，用炙甘草、干姜，此属寒也。肺痿，涎唾多，心中湿液。湿液者，用炙甘草汤。此补虚劳也，与补阴大热不同，是皆宜分治。故肺痿又有寒热之异。

一人因劳，咳嗽不止，项强而痛，脉微紧而数。此肺痈也，尚未成脓，欲用托里益气药。彼不信，仍以发散药，以致血气愈虚，吐脓不止，竟致不救。

经云：肺内主气，外司皮毛。若肺气虚则腠理不密，皮毛不泽；肺受伤则皮毛错纵，故患肺痈、肺痿、肠痈者，致皮毛如此，以其气不能荣养而然也。亦有服表药见邪不解，仍复发表。殊不知邪不解者，非邪不能解，多因腠理不密而邪复入也。专用发表，则腠理愈虚，邪愈易入，反为败证矣。若诊其脉，邪在表者，只当和解而实腠理；乘虚复入者，亦当和解兼实腠理，故用托里益气之药。若小便赤涩，为肺热所传，短少为肺气虚。盖肺为母，肾为子，母虚不能生子故也。亦有小便频数者，亦为肺虚不能约制耳。

一人年逾四十，喘咳胁痛，胸满气促，右寸脉大。此风热蕴于肺也，尚未成疮，属有余之症，欲用泻白散。彼谓肺气素怯，自服补药，喘嗽愈盛。两月后复请视，汗出如雨，喘而不休。此肺气已绝，安用治？果殁。

夫肺气充实，邪何从袭？邪气既入，则宜散之。故用泻白散，乃泻肺之邪气，邪气既去，真气自实。

一有患此吐脓，面赤脉大。予谓肺病脉宜涩，面宜白，今面赤脉大，火克金，不可治，果殁。

胃脘痈一百三十五

胃脘痈当候胃脉。人迎者，胃脉也。其脉沉细，气逆则甚，甚则热聚胃口而为痈。若脉洪数，脓已成；迟紧，虽脓未成，已有瘀血，宜急治之。否则邪毒内攻，腐烂肠胃，不可救也。宜射干汤。

射干去毛　栀子　赤茯苓　升麻各一两　赤芍两半　白术半两

上剉，水煎，入地黄汁一合，蜜半合，温服。芍药甘草汤，升麻汤随选用之。

肺疳一百三十七

一儿咳嗽喘逆，壮热恶寒，皮肤如粟，鼻痒流涕，咽喉不利，颐烂吐红，气胀毛焦，作利。名曰肺疳，以地黄清肺饮及化䘌丸治之而愈。

蛔疳一百三十八

一儿眉皱多啼，呕吐清沫，腹痛肚胀，筋青，唇口紫黑，肛门作痒。名曰蛔疳，服大芦荟丸而愈。

历节风一百四十二

一妇患疬，寒热焮痛，服人参败毒散，翌日遍身作痛，不能转侧。彼云素有此疾，每发痛至月余自止，服药不应。妇人体虚，因受风邪之气，随血而行，淫溢皮肤，卒然掣痛，游走无常，名曰历节风，治以四生丸而愈此凭脉也。

一宜人先两膝，后至遍身骨节皆痛，脉迟缓。用羌活胜湿汤及荆防败毒散加渗湿药不应，次以附子八物汤一剂悉退，再服而愈此凭脉也。

若脉洪数而痛者，宜人参败毒散。有毒自手足起至遍身作痛，或颈项结核如贯珠，此风湿流气之症，宜加减小续命及独活寄生汤。

一人年逾五十，筋骨痿软，卧床五年，遍身瘙痒，午后尤甚，治以生血药，痒渐愈，痿少可，更以加味四斤丸治之，调理谨守，年余而痊此凭症也。

或曰：热淫于内，药用温补，何也？盖因血衰弱不能养筋，筋缓不能自持。阳躁热淫于内，宜养阳滋阴，阳实则水升火降矣。

疮疥一百四十三

瘙痒或脓水浸淫者，消风除湿。

痒痛无脓者，祛风润燥。

瘙痒或疼，午后尤甚者，益阴降火。

焮痛，大便秘涩者，滋阴泻火。

搔起白屑，耳作蝉鸣者，祛风清热。

一妇患此作痒，脓水不止，脉浮无力。以消风散四剂少愈，再四生丸月余而平此凭症脉也。

一人痒少痛多，无脓水。以芩、连、荆、防、山栀、薄荷、芍药、归身治之而愈此凭症也。

一妇作痒，午后尤甚。以当归饮子数剂少愈，更以人参荆芥散数剂而安此凭症脉也。

一人久而不愈，搔起白屑，耳作蝉声。以四生散数服痒止，更以当归饮子数剂而痊此凭症也。

一人下体居多焮痛，日晡尤甚，腿腕筋紫而胀。就于紫处刺去瘀血，以四物加芩连四剂而安。在上体若臂腕筋紫胀，亦宜刺去其血，以前汤加柴胡黄芩即愈此凭症也。

一人搔痒成疮，日晡痛甚。以四物加芩、连、荆、防数剂而止，更以四物加蒺藜、何首乌、黄芪二十剂而愈此凭症也。

一人头目昏眩，皮肤瘙痒，搔破成疮，以八风散治之而愈。

一人患疮疥多在两足，午后痛甚，腿腕筋紫而胀，脉洪大，此血热也。于紫处砭去毒血，更以四物加芩、连、柴胡、地骨皮而愈此凭脉症也。如手臂有疮，臂腕筋紫，亦宜砭之。老弱人患此作痛，须补中益气汤加凉血药。

一儿周岁，先头患疮疥，渐至遍身，久而不愈。用四物汤加防风、黄芩、升麻，外搽毒药散，月余而愈此凭症也。

一小儿疮毒不愈，或愈而复发，皆因母食炙煿辛辣，或有热，宜先治母热。若小儿不能服药者，就于母药中加漏芦煎服，儿疮亦愈。

一儿头面生疮数枚作痒，疮痂累积。名曰粘疮，以枯矾、黄丹等份，麻油调搽，更服败毒散而愈此凭症也。

一人腿生湿疮，数年不愈，尺脉轻诊似大，重诊无力。此肾虚风邪袭之而然，名曰肾脏风疮。以四生散治之，彼不信，自服芩、连等药，遂致气血日弱，脓水愈多，形症愈惫。迨二年，复请予治，仍用前药而愈此凭症脉也。

夫肢体有上下，脏腑有虚实。世人但知苦寒之药能消疮毒，不知肾脏风因肾不足所致，遂以蒺藜为主，黄芪为臣，白附子、独活为佐使。再若服败毒等药，则愈耗元气，促之死矣。

一人焮痛发热，脉浮数。以人参败毒散四剂少愈，更以当归饮子数剂而愈此凭症脉也。

一人遍身作痒，搔破成疮出水，脉浮数，此手足阳明经风热所致，以人参败毒对四物汤加芩、连，外以松香一两，枯矾五钱，轻粉三钱为末，麻油调敷，月余而愈此凭症也。

一儿头面胸腹患水疮数枚，溃而成疮。此风邪乘于皮肤也，名曰癞疮。饮荆防败毒散，更以牛粪烧存性，为末敷之而愈_{此凭症也}。

瘭疽为患最毒，形如粟许，大者如栗，患无常处，多在手指，溃而出血，用南星、半夏、白芷末敷之。重者见骨，或狂言烦闷。

一儿鼻下生疮，不时揉擦，延及两耳，诸药不效。服芦荟丸，搽松香、绿豆末而愈。

一人湿热下注，两腿生疮。以人参败毒散加苍术、黄柏服之，外贴金黄散_{此凭症也}。

一人焮痛，寒热便秘，脉数有力，以防风通圣散二剂少愈，更荆防败毒散加黄芩、山栀，四剂而愈_{此凭症也}。

有患此但脉沉实，以前药加大黄渐愈，再服人参败毒散而平_{此凭脉也}。

一僧患疮疥，自用雄黄、艾叶等药，燃于被中熏之，翌日遍身焮肿，皮破水出，饮食不入，予投以解药不应而死。

又有患此久而不愈，以船板灰存性一两、轻粉三钱为末，麻油调贴，更以知母、黄柏、防己、龙胆、茯苓、归、芎、芪、术服之而愈。

大凡下部生疮，虽属湿热，未有不因脾肾虚而得之。

一人两腿生疮，每服败毒散则饮食无味，反增肿胀。此脾虚湿热下注也，以六君子加苍术、升麻、酒炒芍药服之，以黄蜡、麻油各一两、轻粉三钱为膏贴之而愈_{此凭症也}。

两腿生疮作痛，或遍身作痛，用当归拈痛汤甚效。

一人年逾五十，两臁生疮，日久不愈，饮食失节，或劳苦，或服渗利消毒之剂愈盛，脾脉大无力，此脾虚兼湿热也。用补中益气汤数剂少愈，更六君子加苍术、升麻、神曲治之而愈_{此凭症也}。

大凡下部生疮，焮痛或发寒热，或脚气肿痛，以人参败毒散加槟榔、紫苏、苍术、黄柏并效；久不愈，以四物汤治之，愈后以补肾丸补之，庶不再发。

臁疮方　乳香、没药、水银、当归_{各半两}，川芎、贝母、黄丹_{各二钱半}，真麻油_{五两}，除黄丹、水银，将余药同香油熬黑色，去渣，下黄丹、水银，又煎黑色，桃柳枝搅成膏，油纸摊贴。

又方　龙骨_{生用}、血蝎、赤石脂_{各一两}，头发_{如指大}，黄蜡、白胶香_{各一两}，香油不拘多少，煎发三五沸，去发入蜡、白胶，再以龙骨、血蝎、石脂搅匀，安水盆中，候冷，瓷器盛。每用捻作薄片，贴疮口，外贴竹箬，三日后番过再贴，仍服活血药。

外科理例

又方　用砂糖水煎冬青叶三五沸，捞起，石压平，贴疮，日换二次。

又方　头垢烧灰，和枣肉捣膏，先以葱椒叶煎汤洗净，用轻粉糁上，却以前膏伞纸摊贴之。

又方　地骨皮一两，甘草节半两，入香油熬熟，去渣，入黄丹一两半，白蜡半两，紧火熬黑提起，白纸摊贴，次用醋煎，冬青叶摊药贴之。

冻疮　用煎熟桐油调密陀僧末敷。

牛皮癣　用牛胆调烧酒敷之。

诸疮痛不可忍者，用苦寒药黄连、黄芩，详上下及引经药则可。又云：诸疮以黄连、当归为君，连翘、甘草、黄芩为佐，在下者加黄柏。

若禀受壮盛，宜四物汤加大承气下之。

若性急黑瘦血热之人疮痛，宜四物加芩、连、大力子、甘草。

若肥胖人疮痛，乃湿热也，宜羌活、防风、荆芥、白芷、苍术、连翘，取其风能胜湿也。在上者多通圣散，在下多须用下。

敷药：脓窠，治热燥湿为主。无名异、松皮炭亦主脓。干疥开郁为主，吴茱萸，肿多者加白芷开郁，干痒出血多者，加大黄、黄连、猪脂调敷。湿多者油调敷，痒多加枯矾，痛多加白芷、方解石。定痒杀虫用蛇床。

虫疮如癣状，退热杀虫为主，用芜荑、黑狗脊、白矾、雄黄、硫黄、水银、樟脑、松香。虫多加藜芦、斑蝥或锡灰、槟榔，红色加黄丹，青色加青黛，头上疮加黄连、方解石，阴囊疮加茱萸。脚肿出血，分湿热用药。

脓疱疮　治热为主。黄连、黄芩、大黄各三钱，蛇床、寒水石各三两，黄丹五分，白矾一钱，无名异少许，炒，白芷、轻粉、木香少许，痛者用，为末，油调敷。

沙疮　芜荑、寒水石各二钱，剪草、吴茱萸、黄柏、枯矾各一钱，苍术、厚朴、雄黄各五分，轻粉十贴，上为末，油调敷。

又方　芜荑、枯矾、软石膏、大黄、樟脑，上为末，先洗去疮痂，油调敷。

一上散，雄黄、硫黄各三钱半，寒水石、白胶香、黑狗脊、蛇床各一两，黄连、枯矾各五钱，吴茱萸三钱，斑蝥十四个，去翅足。

上除硫黄、雄黄、寒水石，另研为粉外，余皆研极细末，次以斑蝥同余药研匀，先洗疮，令汤透去痂，用腊猪油手心中擦热，鼻中嗅二三次，即擦疮上，一上即愈。如痛甚肿满高处，加寒水石一倍；如不苦痒，只加狗脊，微痒只加蛇床；有虫加雄黄，如喜火炙汤炮加硫黄，只嗅不已，亦可愈也。

疥疮　春天发者，开郁为主。吴茱萸、白矾各二钱，樟脑五分，轻粉十盏，寒水石二钱半，蛇床三钱，黄柏、大黄、硫黄各一钱，槟榔一个，为末，油调，莫抓破，敷。

小儿头疮　川芎、片芩、酒炒白芍、陈皮各半两，酒归、酒白术各半两，天麻酒洗，苍术、苍耳各七钱半，酒柏、酒粉草各四钱，防风三钱，为末，水烫起，煎服，日四五次，服后睡片时。

又方　腊猪油半生半熟，雄黄、水银等份，为末，洗净疮，敷上。

小儿癞头并身癞　松皮烧灰，白胶香、枯矾、大黄、黄柏为末，熟油调敷。

耳后月蚀疮　黄连、枯矾为末敷。

小儿疮　牙皂去皮　胡椒些少　枯矾、轻粉、樟脑，为末，柏烛油调搽，七日如樱桃脓窠，乃去椒。

小儿秃头　通圣散酒制，取大黄另用酒炒，入研为末，再仍通用酒拌焙干，每服一钱，水煎，频服，用白炭烧红淬长流水令热，洗之，外用胡荽子、伏龙肝、梁上尘、黄连、白矾为末，油调敷。

又方　松树厚皮烧炭，二两，黄丹水飞，一两，寒水石一两，细研，枯矾、黄连、大黄各半两，白胶香熬，飞倾石上，二两，轻粉四盏，或云一分，上为末，先洗去疮痂，熬熟油调敷。

癣疮　用防风通圣散，去硝、黄加浮萍、皂角刺。

又方　浮萍一两，苍耳、苍术各二两，苦参一两半，黄芩半两，香附二钱半，为末，酒糊丸。

敷药　先用洗药，后上敷药，芦荟、大黄、轻粉、雄黄、蛇床、槟榔、槿树皮。上为末，先刮癣，用米醋调涂。

又方　芦荟三盏，巴豆去壳，十四粒，白蜡、蓖麻子去壳，十四粒，斑蝥七个，去翅足。

上用香油二两，熬巴豆、蓖麻、斑蝥三药，以黑为度，去粗入蜡，并芦荟末在内，用瓷罐盛贮。微微刮癣令破，以油涂上，过夜略肿而愈。

洗药　紫苏、樟树、苍耳、浮萍煎汤洗，先洗后上敷药。

诸虫伤一百四十四 附犬蛇伤

一人被犬伤，痛甚恶，令急吮去毒血，隔蒜灸患处数壮，痛即止，更贴太乙膏、服玉真散而愈。

一人疯犬所伤，牙关紧急，不省人事。紧针患处出毒血，隔蒜灸良久而醒，用太乙膏封贴，饮玉真散二服，少苏，更以解毒散二服而痊。若患重者，须先以苏合香丸灌之，后进汤药。

《针灸经》云：外丘穴治狂犬，即疯犬所伤，发寒热，速灸三壮，更灸患处，立愈。春末夏初，狂犬咬人，待过百日得安，终身禁犬肉、蚕蛹，食此即发，不可救也。宜先去恶血，灸咬处十壮，明日以后，日灸一壮，百日乃止，忌酒七日，捣韭汁一二盏。狂犬伤，令人吮去恶血，灸百壮效。

治蛇入七窍，急以艾灸蛇尾。又法以刀破蛇尾少许，入花椒七粒，蛇自出，即用雄黄、朱砂末煎人参汤调灌之，内毒即解。山居人被蛇伤，急用溺洗患处，拭干，以艾灸之，大效。又方：独头大蒜切片置患处，以艾于蒜上灸之，每三壮换蒜，效。

一人被蝎螫手，痛彻心，顷刻焮痛至腋，寒热拘急，头痛恶心。此邪正二气相搏而然。以飞龙夺命丹涂患处，及服止痛之药，俱不应，乃隔蒜灸之，遂愈。

后有被螫，如前灸之，痛即止。

一人蜈蚣伤指，亦用前法而愈。

凡蛇毒之类所伤，依此疗之并效。《本草》谓：蒜疗疮毒，有回生之功。

一猎户腿被狼咬痛甚，治以乳香定痛散不应。予思至阴之下，气血凝结，药力难达。令隔蒜灸至五十余壮，痛去，仍以托里药及膏药贴之，愈。

一人被斗犬伤腿，顷间焮痛至股，翌日牙关紧急。用玉真散不应，隔蒜灸三十余壮而苏，仍以玉真散及托里消毒药而愈。

诸虫伤　白矾一块，于端午日，自早晒至晚，收贮，用时旋为末，水调搽患处，痛即止。

一、 托里温中汤

治疮为寒变而内陷者，脓出消解，皮肤凉，心下痞满，肠鸣切痛，大便微溏，食即呕，气短，呃逆不绝，不得安卧，时发昏愦。

丁香　沉香　茴香　益智仁　陈皮　木香　羌活　干姜炮，各一钱　甘草炙
附子炮，去皮脐。各二钱

作一剂，水二钟，姜三片，煎八分，不拘时服。

二、 六君子汤

治一切脾胃不健，或胸膈不利，饮食少思，或作呕，或食不化，或膨胀，大便不实，面色萎黄，四肢倦怠。

人参　白术炒　茯苓　半夏姜制　陈皮各一钱　甘草炙，五分

作一剂，水二钟，姜三片，煎八分，不拘时服。

三、 内疏黄连汤

治疮疡肿硬，发热作呕，大便秘涩，烦躁，饮冷，呕哕，心烦，脉沉实。此邪在脏也。急服以内除之，使邪不得犯经络。

黄连　山栀子　当归酒拌　芍药　木香　槟榔　黄芩　薄荷　桔梗　甘草各
一钱　连翘　大黄炒，各一钱

作一剂，水二钟，煎八分，食前服。

四、 十宣散

治疮疡，脉缓涩，身倦怠，恶寒，或脉弦或紧细者，皆宜用之。散风寒，

助阳气也。

人参 当归酒拌 黄芪盐水拌炒，各一钱 甘草 白芷 川芎 桔梗炒，各一钱 厚朴姜汁制炒，五分 防风 肉桂各三分

作一剂，水二钟，煎八分，服。

五、 小柴胡汤

治瘰疬，乳痈，便毒，下疳，及肝经分一切疮疡，发热，潮热或饮食少思。

半夏姜制，一钱 柴胡二钱 黄芩炒，二钱 人参一钱 甘草炙，五分

作一剂，水二钟，姜三片，煎八分，食远服。

六、 防风通圣散

治一切风热，积毒，疮肿，发热，便秘，表里俱实者。

芍药炒 芒硝 滑石煅 川芎 当归酒拌 桔梗 石膏煅 荆芥 麻黄各四分半 薄荷 大黄煨 山栀炒 白术炒 连翘 甘草炙 防风 黄芩炒，各五分

作一剂，水二钟，煎八分，服。

七、 荆防败毒散

治一切疮疡，时毒，肿痛，发热，左手脉浮数。

荆芥 防风 人参 羌活 独活 前胡 柴胡 桔梗 枳壳 茯苓 川芎 甘草各一钱

即人参败毒散加荆芥、防风。作一剂，水二钟，煎八分，食远服。

八、 黄连解毒汤

治积热，疮疡焮肿，作痛烦躁，饮冷，脉洪数，或口舌生疮或疫毒发狂。

黄芩 黄柏炒 黄连炒 山栀各一钱半

作一剂，水二钟，煎七分，热服。

九、 四物汤

治一切血虚，或发热之证。

当归酒拌 川芎各一钱 芍药炒 生地一钱

作一剂，水二钟，煎八分，食远服。

加四君汤，即八物汤，又名八珍汤，治证详见于后。

十、 大黄牡丹汤

大黄四两 牡丹皮三两 芒硝二两 桃仁五十个

每服五钱，水煎服。

十一、 隔蒜灸法

治一切疮毒，大痛或不痛，或麻木。如痛者灸至不痛，不痛者灸至痛，其毒随而散。盖火以畅达，拔引郁毒。此从治之法也，有回生之功。

大蒜去皮，切三文铜钱厚，安疮头上，用艾壮于蒜上灸之三壮，换蒜复灸。未成者即消，已成者亦杀其大势，不能为害。若疮大，用蒜捣烂摊患处，将艾铺上烧之，蒜败再换，如不痛或不作脓及不发起，或阴疮，尤宜多灸。

十二、 清凉饮

治疮积热烦躁，饮冷㖞痛，脉实，大小便秘涩。

大黄炒 赤芍 当归 甘草各二钱

水二钟，煎八分，食前服。

十三、 十全大补汤

治疮溃脓清，或不溃不敛，皆由元气虚弱，不能营运。服此生血气，壮脾胃，兼补诸虚，及溃疡发热，或恶寒，或作痛，或脓多，或自汗盗汗，及流注，瘰疬，便毒，久不作脓或脓成不溃而不敛。若血气不足，结肿未成脓者，加枳壳、香附、连翘服之，自消。

人参　肉桂　地黄酒蒸焙　川芎　白芍炒　茯苓　白术炒　黄芪盐水拌炒　当归酒拌，各一钱　甘草炙，五分

作一剂，水二钟，姜三片，枣二枚，煎八分，食前服。

十四、　八珍汤

调和荣卫，顺理阴阳，滋养血气，进饮食，退虚热。此气血虚乏大药也。

当归酒拌　川芎　芍药炒　熟苄酒拌　人参　白术炒　茯苓各一钱　甘草炙，五分

水二钟，姜三片，枣二枚，煎八分，食前服。

十五、　加味十全大补汤

人参　肉桂　地黄　川芎　白芍药　茯苓　白术　黄芪　甘草　当归　乌药　香附各等份

姜枣水煎，空心温服，每剂一两。

十六、　补中益气汤

治疮疡元气不足，四肢倦怠，口干发热，饮食无味，或饮食失节，或劳倦身热，脉洪大无力，或头痛，或恶寒自汗，或气高而喘，身热而烦。

黄芪炙，一钱半　甘草炙　人参　当归酒拌　白术炒，各一钱　升麻　柴胡　陈皮各三分

水二钟，姜二片，枣二枚，煎一钟，空心服。

十七、　圣愈汤

治疮疡脓水出多，或金疮出血，心烦不安，睡卧不宁，或五心烦热。

地黄酒拌蒸半日　生地黄酒拌　川芎　人参各五钱　当归酒拌　黄芪盐水浸炒，

各一钱

水二钟，煎八分，食远服。

十八、 人参养荣汤

治溃疡发热，或恶寒，或四肢倦怠，肌肉消瘦，面色萎黄，呼吸短气，饮食无味，或气血原不足，不能收敛。若大疮愈后，服之不变他病。

白芍一钱五分　人参　陈皮　黄芪蜜炙　桂心　当归酒拌　白术　甘草炙，各一钱　熟饯酒拌　五味子炒捣碎　茯苓各一钱半　远志去心炒，五分

水二钟，姜三片，枣一枚，煎八分，食前服。

十九、 归脾汤

治思虑伤脾，不能统摄心血，以致妄行或吐血下血，或健忘怔忡，惊悸少寐，或心脾作痛。

茯神　白术　人参　黄芪蜜炙　龙眼肉　酸枣仁蒸，各一钱　木香三分　甘草炙，一分半

水一钟，姜一片，枣一枚，煎六分，食远并临卧服。

二十、 远志酒

远志不拘多少，泔浸洗去土，捶去心

上为末，每三钱，用酒一盏调，迟少顷，澄清饮之，以滓敷患处。治女人乳痈尤效。

二十一、 黄芪建中汤

黄芪蜜制　肉桂去皮，各三两　甘草炙，三两　白芍

每服一两姜枣，水煎服。

二十二、 内补黄芪汤

黄芪_炙 麦门冬_{各一两} 熟地黄 人参 茯苓 甘草_{炙，各七分} 白芍 川芎 官桂 远志

每服一两姜枣，水煎服。

二十三、 逍遥散

治妇人血虚，五心烦热，肢体痛，头昏重，心忪，颊赤，口燥咽干，发热，盗汗，食少，嗜卧及血弱荣卫不调，痰嗽潮热，肌体羸瘦，渐成骨蒸。

当归_{酒拌} 芍药 茯苓 白术_炒 柴胡_{各一钱} 甘草_{七分}

水二钟，煎八分，食远服。

二十四、 柏子丸

治月经短少，渐至不通，手足骨肉烦疼，日渐羸瘦，渐生潮热，其脉微数。此由阴虚血弱，阳往乘之，少水不能胜盛火，火逼水涸，亡津液。当养血益阴，慎毋以毒药通之，宜此丸与泽兰汤主之。

柏子仁_{炒研} 牛膝_{酒拌} 卷柏_{各半两} 泽兰叶 续断_{各二两} 地黄_{三两，酒拌蒸半日杵膏}

上为末，入地黄膏，加炼蜜丸梧子大，每服三十丸，空心米饮下。

二十五、 泽兰汤

治症同前。

泽兰叶_{三两} 当归_{酒拌} 芍药_{炒，各一两} 甘草_{五钱}

上为粗末，每服五钱，水二钟，煎一钟，去滓温服。

二十六、 连翘消毒散 即凉膈散

治积热，疮疡焮痛发热烦渴，大便秘，及咽喉肿痛或生疮毒。

连翘一两　山栀子　大黄　薄荷叶　黄芩各五钱　甘草一两五钱　朴硝二钱半

每服一两，水煎温服。

二十七、 理中汤

治脾胃不健，饮食少思，或作呕，伤寒及肚腹作痛。

人参　干姜炮　甘草炙　白术炒，各钱半

水一钟，煎五分，食远服。

二十八、 二神丸

治脾肾俱虚，侵晨作泻，或饮食少思，或食而不化，或作呕，或久泻不止。如脾经有湿，大便不实者，神效。

一人年逾四十，遍身发肿，腹胀如鼓，甚危，诸药不应。用此数服，饮食顿进，其肿渐消，兼以除湿健脾之剂而愈。

破故纸四两，炒　肉豆蔻二两，生用

上为末，用大红枣四十九枚，生姜四两切碎，同枣用水煎熟，去姜，取枣肉和药丸梧子大，每服五十丸，空心盐汤送下。

二十九、 竹叶黄芪汤

淡竹叶二钱　生苄　麦门冬去心　黄芪炙　当归酒拌　川芎　甘草　黄芩炒姜制　芍药　人参　半复　石膏煅，各一两

水二钟，煎八分，食远服。

三十、 黄芪六一汤

治溃后作渴，必发痈疽，宜常服此，可免。

绵黄芪六两，一半生焙，一半盐水润，瓷器饭上蒸三次，焙干　甘草一两，半生半炙

每锉一两，水二钟，煎八分，食远服。或为末，每服二钱。早晨日午，白汤调服更妙，加人参尤效。

三十一、 七味白术散

白术　茯苓去皮　人参各半两　甘草炙，一两半　木香二钱半　藿香半两　葛根一两

上为末，每服五钱，白汤调下。

三十二、 猪蹄汤

消肿毒，去恶肉，润疮口，止痛。

白芷　黄芩　当归　羌活　赤芍　露蜂房蜂儿多者佳　生甘草各五钱

用猪蹄一双，水四五碗，煮熟去油滓，取清汤入前药煎数沸，去滓温洗，以膏药贴之。

三十三、 复元活血汤

治坠堕或打扑，瘀血流于胁下作痛，或小腹作痛，或痞闷及便毒，初起肿痛。

柴胡钱半　天花粉　当归酒拌，各一钱　红花　甘草各七分　穿山甲一钱　大黄酒拌炒，三钱　桃仁二十粒，去皮尖，酒浸研

水二钟，煎一钟，食前服。

三十四、 桃仁承气汤

治伤损，瘀血停滞，腹痛发热，或发狂，或便毒，痈肿疼痛，便秘发热，用此通之。

桃仁五十粒，去皮尖　桂枝　芒硝　甘草炙，各一钱　大黄二钱

水二钟，煎一钟，空心服。

三十五、 当归地黄汤

治破伤风，气血俱虚，发热头痛。服此养血气，祛风邪，不拘新旧并治之。

当归酒拌　地黄酒拌　芍药　川芎　藁本　防风　白芷各一钱　细辛五分

三十六、 补真丸

肉苁蓉酒浸焙　胡芦巴炒　附子炮去皮　阳起石煅　鹿茸酒浸焙　菟丝子净洗酒浸　肉豆蔻面裹煨　川乌炮去皮　五味子各五钱

上为末，用羊腰子两对，治如食法，葱椒酒煮，捣烂入酒，糊丸如梧子大，每服七十丸，空心米饮盐汤任下。

三十七、 玄参升麻汤

玄参　赤芍药　升麻　犀角屑　桔梗　贯众　黄芩各一钱　甘草五分

作一贴，水姜煎，食后服。

三十八、 犀角升麻汤

犀角七钱半　升麻五钱　防风　羌活　川芎　黄芩　白附子各二钱半　甘草一钱半

每服一两，水煎，食后服。

三十九、 清胃散

治胃经湿热，牙齿或牙龈肿痛，或牵引头脑，或面发热。

归身酒拌，一钱　黄连　生地黄酒拌，各一钱　牡丹皮钱半　升麻二钱

水二钟，煎七分，食远服。

四十、 清咽利膈散

金银花　防风　荆芥　薄荷　桔梗　黄芩　黄连各一钱半　山栀　连翘各一钱

玄参　大黄煨　朴硝　牛蒡子　甘草各七分

作一贴，水煎服。

四十一、 聪耳益气汤

黄芪一钱　甘草炙，五分　人参三分　当归二分，酒焙干　橘皮二分　升麻二分

柴胡三分　白术三分　菖蒲　防风　荆芥

作一服，水煎，空心服。

四十二、 防风通气汤

羌活　独活各二钱　防风　甘草炙　藁本各一钱　川芎五钱　蔓荆子三钱

锉，分二贴，水煎服。

四十三、 豆豉饼

治疮疡肿硬不溃，及溃而不敛，并一切顽疮恶疮。用江西豆豉为末，唾津和作饼如钱大，厚如三文，置患处，以艾壮于饼上灸之，饼干再用唾津和作疮大，用漱口水调作饼覆患处，以艾铺饼上烧之。未成者即消，已成者虽不全消，其毒顿减，甚有奇功，不可忽之。

四十四、 流气饮

治流注及一切恚怒气结肿作痛，或胸膈痞闷，或风寒湿毒，搏于经络，致气血不和，结成肿块，肉色不变，或漫肿木闷，无头。即疮科流气饮。

桔梗炒　人参　当归酒拌　官桂　甘草炙　黄芪盐汤浸炒　厚朴姜制　防风　紫苏　芍药　乌药　枳壳各七分　槟榔　木香　川芎　白芷各五分

水二钟，煎八分，食远服。

四十五、 独参汤

治溃疡，气血虚极，恶寒或发热，或失血之证。葛可久血脱补气即此方也。

人参一两，水二钟，枣十枚，煎一钟，徐服，若煎至稠厚，即为膏。

四十六、 补肾丸

巴戟去心　山药　补骨脂炒　小茴香炒　牡丹皮各五钱　清盐二钱半，后入　肉苁蓉酒洗，一两　枸杞子一两

上为末，蜜丸梧桐子大，每服五十丸，空心盐汤下。

四十七、 地骨皮散

治骨蒸，潮热，自汗，咳吐腥秽稠痰。

人参　地骨皮　生地黄各钱半　白茯苓　柴胡　黄芪炙　知母炒　石膏煅，各一钱

水二钟，煎八分，食远服。

四十八、 金钥匙

治喉闭，缠喉风，痰涎壅塞，甚者水浆难下。

焰硝一两五钱　硼砂五钱　脑子一字　雄黄二钱　白僵蚕一钱

各研为末，和匀，以竹管吹患处，痰涎即出。如痰出喉仍不消，急针患处，去恶血。

四十九、 必效散

治瘰未成脓自消，已溃者自敛。如核未去，更以针头散腐之。若气血虚者，先服益气养荣汤数剂，然后服此散，服而瘰毒已下，再服前汤数剂。

南硼砂二钱半　轻粉一钱　斑蝥四十个，糯米同炒熟，去翅及头　麝香五分　巴豆五粒，去壳心膜　白槟榔一个

上为末，每服一钱，壮实者钱半，五更滚汤调下。小水涩滞，或微痛，此瘰欲下也，进益元散一服，其毒即下。斑蝥、巴豆似为峻利，然巴豆能解斑蝥之毒，用者勿畏。尝遇富商项有瘰痕颇大，询之，彼云因怒而致，困苦二年，百法不应，方与药一服，即退二三，再服顿退，四服而平，旬日而痊。以重礼求之，乃是必效散。一老媪亦治此证，索重价始肯治。其方乃是中品锭子纴疮内，以膏药贴之，其根自腐，未尽再用，去尽更搽生肌药，数日即愈。予见血气不虚者果验，血气虚者溃去亦不愈。丹溪亦云，必效散与神效瓜蒌散相兼服之，有神效。常以二药兼补剂用之，效。

按：锭子虽峻利，盖结核坚梗，非此未见易腐。必效散虽有斑蝥峻利，然瘰毒深者，非此莫能易解，又有巴豆解毒，但有气血虚者，用之恐有误。一道人治此证，用鸡子七个，每个入斑蝥一枚，饭上蒸熟，每日空心服一枚，求者甚多。然气血虚者恐亦不能治也。

五十、 散肿溃坚丸

知母酒浸炒　黄柏酒洗炒　昆布　桔梗各半两　栝楼根酒洗　广茂　三棱酒洗炒　连翘各三钱　升麻六分　白芍药　黄连　葛根各二钱　草龙胆四两，酒洗炒黄芩梢一钱半，一半酒洗，一半生

为末，蜜丸如梧子大，每服五十丸，滚汤下。

五十一、 香附饼

治瘰疬流注肿块，或风寒袭于经络，结肿或痛。用香附为末，酒和，量疮大小，作饼覆患处，以熨斗熨之。未成者内消，已成者自溃。若风寒湿毒，宜用姜汁作饼。

五十二、 内塞散

治阴虚，阳气凑袭，患肿或溃而不敛，或风寒袭于患处，致气血不能运，至久不愈，遂成漏证。

附子童便浸三日，一日一换，切作四块，再浸数日。炮一两　肉桂去皮　赤小豆　甘草炙　黄芪盐水浸炒　当归酒拌　茯苓　白芷　桔梗炒　川芎　人参　远志去心　厚朴姜制，各一两　防风四钱

为末，每服二钱，空心温酒下，或酒糊丸，热汤下亦可，或炼蜜丸亦可。

五十三、 神效瓜蒌散

治乳痈乳劳已成，化脓为水，未成即消。治乳之方甚多，独此神效。瘰疬疮毒尤效。

甘草　当归各五钱　没药另研　乳香各一钱，另研　瓜蒌大者二个，杵

作二剂，用酒三碗，煎至二碗，分三次饮，更以渣罨患处，切痈疽，肿毒，便毒并效。如数剂不消不痛，兼服补气血之药。

五十四、 黄连胡粉散

黄连二两　胡粉一钱　水银一两，同粉研，令消

三味相和，用皮包裹，熟挼良久，敷患处。

五十五、 桃仁汤

桃仁　苏木　蛮虫去足翅炒　水蛭三十个，炒　生地黄
每服三钱，水一钟，煎六分，空心服。

五十六、 没药丸

当归一两　桂心　芍药各半两　没药研，一分　桃仁去皮尖，炒，研碎，一分
蛮虫去足翅炒　水蛭炒，各三十个
上为末，醋糊丸梧子大，每服三五丸，空心醋汤下。

五十七、 当归丸

当归半两　大黄　桂心各三钱　赤芍药　葶苈各二钱　人参一钱　甘遂半钱
炼蜜为丸如弹子大，空心米饮化下一丸。

五十八、 当归散

治妇人阴中突出一物，长五六寸，名阴挺。
当归　黄芩各二两　牡蛎两半　猬皮一两，炙　赤芍五钱
为末，每服二钱，食前温酒或滚汤调下。如不应，更以补中益气倍加升麻、
柴胡兼服之。

五十九、 瓜子仁汤

治产后恶露不尽，或经后瘀血作痛，或肠胃停滞，瘀血作痛，或作痈，
并治。
薏苡仁四钱　桃仁去皮尖，研　牡丹皮　瓜蒌仁各一钱半
水二钟，煎八分，食前服。

六十、 泻白散

桑皮炙　桔梗　瓜蒌实　升麻　半夏　杏仁去皮尖，炒　地骨皮各一钱　甘草五分

作一贴，姜水煎服。

六十一、 神仙活命饮

治诸疮未作脓者内消，已成脓者即溃。又排脓止痛消毒圣药也。

川山甲蛤粉炒黄色　甘草节　防风　没药　赤芍　白芷　归尾　乳香各一钱天花粉　贝母各八分　金银花　陈皮各三钱　皂角刺炒黄，一钱

用酒一碗，同入瓶内，纸糊瓶口，勿令泄气，慢火煎数沸去渣，分病上下，食前后服之。能饮酒者，再饮三二杯，尤妙。

六十二、 蜡矾丸

治一切痈疽。托里止痛，护脏腑，神效。不问老幼皆可服。

白矾一两，明亮者研末　黄蜡一两，黄色好者溶开，高火入矾末。一方用七钱

众手急丸梧桐子大，每服十丸，渐加至二十九，熟水或温酒送下，日进二服。一法将蜡水煮，用匙挑浮水上者，和矾末丸，则软而易丸。

六十三、 四君子汤

治脾胃虚弱，便血不止。

甘草炙，五分　人参　白术炒　白茯苓各一钱

水一钟，姜三片，枣二枚，煎八分，食远服。

六十四、 人参败毒散

治一切疮疡焮痛发热，或拘急头痛，脉数有力者。

人参　羌活　独活　前胡　柴胡　桔梗　枳壳　茯苓　川芎　甘草各一钱

水二钟，煎八分，食远服。

六十五、　清咽消毒散

治咽喉生疮肿痛，痰涎壅盛，或口舌生疮，大便秘结。即荆防败毒散加芩、连、硝、黄。

六十六、　金黄散

滑石　甘草

各为末，等份，敷搽。

六十七、　龙胆泻肝汤

柴胡　泽泻各一钱　车前子　木通各五分　生地黄　当归尾酒洗　草龙胆酒浸，炒黄色，各三钱

作一贴，水煎，食前服。

六十八、　神异膏

治痈疽疮毒甚效。此疮中第一药也。

露蜂房蜂儿多者，一两　蛇蜕盐水洗焙，半两　玄参半两　黄芪三钱　男发洗如鸡子一团　杏仁去皮尖，一两　黄丹十一两　真麻油二斤

先以玄参、黄芪、杏仁入油煎至黑色，方入蜂房、蛇蜕、男发再煎至黑，滤去渣，徐徐入黄丹，慢火煎，以柳枝不住手搅，滴水捻，软硬得中，即成膏矣。

六十九、　冲和膏

治一切疮肿不甚热，积日不消。

紫荆皮炒，五钱　赤芍药炒，二两　独活去节，炒三两　白芷一两　菖蒲一两

上为末，葱头煎汤，调搽。

七十、 神功散即四生散

治臁腿生疮，浸淫不愈，类风癣，名肾脏风疮，如上攻则目昏花，视物不明，并一切风癣疥癞。

白附子生用　黄芪　独活　蒺藜

等份，研末，每服二钱。用猪腰子一个，批开入药，湿纸裹，煨熟，空心连腰细嚼，盐汤下。风癣，酒下。

七十一、 大连翘饮

治丹毒、斑疹瘙痒，或作痛及大人风邪热毒焮肿或痒，小便涩。

连翘　瞿麦　荆芥　木通　芍药　蝉蜕　当归酒拌　甘草　防风　柴胡滑石煅　山栀炒　黄芩各一钱

水钟半，煎七分，小儿宜为末，每服一二钱，滚汤调下。

七十二、 通气散

治时毒焮肿，咽喉不利，取嚏以泄其毒。

玄胡钱半　牙皂　川芎各一钱　藜芦五分　踯躅花二分半

为细末，用纸捻蘸少许，纴鼻内，取嚏为效。

七十三、 羌活胜湿汤

羌活去芦　独活去芦，各一钱　藁本　防风去芦，各半钱　川芎二分　甘草炙，半分　蔓荆子二分

作一贴，姜水煎服。

七十四、 附子八物汤

附子炮　干姜炮　芍药炒　茯苓　人参　甘草炙，各一钱五分　肉桂一钱　白术二钱，炒

作一贴，水煎，食前服。

七十五、 加减小续命汤

麻黄去节　人参　黄芩　芍药　杏仁去皮尖，面炒　甘草　防己　肉桂各一两半　附子炮去皮脐，五钱

每服一两，姜水煎服。

七十六、 独活寄生汤

白茯苓　杜仲　当归酒洗　防风　牛膝　白芍药　人参　细辛　桂心　秦艽　熟地黄　芎芍　甘草各二两　独活三两　桑寄生二两

姜水煎服，每服一两。

七十七、 五香连翘汤

治诸疮初觉，一二日便厥逆，咽喉塞，寒热。

沉香　木香　麝香　连翘　射干　升麻　丁香　独活　甘草炙　桑寄生各一钱　大黄　木通　乳香各一钱半

每服五钱，水一钟，煎八分，取利。

七十八、 八风散

藿香半斤　白芷　前胡各半斤　黄芪　甘草　人参各二斤　羌活　防风各三斤

上为细末，每服四钱，薄荷煎滚汤调服。

七十九、 人参荆芥散

治妇人血风发热，或疮毒瘙痒，肢体疼痛，头目昏涩，烦渴盗汗，或月水不调，脐腹疼痛，痃癖积块。

人参　桂心　柴胡　鳖甲醋炙　荆芥穗　枳壳麸炒　生地黄酒拌　酸枣仁炒　羚羊角　白术炒，各一钱　川芎　当归酒拌　防风　甘草炙，各五分

水二钟，姜三片，煎八分，入羚角末，食远服。

八十、 消风散

治风热，瘾疹瘙痒，及妇人血风瘙痒，或头皮肿痒，或诸风上攻，头目昏眩，项背拘急，鼻流清水，嚏喷声重，耳作蝉声。

陈皮焙，五钱　甘草炒　人参　茯苓　荆芥穗　防风　川芎炒　白僵蚕炒　蝉蜕各二两　厚朴姜制，五钱　藿香　羌活一两

上为末，每服三钱，茶清调下，疮、癣温酒下。

八十一、 何首乌散

何首乌　防风　蒺藜　枳壳　天麻　胡麻子　僵蚕　茺蔚子各等份
每服五钱，茵陈汤下。

八十二、 神效当归膏

当归　黄蜡各一两，一方用白蜡尤效　麻油四两
先将当归入油煎至黑，滤去，入蜡溶化，即成膏矣。

八十三、 乳香定痛丸

乳香　没药各另研　羌活　五灵脂　独活各三钱　川芎　当归　交趾桂　川白芷　真绿豆粉　白胶香各半两

上为末，炼蜜丸如弹子大，每服一丸，细嚼，薄荷汤送下。手足损痛不能举动，加草乌，用五钱，盐汤下。

八十四、 五积散

治风寒湿毒客于经络，致筋挛骨痛，或脚腰酸疼，或身重痛拘急。

苍术二钱半　桔梗炒，钱半　陈皮去白，六分　白芷三分　甘草　当归酒拌　川芎　芍药炒　半夏姜制　茯苓去皮，各三分　麻黄去节，六分　干姜炮，四分　枳壳麸炒，六分　桂心一钱　厚朴姜制，四分

水二钟，姜三片，枣一枚，煎一钟，服。

八十五、 舒筋汤

片子姜黄　甘草炙　羌活各一钱　当归酒洗　赤芍药　白术　海桐皮各二钱

作一贴，姜水煎服。

八十六、 四生丸

治血风，骨节疼痛，不能举动，或行步不前，或浑身瘙痒，或麻痹。

地龙去土　僵蚕炒去丝　白附子生　五灵脂　草乌去皮尖，各等份

为末，米糊丸梧子大，每服二三十丸，茶酒任下，或作末，酒调服。

八十七、 大防风汤

治三阴之气不足，风邪乘之，两膝作痛，久则膝大腿愈细，名曰鹤膝风，乃败证也。非此不治，又治痢后脚痛缓弱，不能行步，或腿肿痛。

附子炮，一钱　白术炒　羌活　人参各二钱　川芎钱半　防风二钱　甘草炙，一钱　牛膝酒浸，一钱　当归酒拌，二钱　黄芪炙，二钱　白芍炒，二钱　杜仲姜制，二钱　生地黄酒拌，蒸半日，忌铁器，一钱

作一服，水二钟，姜三片，煎八分，空心服。愈后尤宜调摄，更服还少丹，或加桂以行地黄之滞。若脾胃虚寒之人，宜服八味丸。

八十八、 芦荟丸

治下疳溃烂或作痛，及小儿肝积发热，口鼻生疮，或牙龈蚀烂。

胡黄连　黄连　芦荟　木香　白芜荑炒　白雷丸　青皮　鹤虱草各一两　麝香三钱

为末，蒸饼糊丸麻子大，每服一钱，空心米汤下。

八十九、 当归拈痛汤

治湿热下注，脚膝生疮，或脓水不绝，或赤肿，或痒痛，或四肢遍身肿痛。

防风　归身　知母酒炒　泽泻　猪苓各三钱　白术钱半　羌活五钱　人参　苦参酒制　升麻　葛根　苍术各二钱　甘草炙　黄芩酒炒　茵陈叶酒炒，各五钱

作四剂，水二钟，煎一钟，空心并临卧服。

九十、 清震汤

升麻　柴胡　苍术　黄芩各五分　甘草炙，二分　藁本二分　当归身二分　麻黄根　防风　猪苓各三分　红花一分　泽泻四分　羌活　酒黄柏各一钱

作一服，水煎，临睡服。

九十一、 补肝汤

黄芪七分　人参　葛根　白茯苓各三分　升麻　猪苓各四分　柴胡　羌活　知母　连翘　泽泻　防风　苍术　当归身　曲末　炒黄柏　陈皮各二分　甘草炙，五分

作一服，水煎，空心热服。

九十二、 芍药汤

芍药四钱　当归　黄连　黄芩　官桂各二钱　槟榔一钱二分　甘草炙，一钱

木香_{八钱}　大黄_{一钱二分}

分二贴，水煎服。如后重加大黄，脏毒加黄柏。

九十三、　清燥汤

白术　黄芪　黄连_{各一钱}　苍术_{钱半}　白茯苓　当归　陈皮_{各一钱}　生地黄　人参_{各七分}　神曲_炒　猪苓　麦门冬_{去心}　黄柏_{酒炒}　甘草　泽泻_{各五分}　柴胡　升麻_{各三分}

作一服，水煎服。

九十四、　黄连丸

治大肠有热，下血。

黄连、吴茱萸等份，热汤拌湿，罨二日，同炒拣出，各另研末，亦各米糊丸梧子大，每服二三钱。粪前红服茱萸丸，粪后红服黄连丸，俱酒下。

九十五、　黄连消毒散

治痈疽肿势外感焮痛，或不痛麻木。服此更宜蒜灸。

黄连_{酒拌}　羌活　黄芩_{酒拌}　黄柏_{酒拌炒}　生地黄_{酒拌}　知母_{酒拌炒}　独活　防风　归尾_{酒拌}　连翘_{各一钱}　苏木　藁本　防己_{酒拌}　桔梗　陈皮　泽泻　人参　甘草_{炙，各五分}　黄芪_{盐水拌炒，二钱}

作一贴，水二钟，姜三片，煎八分，食后服。

九十六、　还少丹

远志　茴香　巴戟　山药　牛膝　杜仲　肉苁蓉　枸杞子　熟地黄　石菖蒲　五味子　白茯苓　楮实子

上为末，各等份，用枣肉同蜜丸如梧子大，每服五十九，空心酒下。

九十七、 蟠葱散

肉桂　干姜炮，二两　苍术　甘草炙，各半斤　缩砂　丁皮　槟榔各四两　蓬术　三棱煨　茯苓　青皮去白，各六两　延胡索二两

为末，每服五钱，葱汤空心调下。

九十八、 胡芦巴丸

胡芦巴炒，一斤　茴香去脐炒，十二两　川楝子炒，一斤二两　大巴戟去心炒，六两　川乌炮去皮尖，六两　吴茱萸汤洗七次，炒，十两

上为末，酒糊如梧子大，每服十五丸，空心温酒下，小儿茴香汤下。

九十九、 塌肿汤

治妇人阴户生疮，或肿，或痛，或脓水淋漓。

甘草　干漆各三两　黄芩　当归　生地黄　川芎各二两　龟甲五两

用水数碗，煎良久，去渣，塌洗患处。

一百、 菖蒲散

治妇人阴户肿痛，月水涩滞。

菖蒲　当归各一钱　秦艽七钱半　吴茱萸五钱，制

为末，每服三钱，空心葱汤调下，更以枳实炒热，频熨患处。阴内脓水淋漓，或痒痛，以升麻、白芷、黄连、木通、当归、川芎、白术、茯苓煎服，更用塌肿汤浴洗。

一百零一、 清心莲子饮

治心经蕴热，小便赤涩，或茎肿窍痛，及上下虚，心火炎上，口苦咽干，烦躁作渴，发热，小便白浊，夜则安静，昼则发热。

黄芩炒　黄芪蜜炙　石莲肉去心　赤茯苓　人参各一钱　甘草炙　车前子炒
麦门冬去心　地骨皮各五分

水二钟，煎八分，空心食前服。

一百零二、　斑龙丸

鹿茸酥炙为末　山药为末　熟地黄酒蒸捣膏　柏子仁捣膏　菟丝子各等份
蜜丸梧子大，每服八十丸，空心盐汤下。

一百零三、　滋肾丸

治下焦阴虚，小便涩滞，或膝无力，阴汗阴痿，或足热不履地，不渴而小
便闭。

肉桂二钱　黄柏酒拌焙　知母酒洗焙，各一两
为末，水丸梧子大，每服百丸，加至二百丸，百沸汤下。

一百零四、　茯菟丸

菟丝子五两　白茯苓二两　石莲肉去心三两
酒糊丸梧子大，每服五十丸，空心盐汤下。

一百零五、　木香饼

治一切气滞结肿，或痛或闪肭，及风寒所伤作痛，并效。
木香五钱，为末　生地黄一两，杵膏
和匀，量患处大小，作饼置肿上，以热熨斗熨之。

一百零六、　没药降圣丹

川乌头炮去脐　骨碎补炙　白芍药　没药另研　当归焙　乳香各研　生地黄
川芎　苏木各一两　自然铜火煅醋淬十次，为末，一两

上为末，生姜汁与蜜和丸，每一两作丸，每服一丸，水酒各半盏，煎至八分，空心热服。

一百零七、 乳香定痛散

治疮痛不可忍。

乳香　没药各二钱　寒水石煅　滑石各四钱　冰片一分

为细末，搽患处，痛即止，甚妙。此方乳、没性温，佐以寒剂制之，故寒热之痛皆有效也。

一百零八、 青州白丸子

白附子炮，二两　半夏姜制　南星各二两　川乌炮去皮脐，半两

为末，用糯米糊丸如绿豆大，每服二丸，生姜汤下。瘫痪温酒下，小儿惊风薄荷汤下。

一百零九、 失笑散

治产后心腹绞痛欲死，或血迷心窍，不知人事，及寻常腹内瘀血，或积血作痛。妇人血气痛之圣药也，亦治疝气疼痛。

五灵脂　蒲黄俱炒，等份

每服二三钱，醋一合，熬成膏，入水一盏，煎七分，食前热服。

一百一十、 解毒散

治一切毒蛇恶虫并兽所伤。重者毒入腹，则眼黑口噤，手足强直。此药平易不伤气血，大有神效，不可以为易而忽之。

白矾　甘草各一两

为末，每服二钱，不拘时，冷水调下，更敷患处。

一百一十一、 五福化毒丹

玄参　桔梗各一两半　茯苓二两半　人参　牙硝　青黛各一两　甘草七钱半
麝香少许　金银箔各十片

上为末，炼蜜丸芡实大，每服一丸，薄荷汤下。痘毒上攻，口齿生疮，以
生地黄汁化服，及用鸡翎敷患处。

一百一十二、 连翘丸

连翘　防风去芦　黄柏　肉桂去粗皮　桑白皮　香豉　独活　秦艽　牡丹皮
各半两　海藻二钱半

上为末，炼蜜丸如绿豆大，每服十丸，灯心汤下。

一百一十三、 当归饮子

治血燥作痒，及风热疮疥瘙痒或作痛。

当归酒拌　川芎　白芍　防风　生地黄酒拌　白蒺藜　荆芥各钱半　黄芪
何首乌　甘草各五分

水二钟，煎八分，食远服。

一百一十四、 葛根橘皮汤

葛根　陈皮　杏仁去皮尖　麻黄去节　知母　黄芩　甘草各等份
每服二钱，水煎服。

一百一十五、 龙胆丸

龙胆草　赤茯苓　升麻　苦楝根皮　防风　芦荟　油发灰各二钱　青黛　黄
连各三钱

猪胆浸糁，丸如麻子大，每服二十丸，薄荷汤下。

一百一十六、 地黄清肺饮

紫苏　前胡　防风　黄芩　赤茯苓　当归　连翘　桔梗　甘草　天门冬去心
生地黄各二钱　桑白皮半两，炙

每服三钱，水煎，食后服，次进化蟨丸。

一百一十七、 化蟨丸

芜荑　青黛　芦荟　川芎　虾蟆灰　白芷　胡黄连各等份
猪胆浸糊，丸如麻子大，每服十丸，食后并临卧杏仁汤下。

一百一十八、 大芦荟丸

黄连　芦荟　木香　青皮　胡黄连　雷丸用白者　白芜荑　鹤虱各半两，炒
麝香二钱，另研

用粟米饭丸绿豆大，每服一二十丸，米饮下。

一百一十九、 六味地黄丸即肾气丸

治肾气素虚，不交于心，津液不降，败浊为痰，咳逆。

干山药四两　泽泻蒸　牡丹皮白者佳　白茯苓各三两　山茱萸去核，四两，酒拌
熟苄四两，酒拌，瓷器蒸半日，捣膏

余为末，加蜜丸如梧子大，每服五六十丸，空心滚汤或盐汤温酒下。

一百二十、 槐花酒

治一切疮毒，不问已成未成及焮痛者，并治之。槐花四五两微炒黄，乘热
入酒二钟，煎十余沸，去渣热服。未成者二三服，已成者一二服。又治湿热疮
疥，肠风。痔漏诸疮作痛，尤效。

一百二十一、 黄连消毒饮 即黄连消毒散

一百二十二、 紫金锭 一名神仙追毒丸，又名太乙丹

治一切痈疽。

五味子 焙，三两　 山慈菇 焙，二两　 麝香 三钱，别研入　 红牙大戟 焙，一两半 续随子 去壳去油，一两

上除续随子，麝香外，三味为细末，却入研药令匀，用糯米煮浓饮为丸，分为四十锭，每服半锭，各依后项汤使服。如治一切药毒、蛊毒、瘴气、吃死牛马驼骡等肉，毒发恶疮，痈疽发背，无名疔肿，及蛇犬恶虫所伤，汤烫火烧，急喉闭，缠喉风，诸般头风，牙疼，用凉水磨搽。并治四时瘟疫，感冒风寒，暑热闷乱，及自缢、溺水，鬼迷惊死未经隔宿，心头微温，并用凉水磨灌，良久复苏。男子妇人急中颠邪，鬼气狂乱，及打扑伤损，中风中气，口眼㖞斜，牙关紧急，语言謇涩，筋脉挛缩，骨节风肿，手脚疼痛，行履艰辛，应是风气，并用热酒磨服。小儿急慢惊风，八痫五痫，脾病黄肿，瘾疹疮瘤，并用蜜水磨服，并搽有效。诸般疟疾，不问新久，发日用桃柳枝煎汤磨服。

一百二十三、 玉真散 又名定风散

治破伤风，重者牙关紧急，腰背反张，并蛇犬所伤。

天南星　防风 各等份

为末，每服二钱，温酒调下，更搽患处。若牙关紧急，腰背反张者，每服三钱，童便调服，虽内有瘀血亦愈。至于昏死，心腹尚温者，连进二服，亦可保全。若治疯犬咬，用漱口水洗净搽之，神效。

一百二十四、 夺命丹 又名蟾蜍丸

治疔疮发背及恶证不痛，或麻木，或呕吐，重者昏愦。服此，不起发者即发，不痛者即痛，痛甚者即止，昏愦者即苏，呕吐者即解，未成者即消，已成者即溃，有回生之功，万恶证中至宝也。

蟾酥_{干者酒化} 轻粉_{各五分} 白矾_枯 铜绿 寒水石_煅 乳香 没药 麝香_各一钱 朱砂_{二钱} 蜗牛_{二十个，另研，无亦效}

上研细末，将蜗牛研烂，入药末捣匀，丸如绿豆大，如丸不就，入酒糊些少，每服一二丸。用生葱白三五寸，病者自嚼烂，吐于手心，男左女右，包药在内，热酒连葱送下。如人行五七里，汗出为效，重者再服一二丸。

一百二十五、 茯苓丸

茯苓_{一两} 半夏_{二两} 枳壳_{五钱} 风化朴硝_{一两}
姜汁糊丸梧子大，每服二十丸，食后姜汤下。

一百二十六、 控涎丹

甘遂_{去心} 大戟 真白芥子_{各等份}
糊丸梧子大，每服五七丸，临卧姜汤下。

一百二十七、 制甘草法_{详见《外科精要》}

治悬痈肿痛，或发寒热，不问肿溃，神效。其法大甘草每一两，切三寸许，开涧水一碗浸透，慢火炙干，仍投前水浸透，再炙再浸，以碗水干为度，锉细，以无灰酒一碗，煎至七分，去渣，空心服。

一百二十八、 五苓散

泽泻_{一钱三分} 肉桂_{五分} 白术 猪苓 赤茯苓_{各一钱}
作一贴，水煎服。

医宗金鉴·外科心法要诀

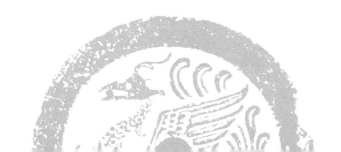

导读

成书背景

乾隆四年（1739），时任太医院右院判的名医吴谦联合刘裕铎上奏朝廷请求批准编撰一套供太医院诊疗与教学用的医学丛书。获批准后，设立了专门机构"医书馆"，人员都是经过严格筛选，包括纂修官（编辑）14 人，副纂修官 12 人，校阅官（校对）10 人，收掌官（收集保管书稿）2 人，誊录官（誊写）23 人，纸匠（供应撰书用纸）2 人。与此同时，"医书馆"请求清廷提供所藏全部医书，并下令各省地方官员通过收购、抄录等方式全面征集提交医学书籍，除了市面上流行的出版医书外，还包括无版的旧医书、未刻的新医书、家藏医学秘籍以及世传经验良方等，以备纂修之用。《医宗金鉴》成书于清朝鼎盛的乾隆七年（1742），是清代最为流行的医学教科书，也是清代医学成就的集大成者，代表了当时医学发展的最高水平，为清代的医学发展和医学教育发挥了重要作用。

《外科心法要诀》是清代医家吴谦所编著的《医宗金鉴》中的一部分。该书体系完备，共分为 4 个部分：第一部分为总论，论述了人体经络的循行，痈疽的脉诊、辨证、治法、预后等；第二部分为方论，详述了痈疽的主治方剂，包括内服方剂、洗涤方剂、膏药方剂、麻药类方剂、去腐方剂、生肌方剂；第三部分为各论，将人体按头面项部、背腰部、眼鼻耳部、口部、唇齿部、舌喉部、胸乳部、腹腋肋部、内痈部、肩臑、手部、臀股部、膝胫部、足部及发无定处部对外科疾病的诊断、治疗、预后进行了详细论述；第四部分为杂病，记载了杂病及婴儿外科疾病的诊断及治疗。

作者生平

吴谦，字六吉，清代医家，生活于康乾时期，生卒年不详。安徽歙县人氏，与张璐、喻昌并称为清初三大名医之一。清朝乾隆年间，吴谦为宫廷御医，1736年以后任太医院判（太医院副院长、官阶正五品）。由于吴谦医术精湛，医德高尚，受到朝廷上下广泛赞誉，加之又屡屡治愈皇亲国戚们的顽疾，乾隆皇帝对其十分的赏识和器重。吴谦博学多才，临床经验丰富，德艺双馨。他一贯谦虚好学，熟读古今医籍，善于总结经验。相传吴谦早年行医曾遇一骨折患者，由于久治不愈，吴谦深感歉疚。后来吴谦听说一位民间医生治愈了其疾，便不辞劳累，几次翻山越岭步行五十多里地去登门求教，学习治疾的技艺。

吴谦等人编撰的《医宗金鉴》是我国综合性中医医书最完善又最简要的一部医书，也是清代广为流传的医学教科书。其为医学界创立了规范的教材，为中医的进步起到了巨大的推动作用。

学术特色

《金匮要略·外科心法要诀》是一本较为全面的中医外科书，且文图对照，歌诀体裁，使人易于理解，便于诵记，一直被列为学习中医外科者的必读著作，后世广为流传，影响甚大。

1. 重视内外兼治

本书不仅收载了大量的内治方，更收载了丰富的外治方，在治疗疾病时多采用内外兼治，指出："人身脏腑根于内，经络行于外，气血流贯于其中，医固无内外之可分也。第以证之形于外，故称之曰外科。"并强调"无外之非本于内"。除内服方之外，肿疡贴类方、溃疡主治类方、洗涤类方、去腐类方、生肌类方等外用方近百种，全册多见内服药和外用方结合的实例，如对内踝疽的治疗："此证俱由湿寒下注，血涩气阻而成，其坚硬漫肿，皮色不变，时时隐痛，难于行立者，初服疮科流气饮……外用蒜片灸法以消之……若虚弱将欲作脓，跳痛无时者，俱服十全大补汤，外敷乌龙膏。"由此可见，内服与外用药物在外科疾病治疗中的重要性。

2. 强调方证对应

本书就外科常见病症的证治方药予以系统阐发，每一病症均先根据其特点编为歌诀，举出主证，后附以主治方药和加减用法，以法统方，承前启后。如在论述痔疮辨治时指出，痔疮系肛门内外生疮，"风湿热盛者初起宜用止痛如神汤消之，外用菩提露或田螺水点之。若坚硬者，以五倍子散，唾津调涂之，外用朴硝、葱头煎汤洗之"。

3. 精选实用效方

书中精选了许多为临床验证十分有效的方剂。如五味消毒饮、黄连消毒饮、祛风换肌丸、升阳散火汤、荆防败毒散、十全大补汤、辛夷清肺饮、双解通圣散、冰硼散、清肝解郁汤、清胃射干汤、祛风地黄丸、黄芪内托散、大苦参丸、当归拈痛汤、桂附地黄丸、木香流气饮等，至今仍为中医外科所使用。

4. 采用歌诀图解结合

全书附外科病形图 260 余幅，载方 570 多首，内容丰富，分类详细，颇具系统，各病证候、治疗方剂编成歌诀，简明扼要，便于记诵。

5. 重视应用"毒药"

书中运用了大量的有毒药物。如主治痈疽发背的白降丹，内含朱砂、硼砂、雄黄、水银等；主治痈疽溃后脓腐不去的红升丹，内含汞、白矾、朱砂等；主治痈疽漫肿无头的离宫锭子，内含京墨、蟾酥等。

卷一

痈疽总论歌

痈疽原是火毒生，经络阻隔气血凝。外因六淫八风感，内因六欲共七情，饮食起居不内外，负挑跌扑损身形，膏粱之变营卫过，藜藿之亏气血穷。疽由筋骨阴分发，肉脉阳分发曰痈，疡起皮里肉之外，疮发皮肤疖通名。阳盛焮肿赤痛易，阴盛色黯陷不疼，半阴半阳不高肿，微痛微焮不甚红。五善为顺七恶逆，见三见四死生明。临证色脉须详察，取法温凉补汗攻。善治伤寒杂证易，能疗痈疽肿毒精。

【注】经云：诸痛痒疮疡，皆属心火。故曰痈疽原是火毒生也。痈疽皆因荣卫不足，气血凝结，经络阻隔而生。故曰经络阻隔气血凝也。其因有三：外因、内因、不内外因也。外因者，由于春之风、夏之热暑、长夏之湿、秋之燥、冬之寒也。当其时而至，则为正气；非其时而至，或过盛，则为淫邪。凡此六淫为病，皆属外因。亦有因于八风相感，如冬至日，正北大刚风；立春日，东北凶风；春分日，正东婴儿风；立夏日，东南弱风；夏至日，正南大弱风；立秋日，西南谋风；秋分日，正西刚风；立冬日，西北折风。应时而至，主生养万物；不应时而至，主杀害万物。若人感受，内生重病，外生痈肿。凡此八风为病，亦属外因。故曰外因六淫八风感也。内因者，起于耳听淫声，眼观邪色，鼻闻过臭，舌贪滋味，心思过度，意念妄生，损人神气，凡此六欲为病，皆属内因。又有喜过伤心，怒过伤肝，思过伤脾，悲过伤肺，恐过伤肾，忧久则气结，卒惊则气缩。凡此七情为病，亦属内因。故曰内因六欲共七情也。不内外因者，由于饮食不节，起居不慎。过饮醇酒，则生火，消灼阴液；过饮茶水，则生湿停饮；过食五辛，则损气血；伤饥失饱，则伤脾胃，凡此皆饮食之致病也。昼日过劳，挑轻负重，跌扑�坠等类，损其身形；夜不静息，强力入房，劳伤精气，凡此皆起居之致病也。其起于膏粱厚味者，多令人荣卫不从，火毒内结；起于藜藿薄食者，多令人胃气不充，气血亏少，凡此亦属不内外因也。人之身体，计有五层：皮、脉、肉、筋、骨也。发于筋骨间者，名疽，属阴；

医宗金鉴·外科心法要诀

发于肉脉之间者，名痈，属阳；发于皮里肉外者，名曰疡毒；只发于皮肤之上者，名曰疮疖。凡痈疽阳盛者，初起焮肿，色赤疼痛，则易溃易敛，顺而易治，以其为阳证也。阴盛者，初起色黯不红，塌陷不肿，木硬不疼，则难溃难敛，逆而难治，以其为阴证也。半阴半阳者，漫肿不高，微痛不甚，微焮不热，色不甚红，此证属险。若能随证施治，不失其宜，则转险为顺，否则逆矣。五善者，五善之证也，诸疮见之为顺，则易治。七恶者，七恶之证也，诸疮见之为逆，则难治。凡患痈疽者，五善为顺，七恶为逆。见三善者则必生；见四恶者则必死也。医者于临证之时，须详察色脉，宜温者温之，宜凉者凉之，宜补者补之，宜汗者汗之，宜攻者攻之，庶有济也。然外证痈疽，犹如内证伤寒，善治伤寒，则杂病无不易治；能疗痈疽，则诸疮无不精妙。盖以能辨表里、阴阳、虚实、寒热也。

痈疽阳证歌

阳证初起焮赤痛，根束盘清肿如弓，七日或疼时或止，二七疮内渐生脓。痛随脓减精神爽，腐脱生新气血充，嫩肉如珠颜色美，更兼鲜润若榴红。自然七恶全无犯，应当五善喜俱逢，须知此属纯阳证，医药调和自有功。

【注】凡痈疽初起，焮热赤痛根束者，晕不散也；盘清者，不漫肿也；肿如弓者，高肿也。此皆属阳之证。故溃脓脱腐，生新收口，俱见易也。

痈疽阴证歌

阴证初起如粟大，不红不肿疙瘩僵，木硬不痛不焮热，疮根平大黯无光。七朝之后不溃腐，陷软无脓结空仓，疮上生衣如脱甲，孔中结子似含芳。紫黑脓稀多臭秽，若见七恶定知亡，须知此属纯阴证，虽有岐黄命不长。

【注】凡痈疽初起，如粟米大之疙瘩，不红不肿，不焮热，木硬不痛，疮根散漫，色黯无光者，此皆属阴之证，故不溃腐，空仓无脓，生衣如甲叶不脱，孔中结子，如花含子，紫黑脓清臭秽，俱见难愈也。

痈疽半阴半阳歌

阴阳相半属险证，阳吉阴凶生死昭，似阳微痛微焮肿，如阴半硬半肿高。肿而不溃因脾弱，溃而不敛为脓饶，五善之证虽兼有，七恶之证不全逃。若能饮食知味美，二便调和尚可疗，按法施治应手效，阳长阴消自可调。

【注】凡痈疽，似阳不甚焮热肿痛，似阴不甚木硬平陷，此属半阴半阳之险证。若渐生善证则生，渐生恶证则死也。

痈疽辨肿歌

虚漫实高火焮红，寒肿木硬紫黯青，湿深肉绵浅起疱，风肿宣浮微热疼，痰肿硬绵不红热，郁结更硬若岩棱，气肿皮紧而内软，喜消怒长无热红。瘀血跌扑暴肿热，产后闪挫久瘀经，木硬不热微红色，将溃色紫已成脓。

【注】人之气血，周流不息，稍有壅滞，即作肿矣。然肿有虚肿、实肿、寒肿、湿肿、风肿、痰肿，有郁结伤肝作肿，有气肿，有跌扑瘀血作肿，有产后与闪挫瘀血作肿，诸肿形势各异。如虚者，漫肿；实者，高肿；火肿者，色红皮光，焮热僵硬；寒肿者，其势木硬，色紫黯青；湿肿者，皮肉重坠，深则按之如烂棉，浅则起光亮水疱，破流黄水；风肿者，皮肤拘皱不红，其势宣浮微热微疼；痰肿者，软如绵，硬如馒，不红不热；郁结伤肝作肿者，不红不热，坚硬如石棱角，状如岩凸；气肿者，以手按之，皮紧而内软，遇喜则消，遇怒则长，无红无热，皮色如常；跌仆瘀血作肿者，暴肿大热，胖胀不红；产后与闪挫瘀血作肿者，瘀血久滞于经络，忽发则木硬不热微红，若脓已成而将溃者，其色必紫。诸肿形状如此，不可一概而论也。

痈疽辨痛歌

轻痛肌肉皮肤浅，重痛身在骨筋间，虚痛饥甚不胀闭，喜人揉按暂时安。实痛饱甚多胀闭，畏人挨按痛难言，寒痛喜暖色不变，热痛焮痛遇冷欢。脓痛鼓长按复起，瘀痛隐隐溃不然，风痛气痛皆走注，风刺气刺细心看。

【注】痛由不通，然亦种种不一，有轻痛、重痛、虚痛、实痛、寒痛、热痛、脓痛、瘀血凝结作痛、风痛、气痛之别。轻痛者，肌肉皮肤作痛，属浅；重痛者，痛彻筋骨，属深。虚痛者，腹饥则甚，不胀不闭，喜人揉按，暂时可安；实痛者，食饱则甚，又胀又闭，畏人挨按，痛不可言。寒痛者，痛处定而不移，皮色不变，遇暖则喜；热痛者，皮色焮赤，遇冷则欢。脓痛者，憎寒壮热，形势鼓长，按而复起。瘀血凝结作痛者，初起隐隐作痛，微热微胀；将溃则色紫微痛，既溃则不疼。风痛者，走注甚速。气痛者，流走无定，刺痛难忍。诸痛如此，不可不详辨也。

痈疽总论治法歌

痈疽疮疡初如粟，麻痒焮痛即大毒。不论阴阳灸最宜，灸后汤洗膏固护，内用疏解与宣通，外宜敷药四围束。轻证神灯照三枝，平塌须急补不足，高肿不可过于攻，内热毒盛须消毒。二便秘结宜通利，脏腑宣通方为福。十日以后疮尚坚，铍针点破最宜先，半月之后脓若少，药筒拔提脓要黏。疮已溃烂腐不脱，当腐剪破开其窍，能令脓管得通流，自然疮头无闭塞。频将汤洗忌风吹，去腐须当上灵药，生肌散用将敛时，保养须勤毋怠惰。切忌脓出投寒凉，冬宜温室夏明窗，肌肉长平将疮敛，谨慎调理更加详，新肉如珠皮不敛，若失保养命多亡。

【注】痈疽疮疡初起如粟，若麻痒焮痛者，即毒甚也。七日以前，形势未成，不论阴阳，俱先当灸之。轻者使毒气随火而散，重者拔引郁毒，通彻内外，实良法也。灸完即用汤洗之法，洗完用太乙膏贴于疮顶上，预防风袭；内服疏解宣通之剂，如神授卫生汤、内疏黄连汤、蟾酥丸之类；外围敷药，如冲和膏、玉龙膏之类，四围束之。轻证以神灯照照之，每用三枝。如形势已成，当因证施治。平塌者宜投补剂，以益其不足，使毒外出；高肿者不可过于攻伐，以伤元气，致难溃敛；内热盛者，须佐消毒之剂，以防毒炽；二便秘结者，急用通利之方，使脏腑宣通，方为佳兆。如十日之后，疮尚坚硬，必须用铍针，当头点破；半月之后，脓尚少者，急用药筒拔法拔之，脓血胶黏者为顺，紫血稀水者为逆；过二十一日，纵有稀脓，亦难治矣。若已溃之后，腐仍不脱，堵塞疮口者，用刀剪当头剪开寸余，使脓管通流，自然疮不闭塞。拔脓剪腐已完，用方盘一个，疮下放定，将猪蹄汤以软帛淋洗疮上，并入孔内，轻手擦净内脓，庶败腐宿脓，随汤而出，以净为度。再以软帛叠成七八重，勿令太干，带汤乘热，覆于疮上，两手轻按片时，帛温再换。如此洗按四五次，血气疏通，患者自然爽快。每日如是洗之，谨避风寒。腐肉处以黄灵药掺之，候腐肉脱尽，已见红肉时，洗后随用抿脚挑玉红膏于手心上，捺化搽涂疮口内，外用太乙膏盖之。不数日新肉顿生，疮势将敛，以生肌散或珍珠散撒之。保养谨慎，不可怠缓。脓出后切忌投以寒凉之药，患者冬宜温室，防其寒也。夏宜明窗，避风暑也。肌肉长平，疮敛时尤加小心，谨慎调理。即使新肉如珠，皮口将敛，若调理疏忽，失于保养，恐致虚脱暴变，命必危亡矣。

内消治法歌

内消表散有奇功，脉证俱实用最灵，脉证俱虚宜兼补，发渴便秘贵疏通。清热解毒活气血，更看部位属何经，主治随加引经药，毒消肌肉自然平。

【注】经云：发表不远热。又云：汗之则疮已。故曰内消表散有奇功也。

惟脉证俱实者，斯可用之。若脉证俱虚，便宜兼补，发渴便秘，须急疏行，不可概施表散之剂也。痈疽皆因气血凝结，火毒太盛所致。故以清热解毒，活气活血为主。更宜详看部位，属何经络，即用引经之药以治之，则肿痛自消，肌肉自平矣。

内托治法歌

已成不起更无脓，坚硬不赤或不疼，脓少清稀口不敛，大补气血调卫荣，佐以祛毒行滞品，寒加温热御寒风，肿消脓出腐肉脱，新生口敛内托功。

【注】凡疮肿已成，不能突起，亦难溃脓，或坚肿不赤而疼，或不疼，脓少清稀，疮口不合，皆气血虚也。宜以大补气血，调和荣卫为君，祛毒为佐，加以辛香，行其郁滞，加以温热，御其风寒，候脓出肿消，腐肉尽去，气血充足，新肉自然生矣。

虚实治法歌

痈疽未脓灸最良，药服托里自安康，发热恶寒身拘紧，无汗表散功最长。肿硬口干二便秘，下利毒热自然凉，焮痛热盛烦躁渴，便和清热自吉昌。内脓不出瘀肉塞，用刀开割法相当，软漫无脓不腐溃，宜服温补助生阳。溃后新肉如冻色，倍加温热自吉祥，大汗亡阳桂枝附，自汗肢厥四逆汤。脾虚溃后肌消瘦，脓水清稀面白黄，不眠发热疮口㿔，食少作渴大便溏，宜服清补助脾剂，投方应证保无妨。

【注】凡治痈疽，不问阴阳表里，日数远近，但未见脓时，俱宜灸之。焮肿发热脉浮者，宜用托里之药。若脉紧，发热恶寒，遍身拘紧无汗者，宜用表散之药。肿硬口干，二便秘涩者，宜用下利之药，以泄其毒。热焮痛势深，烦躁饮冷，口燥舌干便和者，宜用清热之药。内脓不出，瘀肉堵塞疮口者，用刀开割之。软漫无脓，不腐溃者，阳虚也，助以温补之剂以生其阳。溃后新肉生迟，如冻色者，肉冷肌寒也，宜倍加温热之药。如大汗不止者，亡阳也，宜用桂枝、附子等药。自汗肢厥者，宜用四逆汤。若溃后肌肉消瘦，脓水清稀，面色黄白者，脾虚也；不寐发热者，虚火上炎也；疮口㿔大者，气陷不固也；食少作渴，大便溏者，脾虚热也，俱宜服清补助脾之药。

痈疽灸法歌

痈疽初起七日内，开结拔毒灸最宜，不痛灸至痛方止，疮疼灸至不疼时。法以湿纸覆其上，干处先灸不宜迟，蒜灸黄蜡附子灸，豆豉蛴螬各用之。

【注】凡痈疽初起，七日以前，开结拔毒，非灸不可。不痛者灸至知痛，疮疼者灸至不疼。盖着毒则不痛，至好肉则痛，必灸至知痛者，令火气至好肉方止也。着皮肉未坏处则痛，着毒则不痛，必灸至不疼者，令火气着毒方止也。法以纸蘸水满覆患上，看纸先干处，即先灸之。但灸法贵于早施，如证起二三日即灸，十证可全八九；四五日灸者，十证可全六七；六七日灸者，十证可全四五，愈早愈妙。其法不一，有隔蒜灸者，有当肉灸者，有用黄蜡灸者，有用附子灸、豆豉灸、蛴螬灸者。一壮灸至百壮，以效为度。至艾壮之大小，则量疮势以定之。然灸有应忌者，如肾俞发不宜灸，恐消肾液；手指不宜灸，因皮肉浇薄，恐皮裂肉努。至于头乃诸阳之首，诸书俱云禁灸，若误灸逼毒入里，令人痰喘上涌，反加大肿。然遇纯阴下陷之证，必当灸之，不灸则不能回阳。若半阴半阳之证，则仍当禁而不灸。

隔蒜灸法

大蒜切成片，约三钱厚，安疮头上，用大艾壮灸之，三壮即换一蒜片。若漫肿无头者，以湿纸覆其上，视其先干处，置蒜片灸之。两三处先干，两三处齐灸之。有一点白粒如粟，四围红肿如钱者，即于白粒上灸之。若疮势大，日数多者，以蒜捣烂，铺于疮上，艾铺蒜上灸之。蒜败再易，以知痛甚为效。凡痈疽流注、鹤膝风，每日灸二三十壮。痈疽阴疮等证，艾数必多，宜先服护心散，以防火气入内。灸小儿，先将蒜置大人臂上，燃艾候蒜温，即移于小儿毒上，其法照前。经云：寒邪客于经络之中则血泣，血泣则不通，不通则卫气从之，壅遏而不得行，故热；大热不止则肉腐为脓。盖毒原本于火，然与外寒相搏，故以艾火、蒜灸之，使开结其毒，以移深居浅也。

附子饼灸法

生川附子为末，黄酒合作饼如三钱厚，安疮上以艾壮灸之，每日灸数壮，但令微热，勿令疼痛。如饼干，再易饼灸之，务以疮口红活为度。治溃疡气血俱虚，不能收敛，或风寒袭之，以致血气不能运行者，实有奇验。

肿疡主治类方

仙方活命饮　此方治一切痈疽，不论阴阳疮毒，未成者即消，已成者即溃，化脓生肌，散瘀消肿，乃疮痈之圣药，诚外科之首方也，故名之曰"仙方活命饮"。

穿山甲炒，三大片　皂角刺五分　归尾一钱五分　甘草节一钱　金银花二钱　赤芍药五分　乳香五分　没药五分　花粉一钱　防风七分　贝母一钱　白芷一钱　陈皮一钱五分

上十三味，好酒煎服，恣饮尽醉。

【方歌】仙方活命饮平剂，疮毒痈疽俱可医，未成即消疼肿去，已成脓化立生肌。穿山皂刺当归尾，草节金银赤芍宜，乳没天花防贝芷，陈皮好酒共煎之。

神授卫生汤　此方治痈疽发背，疔疮对口，一切丹瘤恶毒诸证。服之宣热散风，行瘀活血，消肿解毒，疏通脏腑，乃表里两实之剂，功效甚速。

皂角刺一钱　防风六分　羌活八分　白芷六分　穿山甲炒，六分　连翘六分　归尾一钱　乳香五分　沉香六分　金银花一钱　石决明六分　天花粉一钱　甘草节一钱　红花六分　大黄酒拌，炒，二钱

上十五味，水二碗，煎八分。病在上部，先饮酒一杯后服药；病在下部，先服药，后饮酒一杯，以行药力。

如气虚便利者，不用大黄。

【方歌】神授卫生表里剂，痈疽诸疮恶毒良，行瘀活血兼消肿，表里疏通实剂方。皂刺防风羌芷甲，连翘归尾乳沉香，金银石决天花粉，甘草红花共大黄。

清热消风散　此方治痈疽疮肿，已成未成之际，无表无里，故外不恶寒，内不便秘，惟红肿焮痛，高肿有头者，宜服此药以和解之也。

皂角刺一钱　防风五分　陈皮一钱　连翘去心，一钱　花粉五分　柴胡一钱

黄芩五分　川芎五分　白芍五分　甘草五分　当归五分　黄芪一钱　金银花五分
苍术炒，一钱　红花一钱

上十五味，水二盅，煎八分，食远服。

【方歌】清热消风无表里，痈疽诸毒和解方，皂刺防风陈翘粉，柴芩芎芍草芪当，银花苍术红花入，妇女还加香附良。

若妇人加香附子，用童便炒。

内疏黄连汤　此方治痈疽阳毒在里，火热发狂发热，二便秘涩，烦躁呕哕，舌干口渴饮冷等证，六脉沉数有力者，急宜服之，以除里热。

山栀一钱　连翘一钱　薄荷一钱　甘草五分　黄芩一钱　黄连一钱　桔梗一钱
大黄二钱　当归一钱　白芍炒，一钱　木香一钱　槟榔一钱

上水二茶盅，煎八分，食前服，加蜜二匙亦可。

【方歌】内疏黄连泻里热，痈疮毒火阳盛狂，肿硬发热二便秘，烦躁干呕渴饮凉，栀翘薄草芩连桔，大黄归芍木槟榔。

回阳三建汤　此方治痈疽发背初起，不疼不肿，不红不热，坚如顽石，硬若牛皮，体倦身凉，脉息迟细，色似土朱，粟顶多孔，孔孔流血，根脚平散，软陷无脓，皮不作腐，头温足凉者，并急服之。

人参一钱　附子一钱　当归一钱　川芎一钱　甘草五分　茯苓一钱　生黄芪一钱
枸杞一钱　红花五分　紫草五分　独活五分　陈皮一钱　苍术炒，五分　厚朴炒，五
分　木香五分　山萸肉一钱

上十六味，加煨姜三片，皂角树根上白皮二钱，水二碗，煎八分，入酒一杯，随病上下，食前后服之。用棉帛覆盖疮上，常令温暖，不得大开疮孔，走泄元气为要。

【方歌】回阳三建治阴疽，体倦身凉脉细迟，不肿不疼不红热，坚如顽石硬如皮，根平软陷无脓腐，参附归芎草茯芪，枸杞红花与紫草，独陈苍朴木山萸。

竹叶黄芪汤　此方治痈疽发背，诸般疔毒，表里不实，热甚口中干大渴者，服之生津止渴。

人参八分　生黄芪八分　石膏煅，八分　半夏制，八分　麦冬八分　生地二钱
白芍八分　甘草八分　川芎八分　当归八分　竹叶十片　黄芩八分

上十二味，水二盅，姜三片，灯心二十根，煎八分，食远温服。

【方歌】竹叶黄芪口干渴，清热补正助生津，参芪膏夏麦冬地，芍草芎归竹叶芩。

内消散 此方治痈疽发背，对口疔疮，乳痈，无名肿毒，一切恶疮。能令痈肿内消，使毒内化，尿色赤污，从小便而出。势大者，虽不全消，亦可转重为轻，移深居浅。

知母—钱　贝母—钱　花粉—钱　乳香—钱　半夏制，—钱　白及—钱　穿山甲—钱　皂角刺—钱　银花—钱

上九味，水、酒各一碗，煎八分，随病上下，食前后服之。留药渣捣烂，加秋芙蓉叶一两，研为细末；再加白蜜五匙，用渣调敷疮上。一宿即消，重者再用一服。

【方歌】内消散用化诸毒，毒化从尿色变行，知贝天花乳夏及，穿山角刺共金银。药渣捣和芙蓉叶，白蜜调敷毒即平。

以上诸方治痈疽，七日以前，疮势未成，形体壮实，而表里之证相和者宜服，病退即止。如过七日以后，情势已成，则宜托里消毒等汤，使毒现于外，以速其脓。若仍用前散下之药，恐伤元气，致生变证也。

内固清心散 此方治痈疽发背，对口疔疮，热甚焮痛，烦躁饮冷。其人内弱服之，预防毒气内攻于心也。

绿豆粉二两　人参二钱　冰片—钱　雄黄二钱　辰砂二钱　白豆蔻二钱　玄明粉二钱　茯苓二钱　甘草二钱　乳香二钱

上十味为细末，每服一钱五分。蜜汤调下，不拘时服。

【方歌】内固清心防毒攻，内弱毒气入心中，焮痛热甚兼饮冷，豆粉人参冰片雄，辰砂白蔻玄明粉，茯苓甘草乳香同。

琥珀蜡矾丸 此方治痈疽发背，疮形已成，而脓未成之际，其人即不虚弱，恐毒气不能外出，内攻于里。预服此丸，护膜护心，亦且活血解毒。

黄蜡—两　白矾—两二钱　雄黄—钱二分　琥珀另研极细，—钱　朱砂研细，—钱　白蜜二钱

上四味，先研细末，另将蜡、蜜入铜杓内熔化，离火片时，候蜡四边稍凝，方将药味入内，搅匀共成一块，将药火上微烘，急作小丸，如绿豆大，朱砂为衣，瓷罐收贮。每服二三十丸，食后白汤送下。毒甚者，早晚服，其功最速。

【方歌】琥珀蜡矾治痈毒，未出脓时平剂佳，预服护膜能解毒，蜡矾雄珀蜜朱砂。

护心散 此方治疮毒内攻，口干烦躁，恶心呕吐者，服此药护心解毒也。

绿豆粉—两　乳香净末，三钱　朱砂—钱　甘草—钱

上四味研细末，每服二钱，白滚汤调服，早晚二次。

【方歌】护心散治毒内攻，烦躁口干呕逆冲，豆粉乳香朱共草，二钱调下有神功。

透脓散 此方治痈疽诸毒，内脓已成，不穿破者，服之即溃破毒出。

生黄芪四钱　穿山甲一钱　川芎三钱　当归二钱　皂角刺一钱五分

上五味，水三盅，煎一盅。疮在上，先饮酒一杯，后服药；疮在下，先服药，后饮酒一杯。

【方歌】透脓散治脓已成，不能溃破剂之平，用此可代针泻毒，角刺归芪山甲芎。

托里消毒散 此方治痈疽已成，内溃迟滞者，因血气不足，不能助其腐化也。宜服此药托之，令其速溃，则腐肉易脱，而新肉自生矣。

皂角刺五分　银花一钱　甘草五分　桔梗五分　白芷五分　川芎一钱　生黄芪一钱　当归一钱　白芍一钱　白术一钱　人参一钱　茯苓一钱

上十二味，水二盅，煎八分，食远服。

【方歌】托里消毒助气血，补正脱腐肌易生，皂角银花甘桔芷，芎芪归芍术参苓。

神功内托散 此方治痈疽、脑顶诸发等疮，日久不肿不高，不能腐溃，脉细身凉。宜服此温补托里之剂，以助气血也。

人参一钱五分　附子制，一钱　川芎一钱　归身二钱　黄芪一钱　白术土炒，一钱五分　白芍炒，一钱　木香研，五分　穿山甲炒，八分　甘草炙，五分　陈皮一钱　白茯苓一钱

上十二味，煨姜三片，大枣二枚，水二茶盅，煎八分，食远服。

【方歌】神功内托阴毒证，不肿不高不溃疼，参附芎归芪术芍，木香山甲草陈苓。

复元通气散 此方治乳痈、腹痛、便毒、耳痛、耳聋等证。皆由毒气滞塞不通故耳，服之则气通毒散。

青皮四两　陈皮四两　瓜蒌仁二两　穿山甲二两　金银花一两　连翘一两　甘草半生半炙，二两

上七味研末，每服二钱，黄酒调下。

【方歌】复元通气乳腹痛，便毒兼治耳痛聋，青陈蒌甲银翘草，一服能教毒气通。

双解贵金丸 此方治背疽诸毒初起，木闷坚硬，便秘，脉沉实者，悉效，随证加药，服法列后。

生大黄一斤　白芷十两

上二味为末，水丸。每服三五钱，五更时用连须葱大者三根，黄酒一碗，煮葱烂，取酒送药。服毕盖卧出汗，过三二时，俟大便行一二次立效。

【按】此宣通攻利之剂也。济之以葱、酒，力能发汗，故云双解。弱者随用中剂，行后以四君子汤补之。老人虚人，每服一钱，用人参加生姜煎汤送下，过一时，再一服。得睡，上半身得汗则已。

【方歌】双解贵金治诸毒，肿疡初起木硬坚，大黄白芷为丸服，葱酒煎送汗下痊。

黍米寸金丹 此方乃异人所传，常有暴中急证，忽然卒倒者，撬开牙关，研灌三丸，其人即活。又能治发背痈疽，遍身雍肿，附骨痈疽等证也。凡初起憎寒壮热，四肢倦怠，沉重者，不分表里、老幼、轻重，并宜服之。

乳香　没药各一钱　狗胆干者，一个　鲤鱼胆阴干，三个　硇砂二钱　蟾酥二钱
狗宝一钱　麝香五分　白丁香四十九个　蜈蚣酥炙，全者七条　黄蜡三钱　乌金石一钱
头胎男乳一合　轻粉一钱　雄黄一钱　水银炼粉霜白色者，三钱

上十六味为细末，除黄蜡、乳汁二味，熬成膏子，同药和丸，如绿豆大。小儿用一丸，大人三丸，重者五丸。冷病用葱汤，热病用新汲水送下。衣被密盖，勿令透风，汗出为度，诸病如失。

【方歌】黍米寸金奇效方，痈疽发背服之良。乳香没药狗鲤胆，蟾硇宝麝白丁香，蜈蚣黄蜡乌金石，男乳轻雄共粉霜。

麦灵丹 此丹能治痈疽恶毒，无名诸疡及疔疮回里，令人烦闷神昏。或妇人初发乳证，小儿痘疹余毒，或腰腿暴痛等证。

鲜蟾酥二钱　活蜘蛛黑色大者佳，二十一个　定心草即两头尖，鼠粪，一钱　飞罗面六两

上四味共研一处，用菊花熬成稀膏，和好捻为麦子形，如麦子大。每服七丸，重大者九丸，小儿轻证五丸。在上俱用滚白水服，在下用淡黄酒送服。每一料加麦子一合，收瓷罐内。

【方歌】麦灵丹治疔毒疽，鲜蟾酥与活蜘蛛，定心草共飞罗面，黄菊熬膏相合宜。

保安万灵丹 此方治痈疽疔毒，对口发颐，风寒湿痹，湿痰流注，附骨阴

疽，鹤膝风，及左瘫右痪，口眼㖞斜，半身不遂，血气凝滞，遍身走痛，步履艰辛，偏坠疝气，偏正头痛，破伤风牙关紧闭，截解风寒，无不应效。

茅山苍术八两　麻黄　羌活　荆芥　防风　细辛　川乌汤泡，去皮　草乌汤泡，去皮　川芎　石斛　全蝎　当归　甘草　天麻　何首乌各一两　雄黄六钱

上十六味为细末，炼蜜为丸，重三钱，朱砂为衣，瓷罐收贮。视年岁老壮，病势缓急，斟酌用之。如恶疮初起二三日间，或痈疽已成至十日前后，未出脓者，状若伤寒，头痛烦渴，拘急恶寒，肢体疼痛，恶心呕吐，四肢沉重，恍惚闷乱，皮肤壮热，及伤寒四时感冒，传变疫证，恶寒身热，俱宜服之。用葱白九枝，煎汤调服一丸，盖被出汗为效。如汗迟以葱汤催之，其汗必出，如淋如洗，令其自收，不可露风，患者自快，疮未成者即消，已成者即高肿溃脓。如病无表里相兼，不必发散，只用热酒化服。

又按：此方原载诸风瘫痪门中，今移录于此者，盖疮疡皆起于营卫不调，气血凝滞，始生痈肿。此药专能发散，又能顺气搜风，通行经络，所谓结者开之也。经云：汗之则疮已，正与此相合也。服后当避风，忌冷物，戒房事，如妇人有孕者勿服。

【方歌】万灵丹治诸痹病，此药犹能治肿疡，发表毒邪从汗解，通行经络效非常。麻黄羌活荆防细，川草乌芎石斛苍，全蝎当归甘草等，天麻何首共雄黄。

肿疡敷贴类方

凡肿疡初起时，肿高赤痛者，宜敷凉药，以寒胜热也。然亦不可太过，过则毒为寒凝，变为阴证。如漫肿不红，似有头而不痛者，宜敷温药，乃引毒外发也。经云：发表不远热，敷热药亦发表之意。凡调敷药，须多搅，则药稠黏。敷后贴纸，必须撕断，则不崩裂，不时用原汁润之。盖借湿以通窍，干则药气不入，更添拘急之苦矣。凡去敷药必看毛孔有汗，意者为血脉通，热气散也，反此者逆。

如意金黄散　此散治痈疽发背，诸般疔肿，跌扑损伤，湿痰流毒，大头时肿，漆疮火丹，风热天疱，肌肤赤肿，干湿脚气，妇女乳痈，小儿丹毒，凡一切诸般顽恶热疮，无不应效，诚疮科之要药也。

南星　陈皮　苍术各二斤　黄柏五斤　姜黄五斤　甘草二斤　白芷五斤　上白

天花粉十斤　厚朴二斤　大黄五斤

上十味共为咀片，晒干磨三次，用细绢罗筛，贮瓷罐，勿泄气。凡遇红赤肿痛，发热未成脓者，及夏月时，俱用茶清同蜜调敷。如欲作脓者，用葱汤同蜜调敷。如漫肿无头，皮色不变，湿痰流毒，附骨痈疽，鹤膝风等证，俱用葱酒煎调敷。如风热所生，皮肤焮热，色亮游走不定，俱用蜜水调敷。如天疱火丹，赤游丹，黄水漆疮，恶血攻注等证，俱用大蓝根叶捣汁调敷，加蜜亦可。汤泼火烧，皮肤破烂，麻油调敷。以上诸引调法，乃别寒热温凉之治法也。

【方歌】如意金黄敷阳毒，止痛消肿实良方，南陈苍柏姜黄草，白芷天花朴大黄。

五龙膏　此膏治痈疽阴阳等毒，肿痛未溃者，敷之即拔出脓毒。

五龙草即乌蔹。详《本草纲目》蔓草部。俗名五爪龙，江浙多产之　金银花　豨莶草　车前草连根叶　陈小粉各等份

上四味俱用鲜草叶，一处捣烂，再加三年陈小粉，并飞盐末二三分，共捣为稠糊。遍敷疮上，中留一顶，用膏贴盖，避风为主。若冬月草无鲜者，预采蓄下，阴干为末，用陈米醋调敷，一如前法并效。如此方内五龙草，或缺少不便，倍加豨莶草亦效。

【方歌】五龙膏用拔脓毒，平剂五龙草银花，莶草车前俱捣烂，小粉飞盐搅糊搽。

四虎散　此散治痈疽肿硬，厚如牛领之皮，不作脓腐者，宜用此方。

草乌　狼毒　半夏　南星各等份

上四味为细末，用猪脑同捣，遍敷疮上，留顶出气。

【方歌】四虎散敷阴疽痈，顽肿不痛治之平，厚似牛皮难溃腐，草乌狼毒夏南星。

真君妙贴散　此散治痈疽诸毒，顽硬恶疮，散漫不作脓者，用此药敷之，不痛者即痛，痛者即止。如皮破血流，湿烂疼苦，天疱火丹，肺风酒刺等证，并用之皆效。

荞面五斤　明净硫黄为末，十斤　白面五斤

上三味，共一处，用清水微拌，干湿得宜，赶成薄片微晒，单纸包裹，风中阴干，收用。临时研细末，新汲水调敷。如皮破血流湿烂者，用麻油调敷。天疱、火丹、酒刺者，用靛汁调搽并效。

【方歌】真君妙贴硫二面，水调顽硬不痛脓，油调湿烂流血痛，靛汁疱丹酒刺风。

二青散 此散治一切阳毒红肿，疼痛𤸷热等证，未成者即消。

青黛 黄柏 白蔹 白薇各一两 青露即芙蓉叶，三两 白及 白芷 水龙骨即多年舣船旧油灰 白鲜皮各一两 天花粉三两 大黄四两 朴硝一两

上十二味为末，用醋、蜜调敷。已成者留顶，未成者遍敷。

【方歌】二青散用敷阳毒，肿痛红热用之消，黛柏蔹薇青露及，芷龙鲜粉大黄硝。

坎宫锭子 此锭子治热毒肿痛，燃赤诸疮，并搽痔疮最效。

京墨一两 胡黄连二钱 熊胆三钱 麝香五分 儿茶二钱 冰片七分 牛黄三分

上七味为末，用猪胆汁为君，加生姜汁、大黄水，浸取汁，酽醋各少许，相和药成锭。用凉水磨浓，以笔蘸涂之。

【方歌】坎宫锭子最清凉，热肿诸疮并痔疮，京墨胡连熊胆麝，儿茶冰片共牛黄。

离宫锭子 此锭子治疗毒肿毒，一切皮肉不变，漫肿无头，搽之立效。

血竭三钱 朱砂二钱 胆矾三钱 京墨一两 蟾酥三钱 麝香一钱五分

上六味为末，凉水调成锭，凉水磨浓涂之。

【方歌】离宫锭治诸疗毒，漫肿无头凉水涂，血竭朱砂为细末，胆矾京墨麝蟾酥。

白锭子 此锭专敷初起诸毒，痈疽疗肿，流注痰包恶毒，及耳痔、耳挺等证。

白降丹即白灵药，四钱 银黝二钱 寒水石二钱 人中白二钱

上四味，共为细末，以白及面打糊为锭，大小由人，不可入口。每用以陈醋研敷患处，如干再上，自能消毒。

【方歌】白锭专敷初起毒，痈疽疗肿与痰包，降丹银黝人中白，寒水白及醋研消。

二味拔毒散 此散治风湿诸疮，红肿痛痒，疥癣等疾，甚效。

明雄黄 白矾各等份

上二味为末，用茶清调化，鹅翎蘸扫患处。痒痛自止，红肿即消。

【方歌】二味拔毒消红肿，风湿诸疮痛痒宁，一切肌肤疥癣疾，雄矾为末

用茶清。

回阳玉龙膏　此膏治痈疽阴疮，不发热，不疼痛，不肿高，不作脓，及寒热流注，冷痛痹风，脚气手足顽麻，筋骨疼痛，及一切皮色不变，漫肿无头，鹤膝风等证。但无肌热者，一概敷之，俱有功效。

军姜炒，三两　肉桂五钱　赤芍炒，三两　南星一两　草乌炒，三两　白芷一两

上六味制毕，共为细末，热酒调敷。

【方歌】回阳玉龙阴毒证，不热不疼不肿高，军姜桂芍星乌芷，研末须将热酒调。

冲和膏　此膏治痈疽发背，阴阳不和，冷热相凝者，宜用此膏敷之。能行气疏风，活血定痛，散瘀消肿，祛冷软坚，诚良药也。

紫荆皮炒，五两　独活炒，三两　白芷三两　赤芍炒，二两　石菖蒲一两五钱

上五味共为细末，葱汤、热酒俱可调敷。

【方歌】冲和发背痈疽毒，冷热相凝此药敷，行气疏风能活血，紫荆独芷芍菖蒲。

铁桶膏　此膏治发背将溃已溃时，根脚走散，疮不收束者，宜用此药围敷。

胆矾三钱　铜绿五钱　麝香三分　白及五钱　轻粉二钱　郁金二钱　五倍子微炒，一两　明矾四钱

上八味共为极细末，用陈米醋一碗，杓内慢火熬至一小杯，候起金色黄疱为度，待温，用药末一钱，搅入醋内，炖温，用新笔涂于疮根周围，以棉纸覆盖药上，疮根自生绉纹，渐收渐紧，其毒不致散大矣。

【方歌】铁桶膏收毒散大，周围敷上束疮根，胆矾铜绿及轻粉，五倍明矾麝郁金。

乌龙膏　此膏治一切诸毒，红肿赤晕不消者，用此药敷上，极有神效。

木鳖子去壳，二两　草乌半两　小粉四两　半夏二两

上四味于铁铫内，慢火炒焦，黑色为度，研细，以新汲水调敷，一日一换，自外向里涂之，须留疮顶，令出毒气。

【方歌】乌龙膏用治诸毒，赤晕能收治肿疡，木鳖草乌小粉夏，凉水调敷功效良。

神效千捶膏　此膏专贴疮疡、疔毒初起，贴之即消。治瘰疬连根拔出，大人臁疮，小儿蟮拱头等证，并效。

土木鳖去壳，五个　白嫩松香拣净，四两　铜绿研细，一钱　乳香二钱　没药二

钱　蓖麻子去壳，七钱　巴豆肉五粒　杏仁去皮，一钱

上八味合一处，石臼内捣三千余下，即成膏；取起浸凉水中。用时随疮大小，用手捻成薄片，贴疮上用绢盖之。

【方歌】千捶膏贴诸疔毒，瘰疬臁疮蟮拱头，木鳖松香铜乳没，蓖麻巴豆杏仁投。

马齿苋膏　马齿苋性味清凉，能解诸毒。今用此一味，或服或敷，甚有功效，所治诸证列后。

一，治杨梅遍身如癞，喉硬如管者，取苋碗粗一握，酒水煎服出汗。

一，治发背诸毒，用苋一握，酒煎或水煮，冷服出汗，再服退热去腐，三服即愈。并杵苋敷之。

一，治多年顽疮、臁疮，疼痛不收口者，杵苋敷之，取虫。一日一换，三日后腐肉已尽，红肉如珠时，换生肌药收口。

一，治面肿唇紧，捣汁涂之。

一，治妇女脐下生疮，痛痒连及二阴者，用苋四两，青黛一两，研匀敷之。

一，治湿癣白秃，取石灰末炒红，用苋汁熬膏，调匀涂之。

一，治丹毒，加蓝靛根，和捣敷之。

【方歌】马齿苋膏只一味，杨梅发背服敷之，顽疮面肿捣汁用，妇女阴疮共黛施，湿癣白秃加灰末，丹毒蓝根相和宜。

溃疡主治类方

四君子汤

人参　茯苓　白术土炒；各二钱　甘草一钱

上四味姜三片，枣二枚，水煎服。

四物汤

川芎一钱五分　当归酒洗，三钱　白芍炒，二钱　地黄三钱

上四味，水煎服。

八珍汤

人参一钱　茯苓一钱　白术一钱五分　甘草炙，五分　川芎一钱　当归一钱
白芍炒，一钱　地黄一钱

上八味，水煎服。

十全大补汤

于八珍汤内加黄芪、肉桂，水煎服。

人参养荣汤

于十全大补汤内去川芎，加陈皮、远志、五味子，水煎服。

内补黄芪汤

于十全大补汤内去白术，加远志、麦门冬，水煎服。

【按】四君子汤，补气不足者也。四物汤，补血不足者也。八珍汤，双补血气不足者也。十全大补汤，大补气血诸不足者也。人参养荣汤，去川芎者，因面黄血少，加陈皮以行气之滞，五味子以收敛气血，远志以生心血也。内补黄芪汤，治溃疡口干，去白术者，避其燥能亡津也，加远志、麦冬者，以生血生津也。如痛者，加乳香、没药以定痛；硬者，加穿山甲、皂角刺以消硬也。以上诸方，凡痈疽溃后诸虚者，悉准于此，当随证酌用之。

【方歌】四君参苓白术草，四物芎归芍地黄，二方双补八珍是，更加芪桂十补汤。荣去芎加陈远味，内去术加远冬良，痛甚乳没硬穿皂，溃后诸虚斟酌方。

异功散

人参二钱　白术土炒，二钱　茯苓一钱　甘草炙，五分　陈皮五分

上五味，姜三片，枣二枚，水煎服。

理中汤

人参二钱　白术土炒，三钱　干姜一钱　甘草炙，五分

上四味，水煎服。

六君子汤

人参二钱　白术土炒，二钱　茯苓一钱　甘草炙，一钱　陈皮一钱　半夏制，一钱五分

上六味，姜三片，枣二枚，水煎服。

香砂六君子汤

人参一钱　白术土炒，二钱　茯苓一钱　甘草炙，五分　藿香或木香，一钱　陈皮一钱　半夏制，一钱五分　砂仁五分

上八味，姜三片，水煎服。

【按】四君子汤加陈皮，名异功散，溃后脾虚气滞者宜之。四君子汤减茯苓，加干姜，名曰理中汤，溃后脾虚寒滞者宜之。盖气虚则阳虚，阳虚生寒，

故于补气药中，加温热之味也。四君子汤加陈皮、半夏，名六君子汤，溃后气虚，有痰者宜之。六君子汤加藿香_{或木香}、砂仁，名香砂六君子汤，溃后，胃虚痰饮呕吐者宜之。无痰饮气虚，呕逆甚者，加丁香、沉香。溃后，气虚有寒，加肉桂、附子。溃后泻者，加诃子、肉豆蔻。肠滑不固，加罂粟壳。食少咳嗽者，加桔梗、麦冬、五味子。渴者加干葛。伤食脾胃虚弱，加山楂、神曲、谷芽_{或麦芽}。此皆溃后气不足者，以四君子汤为主，随证加减也。

【方歌】四君加陈异功散，理中减苓加干姜，有痰陈半六君子，呕吐砂仁木藿香，逆加丁沉寒桂附，泻加诃蔻粟滑肠，咳桔冬味渴加葛，伤食楂曲谷麦良。

托里定痛汤

于四物汤内加肉桂、乳香、没药、粟壳，水煎服。

圣愈汤

于四物汤内加柴胡，人参、黄芪，水煎服。

柴胡四物汤

于四物汤内加柴胡、人参、黄芩、半夏、甘草，水煎服。

地骨皮饮

于四物汤内加丹皮、地骨皮。

知柏四物汤

于四物汤内加知母、黄柏。

三黄四物汤

于四物汤内加黄连、黄芩、黄柏。

【按】托里定痛汤，溃后血虚疼痛者宜之。圣愈汤，溃后血虚内热，心烦气少者宜之。柴胡四物汤，溃后血虚有寒热者宜之。地骨皮饮，溃后不寒者宜之。知柏四物汤，溃后五脏阴火骨蒸者宜之。三黄四物汤，溃后六腑阳火烦热者宜之。盖血虚则阴虚，阴虚生热，故补血药中，多加寒凉之味也。此皆溃后血不足者，以四物汤为主，随证加减也。

【方歌】四物加桂乳没粟，托里定痛功效奇，圣愈四物参芪入，血虚血热最相宜。血虚寒热小柴合，惟热加丹地骨皮，阳火烦热三黄合，阴火骨蒸加柏知。

补中益气汤

补中益气汤，治疮疡元气不足，四肢倦怠，口干时热，饮食无味，脉洪大无力，心烦气怯者，俱宜服之。

人参一钱　当归一钱　生黄芪二钱　白术土炒，一钱　升麻三分　柴胡三分　甘草炙，一钱　麦冬去心，一钱　五味子研，五分　陈皮五分

上十味，水二盅，姜三片，枣二枚，煎一盅，空心热服。

人参黄芪汤　治溃疡虚热，不睡少食，或寒湿相凝作痛者效。即前方去柴胡，加神曲五分炒，苍术五分炒，黄柏五分炒。

【方歌】补中益气加麦味，溃后见证同内伤，参芪归术升柴草，麦味陈皮引枣姜，人参黄芪寒湿热，加曲苍柏减柴方。

独参汤　此汤治溃疡脓水出多，元气虚馁，外无邪气，自汗脉虚者宜服之。

人参二两

上一味，水二盅，枣十枚，或莲肉、元眼肉，煎好徐徐服之。若煎至稠厚，即成膏矣，作三次用，醇酒热化服之亦可。

【方歌】脓水过多元气馁，不生他恙独参宜，徐徐代饮无穷妙，枣莲元肉共煎之。

温胃饮　此汤治痈疽脾胃虚弱，或内伤生冷，外感寒邪，致生呃逆、中脘疼痛、呕吐清水等证，宜急服之。

人参一钱　白术土炒，二钱　干姜炮，一钱　甘草一钱　丁香五分　沉香一钱　柿蒂十四个　吴萸酒洗，七分　附子制，一钱

上九味，水三盅，姜三片，枣二枚，煎八分，不拘时服。

【方歌】温胃饮治寒呃逆，内伤外感胃寒生，理中加丁沉柿蒂，寒盛吴萸附子宁。

橘皮竹茹汤　此汤治溃疡，胃火上逆气冲，以致时时呃逆、身热烦渴、口干唇焦，此热呃也，服之有效。

橘红二钱　竹茹三钱　生姜一钱　柿蒂七个　人参一钱　黄连一钱

上六味，水二盅，煎八分，空心温服。

【方歌】橘皮竹茹热呃逆，胃火气逆上冲行，橘红竹茹姜柿蒂，虚加参补热连清。

胃爱丸　此丸治溃疡脾胃虚弱，诸味不喜者，宜服此丸，助脾气开胃口，而饮食自进矣。

人参一两　山药肥大上白者，切片，男乳拌令透，晒后微焙，一两　建莲肉去皮、心，五钱　白豆蔻三钱　小紫苏蜜拌晒干，微蒸片时，连梗叶切片，五钱　陈皮用陈老米先炒黄色，方入同炒，微燥，勿焦，六钱　云片白术鲜白者，米泔浸去涩水，切片晒

干，同麦芽拌炒，一两　甘草炙，三钱　上白茯苓切一分厚咀片，用砂仁二钱同茯苓合碗内，饭上蒸熟，一两

上九味，共为细末，用老米二合，微焙碾粉，泡荷叶熬汤打糊丸，梧桐子大。每服八十丸，清米汤送下，不拘时服。

【方歌】不思饮食宜胃爱，开胃扶脾效若仙，异功山药苏梗叶，建莲白蔻米糊丸。

清震汤　治溃疡脾肾虚弱，或误伤生冷，或气恼劳役，或病后入房太早，以致寒邪乘入中脘，乃生呃逆，急服之。

人参　益智仁　半夏制，各一钱　泽泻三分　香附　陈皮　白茯苓各一钱　附子制，一钱　炙甘草一钱　柿蒂二十四个

【方歌】清震汤治肾家寒，人参益智半夏攒，泽泻香附陈茯苓，附子甘草柿蒂煎。

二神丸　此丸治痈疽，脾肾虚弱，饮食不消，黎明溏泻者，服之有效。

肉果面裹煨，肥大者，捣去油，二两　补骨脂微炒香，四两

上二味共为细末，用大枣四十九枚，老生姜四两切片，水浸姜、枣，煮至水干为度，取枣肉为丸，桐子大。每夜半，用清米汤，送下七十丸，治肾泻脾泻甚效。

【方歌】二神丸治脾肾弱，饮食不化泻黎明，肉果补脾骨脂肾，生姜煮枣肉丸成。

加味地黄丸　此丸治痈疽已溃，虚火上炎，口干作渴者，宜服之。

熟地酒蒸，捣膏，八两　山药炒，四两　山萸肉去核，五两　白茯苓四两　牡丹皮酒洗，四两　泽泻蒸，三两　肉桂六钱　五味子炒，三两

上八味共为末，炼蜜丸如梧桐子大。每服二钱，空心盐汤送下。

【方歌】加味地黄劳伤肾，水衰津少渴良方，山萸山药丹苓泽，肉桂五味熟地黄。

参术膏　此膏治痈疽发背等证，大溃脓血之后，血气大虚，急宜用此补之。

人参切片，用水五大碗，砂锅慢火熬至三碗，将渣再煎汁一碗，共用密绢滤净，复熬稠厚，磁碗内收贮，听用，半斤　云片白术六两　怀庆熟地俱熬，同上法，六两

以上三膏，各熬完毕，各用瓷罐盛之，入水中待冷取起，密盖勿令泄气。如患者精神短少，懒于言动，短气自汗者，以人参膏三匙，白术膏二匙，地黄膏一匙，俱用无灰好酒一杯，炖热化服。如脾虚弱，饮食减少，或食不知味，

或已食不化者，用白术膏三匙，人参膏二匙，地黄膏一匙，热酒化服。如腰膝酸软，腿脚无力，皮肤枯槁者，用地黄膏三匙，参术膏各二匙化服。如气血脾胃相等，无偏胜者，三膏每各二匙，热酒化服。此膏用于清晨及临睡时，各进一次，自然强健精神，顿生气血，新肉易长，疮口易合，一切疮形危险，势大脓多者，服之自无变证也。夏天炎热，恐膏易变，令作二次熬用亦好。愈后常服，能须发变黑，返老还童。以上诸方，功难及此。

【方歌】参术膏治大脓后，血气双补此方宗，人参白术同熟地，熬成膏服有奇功。

八仙糕 此糕治痈疽脾胃虚弱，食少呕泄，精神短少，饮食无味，食不作饥，及平常无病久病者服之，能健脾胃。

山药六两　人参六两　粳米七升　糯米七升　白蜜一斤　白糖霜二两半　莲肉六两　芡实六两　白茯苓六两

上将山药、人参、莲肉、芡实、茯苓五味，各为细末，再将粳、糯米为粉，与上药末和匀；将白糖入蜜汤中炖化，随将粉药乘热和匀，摊铺笼内，切成条蒸熟，火上烘干，瓷器收贮。每日清早用白汤泡数条，或干用亦可，饥时随用，服至百日，启脾壮胃，功难笔述。

【方歌】八仙糕用健脾胃，食少呕泄服之灵，山药人参粳糯米，蜜糖莲芡白云苓。

膏药类方

万应膏 此膏治一切痈疽发背，对口诸疮，痰核流注等毒，贴之甚效。

川乌　草乌　生地　白蔹　白及　象皮　官桂　白芷　当归　赤芍　羌活　苦参　土木鳖　穿山甲　乌药　甘草　独活　玄参　定粉　大黄各五钱

上十九味，定粉在外，用净香油五斤，将药浸入油内。春五夏三，秋七冬十，候日数已足，入洁净大锅内，慢火熬至药枯，浮起为度。住火片时，用布袋滤去渣，将油称准，每油一斤，兑定粉半斤，用桃柳枝不时搅之，以黑如漆，亮如镜为度。滴入水内成珠，薄纸摊贴。

【方歌】万应膏用贴诸毒，发背痈疽对口疮，川草乌同地蔹及，象皮桂芷芍归羌，苦参木鳖穿乌药，甘独玄参定粉黄。

绀珠膏 此膏治一切痈疽肿毒，流注顽臁，风寒湿痹，瘰疬乳痈，痰核，血风等疮，及头痛，牙疼，腰腿痛等证悉验。

制麻油四两　制松香一斤

上将麻油煎滚，入松香文火溶化，柳枝搅候化尽，离火下细药末二两三钱，搅匀，即倾于水内，拔扯数十次，易水浸之听用。

一，瘀血、肿毒、瘰疬等证，但未破者，再加魏香散，随膏之大小，患之轻重，每加半分至三二分为率。

一，毒深脓不尽，及顽疮对口等证，虽溃必用此膏获效。

一，未破者贴之勿揭，揭则作痒。痛亦勿揭，能速于成脓。患在平处者，用纸摊贴；患在湾曲转动处者，用绢帛摊贴。

一，臁疮及臀、腿寒湿等疮，先用茶清入白矾少许，洗净贴之见效。

一，头痛贴太阳穴，牙痛塞牙缝内。

一，内痈等证，作丸用蛤粉为衣，服下。

一，便毒痰核，多加魏香散；如脓疮，再加铜青。如蟮拱头，癣毒，贴之亦效。

制油法：每麻油一斤，用当归、木鳖子肉、知母、细辛、白芷、巴豆肉、文蛤打碎、山慈菇打碎、红芽大戟、续断各一两，槐、柳枝各二十八寸，入油锅内浸二十一日，煎枯去渣，取油听用。查朝鲜琥珀膏，多续随子，此方宜加之。

制松香法：择片子净嫩松香为末十斤，取槐、柳、桃、桑、芙蓉等五样枝各五斤，锉碎，用大锅水煎浓汁，滤净，再煮一次各收之，各分五分。每用初次汁一分煎滚，入松香末二斤，以柳、槐枝搅之，煎至松香沉下水底为度，即倾入二次汁内，乘热拔扯数十次，以不断为佳，候温作饼收之。余香如法。

膏内细药方

乳香　没药各五钱　明雄黄四钱　血竭五钱　麝香一钱　轻粉二钱

上为细末，加入膏内用。

魏香散

乳香　没药　血竭各等份　阿魏　麝香各减半

为末，罐收听用。

【方歌】绀珠膏贴痈疽毒，流注顽臁湿痹名，瘰疬乳痈痰核块，血风头痛及牙疼。松香化入麻油内，乳没雄黄竭麝轻，随证更加魏香散，麝香魏竭乳没并。

陀僧膏　此膏专贴诸般恶疮，流注瘰疬，跌扑损破，金刀误伤等证，用之用效。

南陀僧研末，二十两　赤芍二两　全当归二两　乳香去油，研，五钱　没药去油，研，五钱　赤石脂研，二两　苦参四两　百草霜筛，研，二两　银黝一两　桐油二斤　香油一斤　血竭研，五钱　孩儿茶研，五钱　川大黄半斤

上药先将赤芍、当归、苦参、大黄入油内炸枯，熬至滴水不散，再下陀僧末，用槐、柳枝搅至滴水将欲成珠，将百草霜细细筛入搅匀，再将群药及银黝筛入，搅极匀，倾入水盆内，众手扯千余下，再收入瓷盆内，常以水浸之。

【方歌】陀僧膏贴诸恶疮，流注瘰疬跌扑伤，陀僧赤芍归乳没，赤脂苦参百草霜，银黝桐油香油共，血竭儿茶川大黄。

巴膏方　此膏贴一切痈疽发背，恶疮，化腐生肌，甚效。

象皮六钱　穿山甲六钱　山栀子八十个　儿茶另研极细末，二钱　人头发一两二钱　血竭另研极细末，一钱　硇砂另研极细末，三钱　黄丹飞　香油　桑槐桃柳杏枝各五十寸

上将桑、槐、桃、柳、杏五枝，用香油四斤，将五枝炸枯，捞出；次入象皮、穿山甲、人头发，炸化；再入山栀子炸枯，用绢将药渣滤去，将油复入锅内煎滚，离火少顷。每油一斤，入黄丹六两，搅匀，用慢火熬至滴水中成珠，将锅取起；再入血竭、儿茶、硇砂等末搅融，用凉水一盆，将膏药倾入水内，用手扯药千余遍，换水数次，拔去火气，瓷罐收贮。用时不宜见火，须以银杓盛之，重汤炖化，薄纸摊贴。

【方歌】痈疽发背用巴膏，象甲栀茶发竭硇，枝用桑槐桃柳杏，黄丹搅和共油熬。

亚圣膏　此膏治一切破烂诸疮，并杨梅结毒，贴之甚效。

象皮一两　驴甲即悬蹄，一块　鸡子清三个　木鳖子七个　蛇蜕二钱　蝉蜕四钱　血余三钱　穿山甲六钱　槐枝　榆枝　艾枝　柳枝　桑枝各二十一寸　黄丹　黄蜡　麻油三斤

上将药浸七日，煎如常法，滤去渣。每净油一斤，入黄丹七两，煎成膏，入黄蜡五钱化匀；再加血竭五钱、儿茶三钱、乳香三钱、没药三钱、牡蛎五钱、五灵脂五钱，上五味研极细末，入膏内成膏，出火摊贴。

【方歌】亚圣膏治破烂疮，杨梅结毒贴之良，象驴鸡鳖蛇蝉蜕，血甲槐榆艾柳桑，丹蜡麻油匀化后，竭茶乳没蛎灵囊。

绛珠膏　此膏治溃疡诸毒，用之去腐、定痛、生肌，甚效。

天麻子肉八十一粒　鸡子黄十个　麻油十两　血余五钱　黄丹水飞，二两　白蜡三两　血竭三钱　朱砂二钱　轻粉三钱　乳香三钱　没药三钱　儿茶三钱　冰片一钱　麝香五分　珍珠三钱

上将麻油炸血余至焦枯；加麻子肉、鸡子黄，再炸枯去渣；入蜡候化，离火少时，入黄丹搅匀，再加细药和匀，收用摊贴。

【方歌】绛珠化腐主生肌，麻肉鸡黄油血余，丹蜡竭砂轻乳没，儿茶冰麝共珍珠。研细和匀随证用，乳岩须要入银朱。

乳岩加银朱一两。

绛红膏　此膏治一切肿毒已成，疼痛不消者，贴之悉效。

银朱五钱

上一味为细末，以生桐油调摊如膏。先用神灯照，后贴此膏。

【方歌】绛红膏治毒已成，肿痛难消用最灵，一味银朱为细末，桐油调和贴之平。

加味太乙膏　此膏治发背痈疽，及一切恶疮，湿痰流注，风湿遍身，筋骨走注作痛，汤烫火烧，刀伤棒毒，五损内痈，七伤外证，俱贴患处。又男子遗精，女人白带，俱贴脐下，脏毒肠痈，亦可丸服。诸般疮疖，血风癞痒，诸药不止痛痒者，并效。

白芷　当归　赤芍　玄参各二两　柳枝　槐枝各一百寸　肉桂二两　没药三钱　大黄二两　木鳖二两　轻粉研不见星，四钱　生地二两　阿魏三钱　黄丹水飞，四十两　乳香五钱　血余一两

上将白芷、当归、赤芍、玄参、肉桂、大黄、木鳖、生地八味，并槐、柳枝，用真麻油足称五斤，将药浸入油内，春五夏三，秋七冬十，入大锅内，慢火熬至药枯，浮起为度；住火片时，用布袋滤净药渣，将油称准，用细旧绢将油又滤入锅内，要清净为佳，将血余投上，慢火熬至血余浮起，以柳枝挑看，似膏溶化之象，方算熬熟，净油一斤，将飞过黄丹六两五钱，徐徐投入，火加大些。夏秋亢热。每油一斤，加丹五钱，不住手搅，候锅内先发青烟，后至白烟叠叠旋起，气味香馥者，其膏已成，即便住火。将膏滴入水中，试软硬得中，如老加热油，如稀加炒丹，每各少许，渐渐加火，务要冬夏老嫩得所为佳。候烟尽掇下锅来，方下阿魏，切成薄片，散于膏上化尽；次下乳、没、轻粉搅匀，倾入水中，以柳棍搂成一块，再换冷水浸片时，乘温每膏半斤，扯拔百转成块，

又换冷水浸。随用时每取一块，铜杓内复化，随便摊贴，至妙。

【方歌】太乙膏治诸般毒，一切疮伤俱贴之。白芷当归赤芍药，玄参桂没柳槐枝，大黄木鳖轻生地，阿魏黄丹乳血余。

白膏药 此膏专贴诸疮肿毒，溃破流脓，甚效。

净巴豆肉十二两　蓖麻子去壳，十二两　香油三斤　蛤蟆各啣人发一团，五个　活鲫鱼十尾

先将巴豆肉、蓖麻子入油内浸三日，再将蛤蟆浸一宿。临熬时入活鲫鱼，共炸焦，去渣净，慢火熬油滴水成珠，离火倾于净锅内；再加官粉二斤半，乳香末五钱，不时搅之，冷定为度。用时重汤炖化，薄纸摊贴。

【方歌】白膏专贴诸疮毒，巴豆蓖麻浸入油，活鲫蛤蟆同炸后，再将官粉乳香投。

化腐紫霞膏 此膏善能穿透诸毒。凡发背已成，瘀肉不腐及不作脓者，用此膏以腐烂瘀肉，穿溃脓毒，其功甚效。

金顶砒五分　潮脑一钱　螺蛳肉用肉，晒干为末，二两　轻粉三钱　血竭二钱　巴豆仁研，用白仁，五钱

上各为末，共碾一处，瓷罐收贮。临用时用麻油调搽顽硬肉上，以棉纸盖上，或膏贴俱可。

【方歌】化腐紫霞膏穿毒，透脓化腐效如神，金砒潮脑螺蛳肉，粉竭麻仁巴豆仁。

贝叶膏 此膏贴痈疽发背，一切溃烂诸疮。

麻油一斤　血余鸡子大一个　白蜡二两

上将血余，以文火炸化去渣，下火入白蜡溶化，候温用棉纸剪块三张，张张于油蜡内蘸之，贴于瓷器帮上。用时揭单张贴患处，日换八九次，力能定痛去腐生肌，其功甚速，切勿忽之。

【方歌】贝叶膏治溃烂疮，去腐生肌功效强，血余麻油煎渣去，下火入蜡化贴良。

碧螺膏 此膏治下部湿疮疥癣，并结毒、痰串、病疮。

松香取嫩白者佳。为末筛过，用铜盆以猪油遍搽之，入水至滚，入香不住手搅之，以香沉底为度，即倾冷水中，拔扯百十次，以不断为度

上将麻油煎滴水成珠，入松香一斤，文火溶化，看老嫩，取起离火住滚，徐徐入糠青、胆矾各净末五钱，以柳枝左搅匀为度。如老加熟猪油二三钱，用

绿纸薄摊贴之。

【方歌】碧螺膏治疥湿疮，猪脂麻油嫩松香，再入糠青胆矾末，绿纸摊贴效非常。

去腐类方

腐者，坏肉也。诸书云：腐不去则新肉不生。盖以腐能浸淫好肉也，当速去之。如遇气实之人，则用刀割之取效；若遇气虚之人，则惟恃药力以化之。盖去腐之药，乃疡科之要药也。

白降丹 此丹治痈疽发背，一切疔毒，用少许。疮大者用五六厘，疮小者用一二厘，水调敷疮头上。初起者立刻起疱消散，成脓者即溃，腐者即脱消肿，诚夺命之灵丹也。

朱砂 雄黄各二钱 水银一两 硼砂五钱 火硝 食盐 白矾 皂矾各一两五钱

先将朱、雄、硼三味研细，入盐、矾、硝、皂、水银共研匀，以水银不见星为度。用阳城罐一个，放微炭火上，徐徐起药入罐化尽，微火逼令干取起。如火大太干则汞走，如不干则药倒下无用，其难处在此。再用一阳城罐合上，用棉纸截半寸宽，将罐子泥、草鞋灰、光粉三样研细，以盐滴卤汁调极湿，一层泥一层纸，糊合口四五重，及糊有药罐上二三重。地下挖一小潭，用饭碗盛水放潭底。将无药罐放于碗内，以瓦挨潭口四边齐地，恐炭灰落碗内也。有药罐上以生炭火盖之，不可有空处。约三炷香，去火冷定开看，约有一两外药矣。炼时罐上如有绿烟起，急用笔蘸罐子盐泥固之。

红升丹 此丹治一切疮疡溃后，拔毒去腐，生肌长肉，疮口坚硬，肉黯紫黑，用丹少许，鸡翎扫上立刻红活。疡医若无红、白二丹，决难立刻取效。

朱砂五钱 雄黄五钱 水银一两 火硝四两 白矾一两 皂矾六钱

先将二矾、火硝研碎，入大铜杓内，加火硝一小杯炖化，一干即起研细。另将汞、朱、雄研细，至不见星为度，再入硝矾末研匀。先将阳城罐用纸筋泥搪一指厚，阴干，常轻轻扑之，不使生裂纹，搪泥罐子泥亦可用。如有裂纹，以罐子泥补之，极干再晒。无裂纹方入前药在内，罐口以铁油盏盖定，加铁梁盏，上下用铁䦆铁丝扎紧，用棉纸捻条蘸蜜，周围塞罐口缝间，外用熟石膏细末，醋调封固。盏上加炭火二块，使盏热罐口封固易干也。用大钉三根钉地下，将罐子放钉上，罐底下置坚大炭火一块，外砌百眼炉，升三炷香。第一炷香用底火，如火大则汞先飞上；二炷香用大半罐火，以笔蘸水擦盏；第三炷香火平罐口，用扇扇之，频频擦盏，勿令干，干则汞先飞上。三香完，去火冷定开看，方气足，盏上约有六七钱，刮下研极细，瓷罐盛用。再预以盐卤汁调罐子稀泥，用笔蘸泥水扫罐口周围，勿令泄气。盖恐有绿烟起汞走也，绿烟一起即无用矣。

【方歌】白降丹为夺命丹，拔脓化腐立时安，朱雄汞与硼砂入，还有硝盐白皂矾，若去硼盐红升是，长肉生肌自不难。

元珠膏 此膏治肿疡将溃，涂之脓从毛孔吸出。已开针者，用捻蘸送孔内，呼脓腐不净，涂之立化。

木鳖子肉十四个 斑蝥八十一个 柳枝四十九寸 驴甲片三钱 草乌一钱 麻油二两

上药浸七日，文火炸枯，去渣，入巴豆仁三个，煎至黑，倾于钵内，研如泥，加麝香一分，搅匀入罐内收用。

【方歌】呼脓化腐用元珠，木鳖斑蝥共柳枝，驴甲草乌油内浸，炸枯巴豆麝香施。

生肌类方

凡大毒溃烂，内毒未尽，若骤用生肌，则外实内溃，重者逼毒内攻，轻者反增溃烂。虽即收口，其于旁处，复生大疽，是知毒未尽，不可骤用生肌药也。只以贝叶膏贴之，频换，俟生肉珠时，方用生肌药。如元气弱者，须当大补，以培元气。

生肌定痛散 此散治溃烂红热，肿痛有腐者；用此化腐、定痛、生肌。

生石膏为末，用甘草汤飞五七次，一两 辰砂三钱 冰片二分 硼砂五钱

上四味共为末，撒患处。

【方歌】生肌定痛治溃烂，肿疼红热实相宜，石膏飞过辰砂用，共入冰硼细撒之。

轻乳生肌散 此散治溃烂红热，肿痛腐脱者，用此定痛生肌。

石膏煅，一两 血竭五钱 乳香五钱 轻粉五钱 冰片一钱

有水加龙骨、白芷各一钱，不收口加鸡内金炙一钱。

上为末撒之。

【方歌】轻乳生肌治腐脱，石膏血竭乳轻冰，若然有水加龙芷，收口须添鸡内金。

姜矾散 此散治一切诸疮发痒者，用此撒之甚效。

枯矾　干姜

上等份为末，先用细茶、食盐煎汤洗之，后用此散撒之。

冷疮不收口者，用干姜一味为末，撒患处，觉热如烘，生肌甚效。

【方歌】姜矾最治诸疮痒，先用盐茶煎洗之，若是冷疮不收口，干姜一味撒生肌。

腐尽生肌散 此散治一切痈疽等毒。诸疮破烂不敛者，撒上即愈。

儿茶　乳香　没药各三钱　冰片一钱　麝香二分　血竭三钱　旱三七三钱

上为末撒之。

有水加龙骨煅一钱。欲速收口加珍珠一两，蟹黄法取团脐蟹，蒸熟取黄，晒干取用二钱。或用猪脂油去渣半斤，加黄蜡一两，溶化倾碗内。稍温加前七味调成膏，摊贴痈疽破烂等证。若杖伤则旱三七倍之。一用鲜鹿腿骨，纸包灰内煨之，以黄脆为度。如黑焦色则无用矣。为细末撒之，生肌甚速。

【方歌】腐尽生肌疮不敛，儿茶乳没冰麝香，血竭三七水加骨，收口珍珠共蟹黄。或用猪油溶黄蜡，调前七味贴之良，一用火煨鹿腿骨，为散生肌效甚长。

月白珍珠散 此散治诸疮新肉已满，不能生皮，及汤火伤痛，并下疳腐痛等证。

青缸花五分　轻粉一两　珍珠一钱

上为末撒之。

下疳腐烂，用猪脊髓调搽。一用鸡子清倾瓦上，晒干取清，为末撒之。

【方歌】月白珍珠皮不长，并医汤火下疳疮。青缸轻粉珍珠共，猪髓调搽真妙方，一用鸡清倾瓦上，晒干为末撒之良。

五色灵药 此五色灵药，治痈疽诸疮已溃，余腐不尽，新肉不生，撒之最效。

食盐五钱　黑铅六钱　枯白矾　枯皂矾　水银　火硝各二两

先将盐、铅熔化，入水银结成砂子，再入二矾、火硝同炒干，研细入铅、汞再研，以不见星为度。入罐内泥固济，封口打三柱香，不可太过不及。一宿取出视之，其白如雪，约有二两，为火候得中之灵药。

如要色紫者，加硫黄五钱。要黄色者，加明雄黄五钱。要色红者，用黑铅九钱，水银一两，枯白矾二两，火硝三两，辰砂四钱，明雄黄三钱。升炼火候，俱如前法。

凡升打灵药，硝要炒燥，矾要煅枯。

一方用烧酒煮干，炒燥，方研入罐。一法凡打出灵药，倍加石膏和匀，复入新罐内打一枝香，用之不痛。

【方歌】五色灵药白用盐，黑铅硝汞皂桔矾，欲成紫色硫黄入，黄者雄黄加五钱，红去皂盐铅重用，朱砂飞尽必须添。

生肌玉红膏 此膏治痈疽发背，诸般溃烂，棒毒等疮，用在已溃流脓时。先用甘草汤，甚者用猪蹄汤淋洗患上，软绢挹净，用抿欛挑膏于掌中捺化，遍搽新肉上，外以太乙膏盖之，大疮洗换二次，内兼服大补气血之药，新肉即生，疮口自敛，此外科收敛药中之神药也。

当归二两 白芷五钱 白蜡二两 轻粉四钱 甘草一两二钱 紫草二钱 瓜儿血竭四钱 麻油一斤

上将当归、白芷、紫草、甘草四味，入油内浸三日，大杓内慢火熬微枯色，细绢滤清；将油复入杓内煎滚，入血竭化尽；次下白蜡，微火亦化，用茶盅四个，预放水中，将膏分作四处，倾入盅内，候片时方下研极细轻粉各投一钱，搅匀，候至一日夜用之极效。

【方歌】生肌玉红膏最善，溃烂诸疮搽即收，归芷蜡轻甘紫草，瓜儿血竭共麻油。

莹珠膏 此膏治溃疡，去腐、定痛、生肌，并杨梅疮、杖臁疮、下疳等证。

白蜡三两 猪脂油十两 轻粉末，一两五钱 樟冰末，一两五钱

先将白蜡脂油溶化，离火候温，入轻粉樟冰搅匀候稍凝；再入冰片末一钱，搅匀成膏，罐收听用。凡用先将甘草、苦参各三钱，水煎，洗净患处，贴膏。

杖疮用荆川纸摊极薄贴之，热则易之，其疔瘀即散，疼痛立止。杨梅疮加红粉二钱。顽疮、乳岩，加银朱一两。臁疮，加水龙骨三钱，或龙骨四钱。

【方歌】莹珠膏用治溃疮，定痛生肌功效强，白蜡猪脂樟冰粉，杨顽乳杖并臁疮。

吕祖一枝梅 此药治男、妇、大人、小儿新久诸病。生死难定之间，用芡实大一饼，贴印堂之中，点官香一枝，香尽去药。以后一时许，视贴药处有红斑晕色，肿起飞散，谓之红霞捧日，病虽危笃，其人不死；如贴药处，一时后，

不肿不红，皮肉照旧不变，谓之白云漫野，病虽轻浅，终归冥路。小儿急、慢惊风，一切老幼痢疾，俱可贴之。凡病用之，皆可预知生死也。

雄黄五钱　巴豆仁不去油，五钱　朱砂三分　五灵脂三钱　银朱一钱五分　蓖麻仁五分　麝香三分

上各研细，于端午日净室中，午时共研，加油燕脂为膏，瓷盒收藏，勿经妇人之手。临用豆大一丸捏饼贴印堂中，其功立见，用过饼送入河中。

【方歌】吕祖一枝梅验病，定人生死印堂中，红斑肿起斯为吉，无肿无红命必终。药用五灵蓖麻子，砂银巴豆麝香雄。

卷三

头部

油风

油风毛发干焦脱，皮红光亮痒难堪，毛孔风袭致伤血，养真海艾砭血痊。

【注】此证毛发干焦，成片脱落，皮红光亮，痒如虫行，俗名鬼剃头。由毛孔开张，邪风乘虚袭入，以致风盛燥血，不能荣养毛发。宜服神应养真丹，以治其本；外以海艾汤洗之，以治其标。若耽延年久，宜针砭其光亮之处，出紫血，毛发庶可复生。

神应养真丹

羌活　木瓜　天麻　白芍　当归　菟丝子　熟地 酒蒸，捣膏　川芎

等份为末，入地黄膏，加蜜丸桐子大。每服百丸，温煮酒或盐汤任下。

【方歌】神应养真治油风，养血消风发复生，羌归木瓜天麻芍，菟丝熟地与川芎。

海艾汤

海艾　藁本　菊花　蔓荆子　防风　薄荷　荆穗　藿香　甘松各二钱

水五六碗，同药煎数滚，连汤共入厂口钵内。先将热气熏面，候汤少温，用布蘸洗，日洗二三次，洗后避风，忌鱼腥、发物。

【方歌】海艾汤治油风痒，先熏后洗善消风，菊藁蔓荆风薄穗，藿香海艾与甘松。

白屑风

白屑风生头与面，燥痒日久白屑见，肌热风侵成燥化，换肌润肌医此患。

【注】此证初生发内，延及面目，耳项燥痒，日久飞起白屑，脱去又生。由肌热当风，风邪侵入毛孔，郁久燥血肌肤失养，化成燥证也。宜多服祛风换肌丸。若肌肤燥裂者，用润肌膏擦之甚效。

祛风换肌丸

大胡麻　苍术炒　牛膝酒洗　石菖蒲　苦参　何首乌生　花粉　威灵仙各二

两 当归身 川芎 甘草生，各一两

上为细末，陈煮酒跌丸绿豆大。每服二钱，白滚水送下，忌鱼腥、发物、火酒。

【方歌】换肌丸治白屑风，燥痒日增若虫行，风燥血分失润养，叠起白屑落复生。归芎胡麻苍术膝，菖蒲花粉草威灵，苦参何首乌为末，煮酒跌丸绿豆形。

润肌膏

香油四两 奶酥油二两 当归五钱 紫草一钱

将当归、紫草入二油内，浸二日，文火炸焦去渣；加黄蜡五钱溶化尽，用布滤倾碗内，不时用柳枝搅冷成膏。每用少许，日擦二次。

【方歌】润肌膏擦白屑风，肌肤燥痒用更灵，酥香二油归紫草，炸焦加蜡滤搅凝。

秃疮

秃疮风热化生虫，瘙痒难堪却不疼，白痂如钱生发内，宜服通圣擦膏灵。

【注】此证头生白痂，小者如豆，大者如钱，俗名钱癣，又名肥疮，多生小儿头上，瘙痒难堪，却不疼痛。日久延漫成片，发焦脱落，即成秃疮，又名癞头疮，由胃经积热生风而成。宜用防风通圣散料，醇酒浸焙为细末，每服一钱或二钱，量其壮弱用之。食后白滚汤调下，服至头上多汗为验。初起肥疮，宜擦肥油膏，用久则效。已成秃疮者，先宜艾叶、鸽粪煎汤洗净疮痂；再用猪肉汤洗之，随擦踯躅花油，以杀虫散风，虫死则痒止，风散则发生，血潮则肌肤润，久擦甚效。

防风通圣散

防风 当归 白芍酒炒 芒硝 大黄 连翘 桔梗 川芎 石膏煅 黄芩 薄荷 麻黄 滑石各一两 荆芥 白术土炒 山栀子各二钱五分 甘草生二两

共为末。

【方歌】防风通圣治秃疮，胃经积热致风伤。连翘栀子麻黄桔，白术归芎滑石防，黄芩甘草石膏芍，薄荷荆芥并硝黄。共末酒拌晒干碾，白汤调服发汗良。

肥油膏

番木鳖六钱 当归 藜芦各五钱 黄柏 苦参 杏仁 狼毒 白附子各三钱 鲤鱼胆二个

用香油十两，将前药入油内，熬至黑黄色，去渣，加黄蜡一两二钱溶化尽，用布滤过罐收。每用少许，用蓝布裹于手指，蘸油擦疮。

【方歌】肥油膏能治肥疮，散风杀虫长发强，黄柏苦参白附子，番鳖狼毒杏仁良，藜芦当归鲤鱼胆，炸焦入蜡实奇方。

发际疮

发际疮生发际边，形如黍豆痒疼坚，顶白肉赤初易治，胖人肌厚最缠绵。

【注】此证生项后发际，形如黍豆，顶白肉赤坚硬，痛如锥刺，痒如火燎，破津脓水，亦有浸淫发内者，此由内郁湿热，外兼受风相搏而成也，初宜绀珠丹汗之，次有酒制防风通圣散清解之，外搽黄连膏效。惟胖人项后发际，肉厚而多折纹，其发反刺疮内，因循日久不瘥，又兼受风寒凝结，形如卧瓜，破烂津水，时破时敛，俗名谓之肉龟。经年不愈，亦无伤害，常用琥珀膏贴之，可稍轻也。

琥珀膏

定粉一两　血余八钱　轻粉四钱　银朱七钱　花椒十四粒　黄蜡四两　琥珀末，五分　麻油十二两

将血余、花椒、麻油炸焦，捞去渣，下黄蜡溶化尽，用夏布滤净，倾入瓷碗内，预将定粉、银朱、轻粉、琥珀四味，各研极细，共合一处，徐徐下入油内，用柳枝不时搅之，以冷为度。绵燕脂摊贴，红绵纸摊贴亦可。

【方歌】琥珀膏能治诸疮，活瘀解毒化腐良，定血轻朱椒蜡珀，麻油熬膏亦疗疡。

面部

雀斑

雀斑淡黄碎点形，火郁孙络血风成，犀角升麻丸常服，正容散洗渐无踪。

【注】此证生于面上，其色淡黄，碎点无数，由火郁于孙络之血分，风邪外搏，发为雀斑。宜常服犀角升麻丸，并治一切粉刺、酒刺、黚黯皶子等证。外用时珍正容散，早晚洗之，以泽其肌，久久自愈。亦有水亏火滞而生雀斑者，宜服六味地黄丸。

犀角升麻丸

犀角一两五钱　升麻一两　羌活一两　防风一两　白附子五钱　白芷五钱　生地黄一两　川芎五钱　红花五钱　黄芩五钱　甘草生，二钱五分

各为细末，合均，蒸饼为小丸，每服二钱，食远临卧用茶清送下。

【方歌】犀角升麻治雀斑，黯黵靤子亦能痊，犀升羌防白附芷，生地芎红芩草丸。

时珍正容散

猪牙皂角　紫背浮萍　白梅肉　甜樱桃枝各一两

焙干，兑鹰粪白三钱，共研为末，每早晚用少许，在手心内，水调浓搓面上，良久以温水洗面。用至七八日后，其斑皆没，神效。

【方歌】正容散洗雀斑容，猪牙皂角紫浮萍，白梅樱桃枝鹰粪，研末早晚水洗灵。

六味地黄丸

怀熟地八两　山萸肉　怀山药炒，各四两　白茯苓　丹皮　泽泻各三两

共为细末，炼蜜为丸，如梧桐子大。每服二钱，空心淡盐汤送下。

【方歌】六味地黄善补阴，能滋肾水并生津，萸苓山药丹皮泻，研末蜜丸服最神。

卷四

项部

结喉痈

结喉痈发项前中，肝肺积热塞喉凶，脓成若不急速刺，溃穿咽喉何以生。

【注】此痈发于项前结喉之上，又名猛疽，以其毒势猛烈也。盖项前之中，经属任脉兼肝、肺二经积热忧愤所致。肿甚则堵塞咽喉，汤水不下，其凶可畏。若脓成不针，向内溃穿咽喉者则难生矣。初宜服黄连消毒饮，外敷二味拔毒散。将溃调治之法，按痈疽肿疡、溃疡门。

黄连消毒饮

苏木二分　甘草三分　陈皮二分　桔梗五分　黄芩五分　黄柏五分　人参三分　藁本五分　防己五分　防风四分　知母四分　羌活一分　独活四分　连翘四分　黄连一钱　生地黄四分　黄芪二钱　泽泻二分　当归尾四分

水煎，食远温服。

【方歌】黄连消毒清毒火，诸般火证服最良，苏木甘草陈皮桔，芩柏人参藁二防，知母羌活独活等，连翘黄连生地黄，黄芪泽泻当归尾，服后最忌饮寒凉。

腰部

缠腰火丹

缠腰火丹蛇串名，干湿红黄似珠形，肝心脾肺风热湿，缠腰已遍不能生。

【注】此证俗名蛇串疮，有干湿不同，红黄之异，皆如累累珠形。干者色红赤，形如云片，上起风粟，作痒发热。此属肝心二经风火，治宜龙胆泻肝汤；湿者色黄白，水疱大小不等，作烂流水，较干者多疼，此属脾肺二经湿热，治宜除湿胃苓汤。若腰肋生之，系肝火妄动，宜用柴胡清肝汤治之，其间小疱，

用线针穿破，外用柏叶散敷之；若不速治，缠腰已遍，毒气入脐，令人膨胀、闷呕者逆。

龙胆泻肝汤

龙胆草　连翘去心　生地　泽泻各一钱　车前子　木通　黄芩　黄连　当归栀子生研　甘草生，各五分　生军便秘加之，二钱

水二盅，煎八分，食前服。

【方歌】龙胆泻肝火丹生，形如云片粟多红，芩连栀胆车归尾，生地军翘泻木通。

除湿胃苓汤

苍术炒　厚朴姜炒　陈皮　猪苓　泽泻　赤茯苓　白术土炒　滑石　防风山栀子生研　木通各一钱　肉桂　甘草生，各三分

水二盅，灯心五十寸，煎八分，食前服。

【方歌】除湿胃苓火丹疮，脾肺湿热疱白黄，胃苓汤用通栀子，滑石防风共作汤。

柏叶散

侧柏叶炒黄为末　蚯蚓粪韭菜地内者佳　黄柏　大黄各五钱　雄黄　赤小豆轻粉各三钱

上为细末，新汲水调搽，香油调搽更效。

【方歌】柏叶散搽火丹方，大黄赤豆柏雄黄，柏叶轻粉蚯蚓粪，研末香油调更良。

卷五

眼部

眼丹

眼丹眼胞上下生，红热肿痛软偏风，焮热紫硬偏于热，荆防败毒服有功。

【注】此证由脾胃湿热，受风而成，红肿疼痛。若肿软下垂，不能视物者，偏于风盛也，浮肿易消；若焮红色，紫坚硬者，偏于热盛也，肿硬难消。初起俱宜荆防败毒散散其风。口渴便燥者，宜内疏黄连汤泄其热；有日久消之不应者，宜服透脓散，脓熟针之。肿用如意金黄散洗之，溃用琥珀膏或白膏药贴之。此证宜速溃，迟则溃深穿透眼胞，成漏难敛。

荆防败毒散

荆芥　防风　羌活　独活　前胡　柴胡　桔梗　川芎　枳壳麸炒　茯苓各一钱
人参　甘草各五分

姜三片，水二盅，煎八分，食远服，寒甚加葱三枝。

【方歌】荆防败毒治初疮，憎寒壮热汗出良，羌独前柴荆防桔，芎枳参苓甘草强。

针眼

针眼眼睫豆粒形，轻者洗消脓不成，甚则赤痛脓针愈，破后风侵浮肿生。

【注】此证生于眼皮毛睫间，由脾经风热而成，形如豆粒有尖。初起轻者，宜用如意金黄散，盐汤冲洗，脓不成即消矣。风热甚者，色赤多痛，洗之不消，脓已成也，候熟针之，贴黄连膏。亦有破后邪风侵入疮口，令人头面浮肿、目赤涩痛者，外仍洗之，内服芎皮散即愈。

芎皮散

川芎二两　青皮一两
共为末，每服二钱，菊花汤调服。
外以枯矾末，鸡子清调敷肿处。
又用南星末，同生地黄捣膏，贴太阳穴自消。

【方歌】芎皮散内用川芎，青皮减半用最灵，为末菊花汤调服，医治针眼自成功。

鼻部

鼻渊

鼻渊浊涕流鼻中，久淋血水秽而腥，胆热移脑风寒火，控脑砂因蚀脑虫。

【注】此证内因胆经之热，移于脑髓，外因风寒凝郁火邪而成。鼻窍中时流黄色浊涕，宜奇授藿香丸服之。若久而不愈，鼻中淋沥腥秽血水，头眩虚晕而痛者，必系虫蚀脑也，即名控脑砂，宜天罗散服之。但此证久则必虚，当以补中益气汤兼服之即效。

奇授藿香丸

藿香连枝叶八两

研细末，雄猪胆汁和丸，如梧桐子大。每服五钱，食后苍耳子汤下，或黄酒送下。

【方歌】奇授藿香鼻渊流，浊涕淋漓久不休，猪胆汁合藿香末，苍耳汤下患可瘳。

天罗散

丝瓜藤近根处者，烧存性

为末，每用三钱，食后黄酒送下。

【方歌】天罗虫蚀脑髓中，头痛鼻流血水腥，丝瓜根烧研细末，黄酒调服惯杀虫。

补中益气汤见溃疡门

肺风粉刺

肺风粉刺肺经热，面鼻疙瘩赤肿疼，破出粉汁或结屑，枇杷颠倒自收功。

【注】此证由于肺经血热而成。每发于面鼻，起碎疙瘩，形如黍屑，色赤肿痛，破出白粉汁，日久皆成白屑，形如黍米白屑。宜内服枇杷清肺饮，外敷颠倒散，缓缓自收功也。

枇杷清肺饮

人参三分　枇杷叶刷去毛，蜜炙，二钱　甘草生，三分　黄连一钱　桑白皮鲜者

佳，二钱　黄柏一钱

水一盅半，煎七分，食远服。

【方歌】枇杷清肺枇杷叶，参草黄连桑白皮，黄柏同煎食远服，肺风粉刺尽皆宜。

颠倒散

大黄　硫黄各等份

研细末，共合一处，再研匀，以凉水调敷。

【方歌】颠倒散敷功效极，大黄硫黄各研细，等份再匀凉水调，专医酒皶肺风刺。

酒皶鼻

酒皶鼻生准及边，胃火熏肺外受寒，血凝初红久紫黑，宣郁活瘀缓缓痊。

【注】此证生于鼻准头，及鼻两边。由胃火熏肺，更因风寒外束，血瘀凝结。故先红后紫，久变为黑，最为缠绵。治宜宣肺中郁气，化滞血，如麻黄宣肺酒、凉血四物汤俱可选用，使荣卫流通，以滋新血。再以颠倒散敷于患处。若日久不愈，以栀子仁丸服之，缓缓取愈。

麻黄宣肺酒

麻黄　麻黄根各二两

头生酒五壶，将药入酒内，重汤煮三炷香，露一宿，早晚各饮三五杯，至三五日出脓成疮；十余日则脓尽，脓尽则红色退，先黄后白而愈。

【方歌】麻黄宣肺酒皶鼻，血热上注外寒瘀，麻黄并根入酒泡，重汤煮饮效不虚。

凉血四物汤

当归　生地　川芎　赤芍　黄芩酒炒　赤茯苓　陈皮　红花酒炒　甘草生，各一钱

水二盅，姜三片，煎八分，加酒一杯，调五灵脂末二钱，热服。气弱者，加酒炒黄芪二钱，立效。

【方歌】凉血四物皶鼻红，散瘀化滞又调荣，芩苓四物陈红草，姜煎加酒入五灵。

栀子仁丸

栀子仁研末，黄蜡溶化和丸，如弹子大。每服一丸，茶清嚼下，忌辛辣之物。

【方歌】栀子仁丸皶鼻赤，紫黑缠绵皆可施，栀子为末黄蜡化，丸似弹子茶清食。

耳部

耳衄

耳衄上焦血热成，鲜血时流耳窍中，肝火柴胡清肝治，胃热生地麦门冬。

【注】此证由上焦血热所致，耳窍中时流鲜血。若肝脉弦数者，以柴胡清肝汤服之；肾脉虚数者，以生地麦冬饮主之。总以凉血为急，乃抽薪止沸之法也。外以神塞丸塞之即瘥。

生地麦冬饮

生地黄　麦冬去心，各五钱

水二钟，煎八分，食后服。

【方歌】生地麦冬耳衄鲜，上焦血热是其原，各用五钱煎食后，清肺降火保平安。

神塞丸

麝香一分　生白矾一钱　沉香三分　糯米五十粒

共研细末，面糊为丸，如梧桐子大。每丸薄绵裹之，如左耳出血塞右鼻，右耳出血塞左鼻；左鼻出血塞右耳，右鼻出血塞左耳；两耳俱出血塞两鼻，两鼻俱出血塞两耳。

【方歌】神塞麝香生白矾，沉糯同研面糊丸，大如梧子薄绵裹，塞入耳鼻衄血痊。

口部

鹅口疮

鹅口满口白斑点，小儿心脾热所生，初生多是胎中热，甚则咽喉叠肿疼。

【注】此证小儿多有之，属心、脾二经之热所生，初生小儿则属胎热上攻所致，满口皆生白色斑点作痛，甚则咽喉叠叠肿起，难于乳哺，多生啼叫。法用青纱一条，裹箸头上，蘸新汲水揩去白苔，以净为度，重手血出无妨，随用

冰硼散搽之，内服凉膈散即愈。

冰硼散

冰片五分　硼砂　玄明粉各五钱　朱砂六分

共研极细末，用少许搽于疮处。如咽喉肿痛，以芦筒吹之立效。

【方歌】冰硼散治咽肿痛，口疮白点满口生，冰硼朱砂玄明粉，研末搽之立见功。

凉膈散

黄芩　薄荷　栀子生研　连翘去心　石膏生　甘草生　芒硝　大黄各等份

水二盅，苦竹叶二十片，煎八分；加蜂蜜三匙和服。

【方歌】凉膈散医肺胃热，口渴唇焦便燥结，芩薄栀翘石膏草，芒硝大黄苦竹叶。

齿部

牙衄

牙衄牙缝内出血，胃肾二经虚实热，实多口臭牙坚牢，虚者反此当分别。

【注】此证由热而成。当分虚实，无论大人小儿，若胃经实热者，则血出如涌，口必臭而牙不动，宜服清胃汤，甚则服调胃承气汤，或用酒制大黄末三钱，以枳壳五钱煎汤，少加童便调服，下黑粪即愈。若胃经虚火者，牙龈腐烂，淡血渗流不已，宜服二参汤及补中益气汤加黄连、丹皮。若肾经虚者，血则点滴而出，牙亦微痛，口不臭而牙动，或落者，治宜滋肾，有火者六味地黄丸；无火者七味地黄丸，俱加猴姜，随手应效。若疳积气盛，兼服芦荟丸。外俱用小蓟散擦牙，随用青竹茹醋浸一宿，含漱甚效。

清胃汤

石膏煅，四钱　黄芩　生地各一钱　丹皮一钱五分　黄连　升麻各一钱

水二盅，煎八分，食后服。

【方歌】清胃阳明实火结，口臭相兼齿衄血，芩连生地升麻膏，丹皮同煎功效捷。

调胃承气汤

大黄酒浸，四钱　芒硝三钱　甘草炙，二钱

水三盅，煎一盅，去渣，少少温服。

【方歌】调胃承气实火攻，齿衄口臭用之灵，酒浸大黄芒硝草，胃热煎服立刻清。

二参汤

人参　玄参_{各等份}

水煎，温服。

【方歌】二参汤医虚火泛，龈腐渗流血水淡，人参玄参各等份，水煎服下有神验。

芦荟丸

芦荟　子青皮　白雷丸　白芜荑　川黄连　胡黄连　鹤虱草_{各一两}　木香_{三钱}　麝香_{一钱}

共研末，蒸饼糊丸如麻子大。每服一钱，空心清米汤送下。

【方歌】芦荟丸医积气盛，木麝青皮胡黄连，芜荑雷丸鹤虱草，川连同末蒸饼丸。

小蓟散

小蓟　百草霜　蒲黄_{微炒}　香附子_{醋浸晒干，各五钱}

上研细末，用搽牙上，半刻时，温茶漱之。

【方歌】小蓟散搽牙衄方，蒲黄微炒百草霜，香附同研为细末，揩牙止血功效强。

补中益气汤　治疮疡元气不足，四肢倦怠，口干时热，饮食无味，脉洪大无力，心烦气怯者，俱宜服之。

人参_{一钱}　当归_{一钱}　生黄芪_{二钱}　白术_{土炒，一钱}　升麻_{三分}　柴胡_{三分}　甘草_{炙，一钱}　麦冬_{去心，一钱}　五味子_{研，五分}　陈皮_{五分}

上十味，水二盅，姜三片，枣二枚，煎一盅，空心热服。

【方歌】补中益气加麦味，溃后见证同内伤，参归芪术升柴草，麦味陈皮引枣姜，人参黄芪寒湿热，加曲苍柏减柴方。

六味地黄丸

怀熟地_{八两}　山萸肉　怀山药_{炒，各四两}　白茯苓　丹皮　泽泻_{各三两}

共为细末，炼蜜为丸，如梧桐子大。每服二钱，空心淡盐汤送下。

【方歌】六味地黄善补阴，能滋肾水并生津，萸苓山药丹皮泻，研末蜜丸服最神。

七味地黄丸　即桂附地黄丸减去附子

卷六

喉部

慢喉风

慢喉发缓体虚生，微肿咽干色淡红，或由暴怒五辛火，或因忧思过度成。

【注】此证有因平素体虚，更兼暴怒，或过食五辛而生者；亦有忧思太过而成者，俱属体虚病实。其发缓，其色淡，其肿微，其咽干，舌见滑白苔，大便自利，六脉微细，唇如矾色。若午前痛者，服补中益气汤，加以清凉，如麦冬、黑参、桔梗、牛蒡子服之；若午后作痛、作渴，身热足冷者，阴阳两虚也，忌用苦寒，宜少阴甘桔汤，以宣达之；若面赤咽干不渴者，其脉必虚大，以甘露饮服之必效。俱兼用冰硼散一钱，加灯草煅灰存性三分，吹之立验。

甘露饮

天冬_{去心}　麦冬_{去心}　黄芩　生地　熟地　枇杷叶_{蜜炙}　石斛　枳壳_{麸炒}
茵陈蒿　甘草_{各等份}

水二盅，煎八分，食后服。

【方歌】甘露饮清内热侵，面赤咽干生液津，天麦冬芩生熟地，枇杷斛草枳茵陈。

喉闭_{附：酒毒喉闭}

喉闭肝肺火盛由，风寒相搏肿咽喉，甚则肿痛连项外，又有酒毒当细求。

【注】此证由肝、肺火盛，复受风寒，相搏而成。咽喉肿痛，面赤腮肿，甚则项外漫肿，喉中有块如拳，汤水难咽，语言不出，暴起身发寒热。急刺少商穴或针合谷穴，以开咽喉。初宜疏散，服荆防败毒散，寒热已退，即用清咽利膈汤，兼吹紫雪散，随以姜汁漱口，以宣其热；或用醋漱，以消积血。痰壅塞者，桐油钱探吐痰涎。若肿发于项外，脓胀痛者，防透咽喉不可轻针，急用皂角末吹鼻取嚏，其肿即破；或兼用皂角末醋调，厚敷项肿，须臾即破。初肿时用生羊肉片贴之。喉闭声鼾者，肺气将绝，急宜独参汤救之。若卒然如哑，

医宗金鉴·外科心法要诀

吞吐不利，系寒气客于会厌也，宜蜜炙附子片含之，勿咽。初、终忌用苦寒之药，恐难消难溃。又有酒毒喉闭，由酒毒蒸于心、脾二经，热壅咽喉，喉肿色黄，其人面赤，目睛上视，以桐油饯导吐痰涎，宜服鼠粘子解毒汤，亦用紫雪散吹之。

鼠粘子解毒汤

鼠粘子炒，研　桔梗　青皮　升麻　黄芩　花粉　甘草生　玄参　栀子生，研　黄连　连翘去心　葛根　白术土炒　防风　生地各等份

水煎，食后服。

【方歌】鼠粘解毒酒毒闭，桔梗青皮能降气，升芩花粉草玄参，栀连翘葛术防地。

荆防败毒散

荆芥　防风　羌活　独活　前胡　柴胡　桔梗　川芎　枳壳麸炒　茯苓各一钱　人参　甘草各五分

姜三片，水二盅，煎八分，食远服，寒甚加葱三枝。

【方歌】荆防败毒治初疮，憎寒壮热汗出良，羌独前柴荆防桔，芎枳参苓甘草强。

乳蛾

乳蛾肺经风火成，双轻单重喉旁生，状若蚕蛾红肿痛，关前易治关后凶。

【注】此证由肺经积热，受风凝结而成。生咽喉之旁，状如蚕蛾，亦有形若枣栗者，红肿疼痛，有单有双，双者轻，单者重。生于关前者，形色易见，吹药易到，手法易施，故易治；生于关后者，难见形色，药吹不到，手法难施，故难治。俱宜服清咽利膈汤，吹冰硼散。易见者脓熟针之，难见者用鸡翎探吐脓血。若兼痰壅气急声小，探叶不出者险，急用三棱针刺少商穴，出紫黑血，仍吹、服前药，缓缓取效。

清咽利膈汤

牛蒡子炒，研　连翘去心　荆芥　防风　栀子生，研　桔梗　玄参　黄连　金银花　黄芩　薄荷　甘草生，各一钱　大黄　朴硝各一钱

水二盅，淡竹叶二钱，煎八分，食远服。

【方歌】清咽利膈喉痛消，疏风清热蒡连翘，荆防栀桔参连草，银花芩薄大黄硝。

胸乳部

乳疽、乳痈

乳疽乳痈乳房生，肝气郁结胃火成。痈形红肿焮热痛，疽形木硬觉微疼，痈发脓成十四日，疽发月余脓始成。未溃托里排脓治，已溃大补养荣灵。

【注】此证总由肝气郁结，胃热壅滞而成。男子生者稀少，女子生者颇多，俱生于乳房。红肿热痛者为痈，十四日脓成；若坚硬木痛者为疽，月余成脓。初起寒热往来，宜服瓜蒌牛蒡汤；寒热悉退，肿硬不消，宜用复元通气散消之。若不应，复时时跳动者，势将溃脓，宜用托里透脓汤；脓胀痛者针之，宜服托里排脓汤；虚者补之，如人参养荣、十全大补等汤，俱可选用，外敷贴之药，俱按痈疽肿疡、溃疡门。

瓜蒌牛蒡汤

瓜蒌仁　牛蒡子炒，研　花粉　黄芩　生栀子研　连翘去心　皂刺　金银花　甘草生　陈皮各一钱　青皮　柴胡各五分

水二盅，煎八分，入煮酒一杯和匀，食远服。

【方歌】瓜蒌牛蒡胃火郁，憎寒壮热乳痈疽，青柴花粉芩翘刺，银花栀子草陈皮。

复元通气散　此方治乳痈、腹痈、便毒、耳痛、耳聋等证。皆由毒气滞塞不通故耳，服之则气通毒散。

青皮四两　陈皮四两　瓜蒌仁二两　穿山甲二两　金银花一两　连翘一两　甘草半生半炙，二两

上七味研末，每服二钱，黄酒调下。

【方歌】复元通气乳腹痈，便毒兼治耳痛聋，青陈蒌甲银翘草，一服能教毒气通。

托里透脓汤

人参　白术土炒　穿山甲炒研　白芷各一钱　升麻　甘草节各五分　当归二钱　生黄芪三钱　皂角刺一钱五分　青皮炒，五分

水三盅，煎一盅。病在上部，先饮煮酒一盅，后热服此药；病在下部，先服药后饮酒；疮在中部，药内兑酒半盅，热服。

【方歌】托里透脓治痈疽，已成未溃服之宜，参术甲芷升麻草，当归黄芪

刺青皮。

乳中结核

乳中结核梅李形，按之不移色不红，时时隐痛劳岩渐，证由肝脾郁结成。

【注】此证乳房结核坚硬，小者如梅，大者如李，按之不移，推之不动，时时隐痛，皮色如常。由肝、脾二经气郁结滞而成。情势虽小，不可轻忽。若耽延日久不消，轻成乳劳，重成乳岩，慎之慎之！初起气实者，宜服清肝解郁汤；气虚宜服香贝养荣汤。若郁结伤脾，食少不寐者，服归脾汤。外俱用木香饼熨法消之甚效。

清肝解郁汤

当归　生地　白芍_{酒炒}　川芎　陈皮　半夏_{制，各八分}　贝母_{去心，研}　茯神　青皮　远志_{去心}　桔梗　苏叶_{各六分}　栀子_{生，研}　木通　甘草_{生，各四分}　香附_{醋炒，一钱}

水二盅，姜一片，煎八分，食远服。

【方歌】清肝解郁贝茯神，四物青皮远夏陈，栀桔通苏香附草，能消乳核气郁伸。

归脾汤

人参　白术_{土炒}　枣仁_{炒，研}　龙眼肉　茯神_{各二钱}　黄芪_{一钱五分}　当归_{酒洗，一钱}　远志_{去心}　木香_末　甘草_{炙，各五分}

生姜三片，红枣肉二枚，水煎服。

【方歌】归脾汤治脾胃怯，食少怔忡夜不安，枣远龙眼参归草，茯神芪术木香煎。

木香饼

生地黄_{捣烂，一两}　木香_{研末，五钱}

共和匀，量结核大小，作饼贴肿上，以热熨斗间日熨之；坚硬木痛者，每日熨之。

【方歌】木香饼消乳核方，舒通结滞功倍强，生地研烂木香末，和饼贴患熨之良。

香贝养荣汤

白术_{土炒，二钱}　人参　茯苓　陈皮　熟地黄　川芎　当归　贝母_{去心}　香附_{酒炒}　白芍_{酒炒，各一钱}　桔梗　甘草_{各五分}

姜三片，枣二枚，水二盅，煎八分，食远服。

胸膈痞闷，加枳壳、木香。饮食不甘，加厚朴、苍术。寒热往来，加柴胡、地骨皮。脓溃作渴，倍人参、当归、白术，加黄芪。脓多或清，倍当归、川芎。胁下痛或痞，加青皮、木香。肌肉生迟，加白蔹、肉桂。痰多，加半夏、橘红。口干，加麦冬、五味子。发热，加柴胡、黄芩。渴不止，加知母、赤小豆。溃后反痛，加熟附子、沉香。脓不止，倍人参、当归，加黄芪。虚烦不眠，倍人参、熟地，加远志、枣仁。

【方歌】香贝养荣用四君，四物贝桔香附陈，气血两虚宜多服，筋瘰石疽效如神。

乳劳

乳劳初核渐肿坚，根形散漫大如盘，未溃先腐霉斑点，败脓津久劳证添。

【注】此证即由乳中结核而成。或消之不应，或失于调治，耽延数日，渐大如盘如碗，坚硬疼痛，根形散漫，串延胸胁腋下，其色或紫，或黑，未溃先腐，外皮霉点，烂斑数处，渐渐通破，轻津白汁，重流臭水，即败浆脓也。日久溃深伤膜，内病渐添，午后烦热、干嗽、颧红、形瘦、食少、阴虚等证俱见，变成疮劳。初结肿时，气实者宜服蒌贝散，及神效瓜蒌散；气虚者逍遥散，及归脾汤合而用之。阴虚之证已见，宜服六味地黄汤，以培其本。外治法按痈疽溃疡门。然此疮成劳至易，获效甚难。

蒌贝散

瓜蒌　贝母去心，研　南星　甘草生　连翘去心，各一钱

水二盅，煎八分，澄渣，加酒二分，食远服。一加青皮、升麻。

【方歌】蒌贝散治乳结核，渐大失调变乳劳，初肿气实须服此，南星甘草共连翘。

神效瓜蒌散

大瓜蒌去皮，焙为末，一个　当归　甘草生，各五钱　没药　乳香各二钱

共研细末，每用五钱，醇酒三盅，慢火熬至一盅，去渣，食后服之。

【方歌】神效瓜蒌没乳香，甘草当归研末良，乳劳初肿酒煎服，消坚和血是神方。

乳岩

乳岩初结核隐疼，肝脾两损气郁凝，核无红热身寒热，速灸养血免患攻。耽延续发如堆栗，坚硬岩形引腋胸，顶透紫光先腐烂，时流污水日增疼。溃后

翻花怒出血，即成败证药不灵。

【注】此证由肝、脾两伤，气郁凝结而成。自乳中结核起，初如枣栗，渐如棋子，无红无热，有时隐痛。速宜外用灸法，内服养血之剂，以免内攻。若年深日久，即潮热恶寒，始觉大痛，牵引胸腋，肿如覆碗坚硬，形如堆栗，高凸如岩，顶透紫色光亮，肉含血丝，先腐后溃，污水时津，有时涌冒臭血，腐烂深如岩壑，翻花突如泛莲，疼痛连心。若复因急怒，暴流鲜血，根肿愈坚，期时五脏俱衰，即成败证，百无一救；若患者果能清心涤虑，静养调理，庶可施治。初宜服神效瓜蒌散，次宜清肝解郁汤，外贴季芝鲫鱼膏，其核或可望消。若反复不应者，疮势已成，不可过用克伐峻剂，致损胃气，即用香贝养荣汤。或心烦不寐者，宜服归脾汤；潮热恶寒者，宜服逍遥散，稍可苟延岁月。如得此证者，于肿核初起，即加医治，宜用豆粒大艾壮，当顶灸七壮，次日起疱，挑破，用三棱针刺入五六分，插入冰螺散捻子，外用纸封糊，至十余日其核自落，外贴绛珠膏、生肌玉红膏，内服舒肝、养血、理脾之剂，生肌敛口自愈。

季芝鲫鱼膏

活鲫鱼肉　鲜山药去皮，各等份

上共捣如泥，加麝香少许，涂核上，觉痒极，勿搔动，隔衣轻轻揉之，七日一换，旋涂即消。

【方歌】鲫鱼膏贴乳岩疾，肿如覆碗似堆栗，山药同研加麝香，涂于患处七日易。

冰螺捻

硇砂二分　大田螺去壳，线穿晒干，五枚　冰片一分　白砒即人言，面裹煨熟，去面用砒，一钱二分

将螺肉切片，同白砒研末，再加硇片同碾细，以稠米糊，搓成捻子，瓷罐密收。用时将捻插入针孔，外用纸糊封，贴核上勿动，十日后四边裂缝，其核自落。

【方歌】冰螺捻消诸核疬，硇砂螺肉煨白砒，再加冰片米糊捻，乳岩坚硬用之宜。

神效瓜蒌散见乳痨

香贝养荣汤　清肝解郁汤　归脾汤俱见乳中结核

逍遥散

当归酒洗　白芍酒洗　白茯苓　白术土炒　香附酒炒，各一钱　柴胡八分　黄

芩五分　陈皮一钱　薄荷五分　甘草生，六分

水二盅，煎八分，食远服。

【方歌】逍遥散能和气血，开郁行滞又消结，归芍苓术香柴芩，陈薄甘草清毒热。

绛珠膏　生肌玉红膏俱见溃疡门

卷七

内痈部

肺痈

肺痈肺热复伤风，肺脏生痈隐痛胸，状若伤寒燥咳甚，稠浊痰涎腥臭脓。未溃射干麻黄汗，壅不得卧葶苈攻，溃后脓稠能食吉，脓清兼血不食凶。

【注】此证系肺脏蓄热，复伤风邪，郁久成痈，以致胸内中府穴隐隐疼痛，振寒脉数，状类伤寒，咽燥不渴，咳而喘满，唾稠黏黄痰，兼臭秽脓血也。治之者，于未溃时乘脓未成，风郁于表者，法宜疏散，用射干麻黄汤以汗之。如气壅喘满，身不得卧者，急服葶苈大枣汤以泻之；如咳有微热，烦满胸中甲错，脓欲成者，宜《千金》苇茎汤以吐之；若吐脓腥臭，形如米粥者，宜桔梗汤以排余脓；若吐脓腥臭，咳而胸满者，宜《外台》桔梗白散，以开瘀塞；若咯吐脓血，兼午后身热烦躁，宜金鲤汤主之，兼饮童便；若溃后胸膈胁肋，隐痛不止，口燥咽干，烦闷多渴，自汗盗汗，眠卧不得，咳吐稠痰腥臭，此系痈脓不尽，而兼里虚，宜宁肺桔梗汤主之；若痈脓已溃，喘满腥臭，浊痰俱退，惟咳嗽咽干，咯吐痰血，胁肋微痛，不能久卧者，此属肺痈溃处未敛，宜紫菀茸汤清补之，渴甚去半夏加石膏服之；若痈脓溃后，咳嗽无休，脓痰不尽，形气虚羸者，宜清金宁肺丸主之。凡治此证，惟以身温脉细，脓血交粘，痰色鲜明，饮食甘美，脓血渐止，便润者为吉；若手掌皮粗，溃后六脉洪数，气急颧红，污脓白血，懒食及大便结燥者为凶。

射干麻黄汤

射干十三枚或三两　麻黄　生姜各四两　细辛　紫菀　款冬花各三两　大枣七枚　五味子　半夏洗，各半升

水煎温服。

【方歌】射干麻黄咳上气，肺痈喉中水鸡声，射麻生姜辛菀食，五味大枣并款冬。

葶苈大枣汤

苦葶苈轻者五钱，重者一两　　大枣去核，轻者五枚，重者十枚

以水三盅，煎至一盅，服之。

【方歌】葶苈大枣治肺痈，咳不得卧有痛脓，葶苈苦寒泻实热，佐枣之甘和胃经。

《千金》苇茎汤

苇茎二升　　薏苡仁炒　　瓜瓣即冬瓜仁，各半升　　桃仁去皮尖，炒、研，五十粒

水煎服。

【方歌】《千金》苇茎肺痈咳，微热烦满吐败浊，皮肤甲错宜苇茎，薏苡桃仁瓜瓣合。

桔梗汤

苦桔梗一两　　甘草生，二两

水煎服。

【方歌】桔梗汤用排余脓，肺痈吐脓米粥形，清热解毒须甘草，开提肺气桔梗功。

《外台》桔梗白散

苦桔梗　　贝母各三分　　巴豆去皮熬，研如脂，一分

上三味为散。强人饮服半钱匕，羸者减之。病在膈上者吐脓，在膈下者泻出。若下多不止，饮冷水一杯则定。

【方歌】《外台》桔梗白散方，肺痈便秘服之良，桔梗贝母与巴豆，药微力大功速强。

金鲤汤

金色活鲤鱼约四两重，一尾　　贝母二钱

先将鲤鱼连鳞剖去肚肠，勿经水气，用贝母细末掺在鱼肚内，线扎之，用上白童子便半大碗，将鱼浸童便内，重汤炖煮，鱼眼突出为度；少顷取出，去鳞骨，取净肉，浸入童便内，炖熟。肉与童便用二三次，一日食尽一枚，其功效甚捷。

【方歌】金鲤汤中效罕稀，法同贝母活鲤鱼，童便浸鱼重汤炖，肺痈烦热善能医。

宁肺桔梗汤

苦桔梗　　贝母去心　　当归　　瓜蒌仁研　　生黄芪　　枳壳麸炒　　甘草节　　桑白皮

炒　防己　百合去心　薏苡炒，各八分　五味子　地骨皮　知母生　杏仁炒，研　苦葶苈各五分

　　水二盅，姜三片，煎八分，不拘时服。

　　咳甚，倍加百合。身热，加柴胡、黄芩。大便不利，加蜜炙大黄一钱。小水涩滞，加灯心、木通。烦躁痰血，加白茅根。胸痛，加人参、白芷。

　　【方歌】宁肺桔梗肺痈芪，归蒌贝壳甘桑皮，防己百合葶五味，杏知苡仁地骨宜。

紫菀茸汤

　　紫菀茸　犀角末　甘草炒　人参各五分　桑叶用经霜者　款冬花　百合去心　杏仁炒，研　阿胶便润炒用，便燥生用　贝母去心　半夏制　蒲黄生，各七分

　　引姜三片，水二盅，煎八分，将犀角末调入，食后服。

　　【方歌】紫菀茸汤参犀角，款冬桑叶杏百合，阿胶甘夏贝蒲黄，专医肺痈不久卧。

清金宁肺丸

　　陈皮　白茯苓　苦桔梗　贝母去心　人参　黄芩各五钱　麦冬去心　地骨皮　银柴胡　川芎　白芍炒　胡黄连各六钱　五味子　天冬去心　生地酒浸，捣膏　熟地捣膏　归身　白术炒，各一两　甘草炙，三钱

　　上为细末，炼蜜为丸，如梧桐子大，每服七十丸，食远白滚汤送下。

　　【方歌】清金宁肺丸肺痈，陈苓桔贝参二冬，柴芩归芍黄连草，术味生熟地骨芎。

大小肠痈

　　大小肠痈因湿热，气滞瘀血注肠中，初服大黄行瘀滞，脓成薏苡牡丹平。

　　【注】此二证俱由湿热气滞凝结而成。或努力瘀血，或产后败瘀蓄积，流注于大肠、小肠之中。初起发热，恶风，自汗，身皮甲错，关元、天枢二穴隐痛微肿，按之腹内急痛，大肠痈多大便坠肿，小肠痈多小水涩滞，脉俱迟紧，此时痈脓未成，宜大黄汤下之；瘀血利尽，若小水闭涩，仍宜大黄汤加琥珀末、木通利之自效。若痈成日久不溃，身皮甲错，内无积聚，腹急腹痛，身无热而脉数者，系肠内阴冷，不能为脓，宜薏苡附子散主之；若脉见洪数，肚脐高突，腹痛胀满不食，动转侧身则有水声，便淋刺痛者，痈脓已成，宜薏苡汤主之；腹濡而痛，少腹急胀，时时下脓者，毒未解也，宜丹皮汤治之；如脓从脐出，腹胀不除，饮食减少，面白神劳，此属气血俱虚，宜八珍汤加牡丹皮、肉桂、

黄芪、五味子，敛而补之。患者转身动作，宜徐缓而勿惊，慎之。如耽延日久，因循失治，以致毒攻内脏，腹痛牵阴，肠胃受伤，或致阴器紫黑、腐烂，色败无脓，每流污水，衾帏多臭，烦躁不止，身热嗌干，俱属逆证。

大黄汤

大黄锉、炒　牡丹皮　硝石研　芥子　桃仁炒，先以汤浸去皮、尖，双仁勿用

上各等份，共锉碎，每用五钱，水二盅，煎至一盅，去渣，空心温服。以利下脓血为度，未利再服。

【方歌】大黄汤善治肠痈，少腹坚痛脓未成，牡丹皮与大黄炒，芥子桃仁硝石灵。

薏苡附子散

附子炮，二分　败酱五分　薏苡仁炒，一钱

上为末，每服方寸匕，以水二合煎，顿服，小水当下。《三因》云：薏苡、附子同前，败酱用一两一分，每四钱水盏半，煎七分，去渣，空心服。

【方歌】薏苡附子散甲错，肠痈腹胀痛脉数，附子败酱薏苡仁，为末水煎空心服。

薏苡汤

薏苡仁　瓜蒌仁各三钱　牡丹皮　桃仁泥，各二钱

水二盅，煎至一盅，不拘时服。

【方歌】薏苡汤治腹水声，肠痈便淋刺痛疼，牡丹皮共瓜蒌子，还有桃仁薏苡仁。

丹皮汤

丹皮　瓜蒌仁各一钱　桃仁泥　朴硝各二钱　大黄五钱

水二盅，煎一盅，去渣入硝，再煎数滚，不拘时服。

【方歌】丹皮汤疗肠痈证，腹濡而痛时下脓，硝黄丹蒌桃仁共，水煎服之有奇功。

胃痈

胃痈中脘穴肿疼，不咳不嗽吐血脓，饮食之毒七情火，候治肠痈大法同。

【注】此证初起，中脘穴必隐痛微肿，寒热如疟，身皮甲错，并无咳嗽，咯吐脓血。由饮食之毒，七情之火，热聚胃口成痈。脉来沉数者，初服清胃射干汤下之；若脉涩滞者，瘀血也，宜服丹皮汤下之；脉洪数者，脓成也，赤豆薏苡仁汤排之；体倦气喘作渴，小水频数者，肺气虚也，补中益气汤加麦冬、

五味子补之。其候证生死、治法，与大、小肠痈同。

清胃射干汤

射干　升麻　犀角　麦冬_{去心}　玄参　大黄　黄芩_{各一钱}　芒硝　栀子　竹叶_{各五钱}

水煎服。

【方歌】清胃射干汤射干，升麻犀角麦冬全，参芩大黄芒硝等，竹叶山栀胃痈痊。

赤豆薏苡仁汤

赤小豆　薏苡仁　防己　甘草_{各等份}

水二盅，煎八分，食远服。

【方歌】赤豆薏苡汤最神，甘己赤豆薏苡仁，胃痈脓成脉洪数，二盅水煎服八分。

丹皮汤

丹皮　瓜蒌仁_{各一钱}　桃仁泥　朴硝_{各二钱}　大黄五钱

水二盅，煎一盅，去渣入硝，再煎数滚，不拘时服。

【方歌】丹皮汤疗肠痈证，腹濡而痛时下脓，硝黄丹蒌桃仁共，水煎服之有奇功。

卷八

发无定处上

疔疮

五脏皆可发疔疮，现于形体细考详，若论阴阳分上下，欲知经脏辨何方。

疔名火焰发心经，往往生于唇指中，心作烦时神恍惚，痛兼麻痒疱黄红。

毒发肝经名紫燕，此患多于筋骨见，破流血水烂串筋，指青舌强神昏乱。

黄鼓由于脾发毒，多生口角与颧骨，疱黄光润红色缠，麻痒硬僵兼呕吐。

毒发肺经名白刃，白疱顶硬根突峻，易腐易陷多损腮，咳吐痰涎气急甚。

从来黑靥发肾经，黑斑紫疱硬如钉，为毒极甚疼牵骨，惊悸沉昏目露睛。

以上五疔应五脏，又有红丝疔一样，初如小疮渐发红，最忌红丝攻心上。

凡治疔证贵乎早，三阴三阳更宜晓，在下宜灸上宜针，速医即愈缓难保。

【注】此数证俱名曰疔。盖疔者，如丁钉之状，其形小，其根深，随处可生。由恣食厚味，或中蛇蛊之毒，或中疫死牛、马、猪、羊之毒，或受四时不正疫气，致生是证。夫疔疮者，乃火证也，迅速之病，有朝发夕死，随发随死，三五日不死，一月半月亦必死，此系脏腑之乖逆，性情之激变，节候之寒温肃杀，且毒中有浅深也。若一时失治，立判存亡，有名为火焰疔者，多生于唇、口及手掌指节间，初生一点红黄小疱，痛痒麻木；甚则寒热交作，烦躁舌强，言语疏忽，此属心经毒火而成也。有名为紫燕疔者，多生于手、足、腰、肋、筋骨之间，初生便作紫疱，次日破流血水，三日后串筋烂骨，甚则目红甲青，邪视神昏、睡语惊惕，此属肝经毒火而成也。有名为黄鼓疔者，初生黄疱，光亮明润，四畔红色缠绕，多生口角、腮、颧、眼胞上下及太阳正面之处，发时便作麻痒，重则恶心呕吐，肢体木痛，寒热交作，烦渴干哕，此属脾经毒火而成也。有名为白刃疔者，初生白疱，顶硬根突，破流脂水，痒痛兼作，多生鼻孔、两手，易腐易陷，重则腮损咽焦，咳吐痰涎，鼻掀气急，此属肺经毒火而成也。有名为黑靥疔者，多生耳窍、牙缝、胸腹，腰肾偏僻之处，初生黑斑紫

医宗金鉴·外科心法要诀

239

疮，毒串皮肤，渐攻肌肉，顽硬如疔，痛彻骨髓，重则手足青紫，惊悸沉困，软陷孔深，目睛透露，此属肾经毒火而成也。以上五疔，本于五脏而生。

又有红丝疔，发于手掌及骨节间，初起形似小疮，渐发红丝，上攻手膊，令人寒热往来，甚则恶心呕吐，治迟者，红丝攻心，常能坏人。又有暗疔，未发而腋下先坚肿无头，次肿阴囊睾丸，突兀如筋头，令人寒热拘急，焮热疼痛。又有内疔，先发寒热腹痛，数日间，忽然肿起一块如积者是也。又有羊毛疔，身发寒热，状类伤寒，但前心、后心有红点，又如疹形，视其斑点，色紫黑者为老，色淡红者为嫩。以上诸证，初起俱宜服蟾酥丸汗之。毒势不尽，憎寒壮热仍作者，宜服五味消毒饮汗之。如发热，口渴，便闭，脉沉实者，邪在里也，宜服黄连解毒汤加生大黄一钱五分，葱头五个清之。凡证轻者，宜服化疔内消散；若疔毒将欲走黄，急服疔毒复生汤；已走黄者，令人心烦昏愦，急用七星剑汤以救之。若手足冷，六脉暴绝者，系毒气闭塞，元气不能宣通，先宜蟾酥丸，随服木香流气饮行气，其脉自见。若疔毒误灸，烦躁谵语者，乃逼毒内攻也，宜服解毒大青汤。若溃后余毒未尽，五心烦热者，宜服人参清神汤，针后出脓之时，气虚惊悸者，宜服内托安神散。若攻利太过，以致发渴、六脉虚大者，宜服补中益气汤。若发汗之后，汗不止，热不退，疮不疼，便不利者，此属里虚，宜服八珍汤加黄芪、麦冬治之。凡疔溃后不宜补早，虽见真虚，只可平补，忌用温补之药。

外治用药、针灸亦当循其次第。书云：疔疮先刺血，内毒宜汗泻，禁灸不禁针，怕绵不怕铁，初觉贵乎早治，十证十全；稍迟者，十全五六；失治者，十坏八九。初发项以上者，三阳受毒，必用铍针刺入疮心四五分，挑断疔根，令出恶血；随用立马回疔丹，或蟾酥条插入孔内，外以巴膏盖之。如项以下生者，三阴受毒，即当艾灸以杀其势，灸之不痛，亦须针刺出血，插蟾酥条，旁肿以离宫锭涂之。如旁肿顽硬，推之不动，用针乱刺顽硬之处，令多出恶血，否则必致走黄。挑法，先用针干将毒顶焦皮刮开，针入疔根，坚硬如针者为顺；若针刺入绵软如瓜瓤，而不知痛者为逆，百无一生。凡挑疔根，先出紫黑血，再挑刺至鲜血出，以知痛为止；随填拔疔散令满，以万应膏盖之，过三四时，拨去旧药，易以新药；若药干无水不痛者，此挑法未断疔根也，再深挑之，必以上药知痛，药入水流为率。三四日后，疮顶干燥，以琥珀膏贴之，令疔根托出，换九一丹撒之，黄连膏抹之，外盖白膏药生肌敛口。若初起失治，或房劳、梦遗损气，以致毒气内攻，走黄不住者，其疮必塌陷，急当随走黄处，按经找寻，有一芒刺直竖，即是疔苗，急当用铁针刺出恶血，即在刺处用艾壮灸三壮，以宣余毒。若身面漫肿，神昏闷乱，干呕心烦作渴，遍身起疱抽搐者，俱为逆证。惟红丝疔于初起时，急用磁针于红丝尽处，砭断出血；寻至初起疮上挑破，即用蟾酥条插入，万应膏盖之，随服黄连解毒汤。

再暗、内二疔，不用挑法，先以蟾酥丸含化令尽，以冷水漱去毒涎，再用三丸嚼葱白三寸，裹药黄酒送下，盖卧出汗；少时无汗，再饮热酒催之；仍无汗，系毒热滞结，急用霹雳火法令汗出，毒热随之而解。次用双解贵金丸下之自效。若暗、内二疔初起，牙关紧急者，用蟾酥丸三五粒，葱头煎汤研化灌之；俟稍苏，治法如前。

至羊毛疔，先将紫黑斑点，用衣针挑出如羊毛状，前后心共挑数处，用黑豆、荞麦研粉涂之，即时汗出而愈。一法：用明雄黄末二钱，青布包扎，蘸热烧酒于前心擦之，自外圈入内，其毛即奔至后心，再于后心擦之，其羊毛俱拔出于布上，埋之，忌茶水一日。

再诸疔部位、形色，亦有急缓，生于头项、胸背者最急，生于手、足骨节之间者稍缓。一疔之外别生一小疮，名曰应候；四围赤肿而不散漫者，名曰护场；四旁多生小疮者，名曰满天星；有此者缓，无此者急。疔证初起，至四五日间，由白色而至青紫色，疔头溃脓，形似蜂窝，内无七恶等证者为顺；若初起似疔非疔，灰色顶陷，如鱼脐，如蚕斑，青紫黑疱，软陷无脓，内见七恶等证者逆。凡疔毒俱由火毒而生，忌服辛热之药，恐反助其邪也；忌敷寒凉之药，恐逼毒攻里也。再膏药不宜早贴，惟在将溃已溃时贴之，呼脓长肉，以避风寒。初溃时，忌用生肌药，恐毒未除，反增溃烂。生项以上者，属三阳经，不宜灸。若火日生疔，亦禁灸，犯之或为倒陷，或至走黄。俱忌椒、酒、鸡、鱼、海味、鹅肉、猪首、辛辣、生冷等物，气怒、房劳、诸香并孝服、经妇、僧道、鸡犬等项，犯之必致反复，慎之。

蟾酥丸

蟾酥酒化，二钱　轻粉　铜绿　枯矾　寒水石煅　胆矾　乳香　没药　麝香各一钱　朱砂三钱　雄黄二钱　蜗牛二十一个

以上各为末，称准，于端午日午时，在净室中先将蜗牛研烂，同蟾酥和研稠黏，方入各药共捣极匀，丸如绿豆大。每服三丸，用葱白五寸，令患者嚼烂，吐于手心内，男用左手，女用右手，将药丸裹入葱泥内，用无灰热酒一茶盅送下；被盖约人行五六里路，病者出汗为度；甚者再用一服。如外用之法，搓条

作饼，随证用之。修合时，忌妇人、鸡犬等见之。

【方歌】蟾酥丸治诸疗毒，初起恶疮皆可逐，外用化腐又消坚，内服驱毒发汗速。朱砂轻粉麝雄黄，铜绿枯矾寒水入，胆矾乳没共蜗牛，丸如绿豆葱酒服。

五味消毒饮

金银花三钱　野菊花　蒲公英　紫花地丁　紫背天葵子各一钱二分

水二盅，煎八分，加无灰酒半盅，再滚二三沸时，热服。渣如法再煎服，被盖出汗为度。

【方歌】五味消毒疗诸疗，银花野菊蒲公英，紫花地丁天葵子，煎加酒服发汗灵。

化疗内消散

知母　贝母去心，研　穿山甲炙，研　蚤休　白及　乳香　天花粉　皂刺　金银花　当归　赤芍　甘草生，各一钱

酒、水各一盅，煎一盅，去渣，量病上、下服之。

【方歌】化疗内消知贝甲，蚤休及乳草天花，皂刺银花归芍酒，疗证毒轻服更嘉。

疗毒复生汤

金银花　栀子生，研　地骨皮　牛蒡子炒，研　连翘去心　木通　牡蛎煅　生军　皂刺　天花粉　没药　乳香各八分

酒、水各一盅，煎一盅，食远服。不能饮者，只用水煎，临服入酒一杯，和服亦效。脉实便秘者，加朴硝。

【方歌】疗毒复生欲走黄，头面肿浮毒内伤，银栀骨蒡翘通蛎，军刺天花没乳香。

七星剑

苍耳头　野菊花　豨莶草　地丁香　半枝莲各三钱　蚤休二钱　麻黄一钱

用好酒一斤，煎至一碗，澄去渣热服，被盖出汗为度。

【方歌】七星剑呕热兼寒，疗毒走黄昏愦添，麻黄苍耳菊豨莶，地丁香蚤半枝莲。

木香流气饮

当归　白芍酒炒　川芎　紫苏　桔梗　枳实麸炒　乌药　陈皮　半夏制　白茯苓　黄芪　防风　青皮各一钱　大腹皮　槟榔　枳壳麸炒　泽泻　甘草节　木香末，各五分

生姜三片，红枣肉二枚，水煎服，下部加牛膝。

【方歌】木香流气宣气滞，归芍芎苏桔枳实，乌药二陈芪大腹，风榔青枳泻煎之。

解毒大青汤

大青叶　木通　麦门冬_{去心}　人中黄　栀子_{生，研}　桔梗　玄参　知母　升麻　淡竹叶　石膏_{煅，各一钱}

水二盅，灯心二十根，煎八分，食远服。

大便秘加大黄，闷乱加烧人粪。

【方歌】解毒大青通麦门，中黄栀子桔玄参，知升竹叶石膏煅，疔疮误灸毒内侵。

人参清神汤

人参　陈皮　白茯苓　地骨皮　麦门冬_{去心}　当归　白术_{土炒}　黄芪　远志_{去心，各一钱}　柴胡　黄连　甘草_{炙，各五分}

水二盅，粳米一撮，煎八分，食远服。

【方歌】人参清神疗毒溃，陈苓地骨麦冬归，术芪柴远黄连草，益气除烦热可推。

内托安神散

人参　麦门冬_{去心}　茯神　黄芪　白术_{土炒}　玄参　陈皮_{各一钱}　石菖蒲　甘草_炙　酸枣仁_{炒，研}　远志_{去心}　五味子_{研，各五分}

水二盅，煎八分，临服入朱砂末三分和匀，食远服。

【方歌】内托安神多惊悸，疔疮针后元气虚，参麦茯菖芪术草，玄参枣远味陈皮。

立马回疔丹

轻粉　蟾酥_{酒化}　白丁香　硇砂_{各一钱}　乳香_{六分}　雄黄　朱砂　麝香_{各三分}　蜈蚣_{炙一条}　金顶砒_{注末卷，五分}

共为细末，面糊搓如麦子大。凡遇疔疮，以针挑破，用一粒插入孔内，外以膏盖，追出脓血疔根为效。

【方歌】立马回疔轻蟾酥，白丁香乳麝雄朱，硇蜈金顶砒研末，疔疮用此根自除。

九一丹

石膏_{煅，九钱}　黄灵药_{一钱}

共研极细，撒于患处。

【方歌】九一丹医疗破后，根除用此把脓搜，煅石膏对黄灵药，清热生肌患自瘳。

霹雳火

鹅卵石烧红，安铁杓内，杓安桶内，以醋淬石，令患者将患处覆桶上，厚衣密盖，勿令泄气，热气微再添红石，加醋淬之，疮头及肿处，使热气熏蒸至汗出，其毒减半。

黄连解毒汤

黄连　黄芩　黄柏　生栀子研，各一钱五分

水煎，热服。

【方歌】黄连解毒燃痛疮，诸般疗毒烦躁狂，黄连芩柏生栀子，四味煎服保安康。

黄连膏

黄连三钱　当归尾五钱　生地一两　黄柏三钱　姜黄三钱

香油十二两，将药炸枯，捞去渣；下黄蜡四两溶化尽，用夏布将油滤净，倾入瓷碗内，以柳枝不时搅之，候凝为度。

【方歌】黄连膏润诸燥疮，归尾生地柏姜黄，油炸去渣加黄蜡，布滤搅凝涂抹强。

流注

流注原有证数般，湿痰瘀风汗后寒，发无定处连肿漫，溃近骨节治难痊，此证本由脾胃弱，留结肌肉骨筋间。

【注】此证名虽无殊，其原各异，盖人之血气，每日周身流行，自无停息，或因湿痰，或因瘀血，或因风湿，或因伤寒汗后余毒，或因欲后受寒，稽留于肌肉之中，致令气血不行，故名流注。

诸家书云：流者流行，注者住也，发无定处，随在可生，初发漫肿无头，皮色不变，凝结日久，微热渐痛，透红一点，方是脓熟，即宜用针开破，若湿痰化成者，脓色黏白；瘀血化成者，脓色金黄；黏水风湿化成者，脓色稀白如豆汁；汗后八邪化成者，脓色或黄，或黑，稀脓臭秽；以上四证，发在肉厚处可愈，发在骨节及骨空处难痊。淫欲受寒化成者，脓色稀白而腥，其水中有猪脂水油之状，此为败浆脓也，诸书虽有治法，终成败证。初起湿痰所中者，木香流气饮导之；产后瘀血所中者，通经导滞汤通活之；跌扑伤损瘀血所中者，宜散瘀葛根汤逐之；风湿所中者，万灵丹、五积散加附子温散之；汗后余邪发肿者，人参败毒散散之；房欲后外寒侵袭者，初宜服五积散加附子，次服附子八物汤温之；又有室女、孀妇郁怒伤肝，思虑伤脾而成者，宜服归脾汤加香附、青皮散之，此皆流注初起将成之法，一服至三四服皆可。外俱用乌龙膏或冲和膏敷贴。皮肉不热者，雷火神针针之，轻者即消，重者其势必溃；将溃时俱宜服托里透脓汤，已溃俱服人参养荣汤；久溃脓水清稀，饮食减少，不能生肌收敛者，俱宜服调中大成汤，久溃脓水清稀，精神怯少，渐成漏证者，俱宜服先天大造丸。溃后其余治法，俱按痈疽溃疡门参考。

通经导滞汤

当归 熟地 赤芍 川芎 枳壳麸炒 紫苏 香附 陈皮 丹皮 红花 牛膝各一钱 独活 甘草节，各五分

水二盅，煎八分，入酒一杯，食前服。

【方歌】通经导滞产后疾，败血流瘀肿痛积，四物枳苏香附陈，丹皮独草红花膝。

散瘀葛根汤

葛根 川芎 半夏制 桔梗 防风 羌活 升麻各八分 细辛 甘草生 香附 红花 苏叶 白芷各六分

水二盅，葱三根，姜三片，煎八分，不拘时服。

【方歌】散瘀葛根瘀血凝，皆因跌扑流注成，芎半桔风羌细草，香附红花苏芷升。

附子八物汤

附子制 人参 白术土炒 白茯苓 当归 熟地 川芎 白芍酒炒，各一钱 木香 肉桂 甘草炙，各五分

水二盅，姜三片，红枣肉一枚，煎八分，食远服。

【方歌】附子八物医流注，房欲伤阴外寒入，木香肉桂八珍汤，姜枣水煎食远服。

调中大成汤

人参二钱 白术土炒 白茯苓 黄芪 山药炒 丹皮 当归身 白芍酒炒 陈皮各一钱 肉桂 附子制，各八分 远志去心 藿香 缩砂仁 甘草炙，各五分

水二盅，煨姜三片，红枣肉二枚，煎八分，食远服。

【方歌】调中大成四君芪，山药丹皮归芍宜，远藿缩砂陈桂附，能医流注

溃脓稀。

木香流气饮见疗疮门

瘿瘤

五瘿属阳六瘤阴，瘿别血气肉石筋，瘤气血肉脂筋骨，惟脂开溃不伤身，瘿蒂细小红不紧，瘤根漫大亮白新，证由内外岚水气，疗治须当戒怒嗔。

【注】瘿瘤二证，发于皮肤血肉筋骨之处。瘿者，如缨络之状；瘤者，随气留住，故有是名也。多外因六邪，荣卫气血凝郁；内因七情，忧恚怒气，湿痰瘀滞山岚水气而成，皆不痛痒。瘿证属阳，色红而高突，皮宽不急，蒂小而下垂；瘤证属阴，色白而漫肿，皮嫩而光亮，顶小而根大。瘿有五种：肉色不变者为肉瘿；其筋脉现露者，名筋瘿；若赤脉交络者，名血瘿；随喜怒消长者，名气瘿；坚硬推之不移者，名石瘿。五瘿皆不可破，破则脓血崩溃，多致伤生。瘤有六种：坚硬紫色，累累青筋，盘曲若蚯蚓状者，名筋瘤，又名石瘤；微紫微红，软硬间杂，皮肤中隐隐若红丝纠缠，时时牵痛，误有触破，而血流不止者，名血瘤；或软如绵，或硬如馒，皮色如常，不紧不宽，始终只似覆肝，名肉瘤；软而不坚，皮色如常，随喜怒消长，无寒无热者，名气瘤；日久化脓流出，又名脓瘤也；形色紫黑，坚硬如石，疙瘩叠起，推之不移，昂昂坚贴于骨者，名骨瘤；软而不硬，皮色淡红者，名脂瘤，即粉瘤也。六瘤之形色如此。

凡瘿多生于肩项两颐，瘤则随处有之。夫肝统筋，怒气动肝，则火盛血燥，致生筋瘿、筋瘤，宜清肝解郁、养血舒筋，清肝芦荟丸主之，心主血，暴戾太甚，则火旺逼血沸腾，复被外邪所搏，致生血瘿、血瘤，宜养血凉血、抑火滋阴、安敛心神、调和血脉，芩连二母丸主之。脾主肌肉，郁结伤脾，肌肉浅薄，土气不行，逆于肉里，致生肉瘿、肉瘤，宜理脾宽中、疏通戊土、开郁行痰、调理饮食，加味归脾丸主之。肺主气，劳伤元气，腠里不密，外寒搏之，致生气瘿、气瘤，宜清肺气，调经脉，理劳伤，和荣卫，通气散坚丸主之。肾主骨，恣欲伤肾，肾火郁遏，骨无荣养，致生石瘿、骨瘤，石瘿海藻玉壶汤主之，骨瘤尤宜补肾散坚、行瘀利窍，调元肾气丸主之。瘿瘤诸证，用药缓缓消磨，自然缩小；若久而脓血崩溃，渗漏不已者，皆为逆证，不可轻用刀针决破，以致出血不止，立见危殆。惟粉瘤可破，其色粉红，多生耳项前后，亦有生于下体者，全系痰凝气结而成，治宜铍针破去脂粉，以白降丹捻子插入，数次将内膜化净，用生肌玉红膏贴之自愈。

又有一种黑砂瘤，多生臀腿，肿突大小不一，以手摄起，内有黑色即是，亦用针刺出黑砂有声，软硬不一。又有发瘤，多生耳后发下寸许，软小高突，按之不痛，亦用针刺之，粉发齐出。又有虱瘤，发后其痒彻骨，开破出虱无数，内有极大一虱出，其虱方尽。黑砂、发、虱三瘤，外治皆同粉瘤之法，其口方收。又有虫瘤，每生胁下，治法当按痈疽肿疡、溃疡门，但本忧思化成，每难获效。诸证形状各异，皆五脏湿热邪火浊瘀，各有所感而成，总非正气之所化也。

清肝芦荟丸

当归　生地酒浸，捣膏　白芍酒炒　川芎各二两　黄连　青皮　海粉　牙皂　甘草节　昆布酒炒　芦荟各五钱

上为细末，神曲糊丸，如梧桐子大，每服八十丸，白滚水量病上下，食前后服之。

【方歌】清肝芦荟怒伤肝，筋结瘿瘤血燥原，四物黄连青海粉，牙皂甘昆曲糊丸。

芩连二母丸

黄芩　黄连　知母　贝母去心　当归　白芍酒炒　羚羊角镑　生地　熟地　蒲黄　地骨皮　川芎各一两　甘草生，五钱

上为末，侧柏叶煎汤，打寒食面糊为丸，如梧桐子大。每服七十丸，灯心煎汤送下。

【方歌】芩连二母血瘤瘿，血沸寒凝微紫红，归芍羚羊生熟地，蒲黄地骨草川芎。

加味归脾丸

香附　人参　酸枣仁炒　远志去心　当归　黄芪　乌药　陈皮　茯神　白术土炒　贝母去心，各一两　木香　甘草炙，各三钱

上为细末，合欢树根皮四两煎汤，煮老米糊为丸，如梧桐子大，每服六十丸，食远，白滚水送下。

【方歌】加味归脾香附参，枣远归芪乌药陈，茯神术草木香贝，消瘿除瘤脾郁伸。

通气散坚丸

人参　桔梗　川芎　当归　花粉　黄芩酒炒　枳实麸炒　陈皮　半夏制　白茯苓　胆星　贝母去心　海藻洗　香附　石菖蒲　甘草生，各一两

上为细末，荷叶煎汤为丸，如豌豆大，每服一钱，食远，灯心、生姜煎汤送下。

【方歌】通气散坚气瘿瘤，参桔芎归花粉投，芩枳二陈星贝藻，香附石菖患渐瘥。

海藻玉壶汤

海藻_洗 陈皮 贝母_{去心} 连翘_{去心} 昆布 半夏_制 青皮 独活 川芎 当归 甘草_{节各一钱} 海带_{洗五分}

水二盅，煎八分，量病上下，食前后服之。

【方歌】海藻玉壶汤石瘿，陈贝连翘昆半青，独活芎归甘海带，化硬消坚最有灵。

调元肾气丸

生地_{酒煮，捣膏，四两} 山萸肉 山药_炒 丹皮 白茯苓_{各二两} 泽泻 麦冬_{去心，捣膏} 人参 当归身 龙骨_煅 地骨皮_{各一两} 知母_{童便炒} 黄柏_{盐水炒，各五钱} 缩砂仁_炒 木香_{各三钱}

共研细末，鹿角胶四两，老酒化稠，加蜂蜜四两同煎，滴水成珠，和药为丸，如梧桐子大。每服八十丸，空心温酒送下。忌萝卜、火酒、房事。

【方歌】调元肾气缩砂仁，六味地黄知麦参，归柏木香龙地骨，骨瘤服此又滋阴。

结核

结核即同果核形，皮里膜外结凝成，或由风火气郁致，或因怒火湿痰生。

【注】此证生于皮里膜外，结如果核，坚而不痛，由风火气郁，结聚而生。初发令人寒热往来，有表证者，荆防败毒散解之；表既解，即服连翘消毒饮。若湿痰气郁凝结者，宜行气化痰，以五香流气饮、《千金》指迷丸辛凉之药治之，其核自消；若误投苦寒之剂，必至溃破，或服之而反甚者，其势将溃，不可强消，以耗其气，宜用透脓散。溃而不愈者，属气虚，宜用补中益气汤平补之。外治按痈疽肿疡、溃疡门。

《千金》指迷丸

半夏_{制，四两} 白茯苓 枳壳_{麸炒，各三两} 风化硝_{三钱}

共研为末，河水煮糊为丸，如梧桐子大，每服二钱，白滚水送下。

【方歌】《千金》指迷丸半夏，茯苓枳壳硝同研，河水煮糊作成丸，消坚去核结痰化。

荆防败毒散

荆芥　防风　羌活　独活　前胡　柴胡　桔梗　川芎　枳壳麸炒　茯苓各一钱　人参　甘草各五分

姜三片，水二盅，煎八分，食远服，寒甚加葱三枝。

【方歌】荆防败毒治初疮，憎寒壮热汗出良，羌独前柴荆防桔，芎枳参苓甘草强。

连翘消毒饮

连翘去心　栀子　桔梗　赤芍　当归　玄参　射干　黄芩　红花　葛根　陈皮各一钱　甘草生，五分　大黄初起便燥者加一钱　花粉一钱

水二盅，煎八分，食远服。

有痰者，加竹茹一钱。

【方歌】连翘消毒疗诸疮，能解酒毒葛大黄，红花栀桔玄参草，芍芩花粉射陈当。

卷九

发无定处中

白驳风

白驳风生面颈间，风邪相搏白点瘕，甚延遍身无痛痒，治宜消风涂脂痊。

【注】此证自面及颈项，肉色忽然变白，状类瘕点，并不痒痛，由风邪相搏于皮肤，致令气血失和。施治宜早，若因循日久，甚者延及遍身。初服浮萍丸，次服苍耳膏；外以穿山甲片先刮患处，至燥痛，取鳗鲡鱼脂，日三涂之。一方取树孔中水温洗之，洗后捣桂心、牡蛎等份为末，面油调涂，日三夜一俱效。

浮萍丸

紫背浮萍取大者洗净，晒干

研细末，炼蜜为丸，如弹子大。每服一丸，豆淋酒送下。

豆淋酒法

黑豆半升，炒烟起，冲入醇酒三斤，浸一日夜，去豆，用酒送药。

【方歌】浮萍丸治白驳应，晒干紫背大浮萍，蜜丸弹状豆酒服，专能发表散邪风。

苍耳膏

苍耳鲜者，连根带叶取五七十斤，洗净

切碎，入大锅内煮烂，取汁，绢滤过，再熬成膏，瓷罐盛之。用时以桑木匙挑一匙，噙口内，用黄酒送下。服后有风处，必出小疮如豆粒大，此风毒出也，刺破出汁尽即愈。忌猪肉。

【方歌】苍耳风邪侵皮肤，气血失和白驳生，连根带叶鲜苍耳，洗净熬膏酒服灵。

丹毒

丹毒名多云片形，风火湿寒肉分凝，胸腹四肢分顺逆，清火消风砭敷灵。

【注】孙真人云：丹毒一名天火，肉中忽有赤色，如丹涂之状，其大如掌，

甚者遍身，有痒有痛，而无定处，丹名虽多，其理则一也。形如鸡冠，名鸡冠丹；若皮涩起如麻豆粒者，名茱萸丹。亦有水丹，遍身起疱，遇水湿搏之，透露黄色，恍如有水在皮中，此虽小疾，能令人死，须当速治，不可忽也。色赤者，诸书谓之赤游丹；色白者，为水丹，小儿多生之。但有干、湿、痒、痛之殊，有夹湿、夹风、夹寒之别。诸丹总属心火、三焦风邪而成，如色赤而干，发热作痒，形如云片者即名赤游丹，属血分有火而受风也。毒盛者，服蓝叶散；毒轻者宜导赤汤加薄荷叶、独活服之。如初起白癍，渐透黄色，光亮胀坠，破流黄水，湿烂多痛者，名水丹，又名风丹，多生腿膝，属脾肺有热而夹湿也，宜防己散主之。亦有起白癍，无热无痛，游走不定者，由火毒未发，肌肤外受寒郁，名为冷瘼，宜服乌药顺气散，外用姜擦。凡丹形初见，即用牛、羊精肉片贴之，甚则用砭法，令出紫血；色重不散者，以柏叶散敷之。又方：芸薹叶研末，靛青调敷甚效。诸丹本于火邪，其势暴速，自胸腹走于四肢者顺；从四肢攻于胸腹者逆。

蓝叶散

蓝叶晒干　川芎　赤芍　知母　生地　白芷　川升麻　柴胡　葛根　杏仁炒，去皮、尖　甘草生，各一钱　石膏煅　栀子仁各五分

共捣粗末，每用八钱，新汲水二盅，煎八分，去渣服。热甚，加黄芩、玄参。

【方歌】蓝叶散却赤游丹，皆因血热风邪缠，芎芍知膏生地芷，升麻柴葛杏栀甘。

防己散

防己三两　朴硝一两　犀角镑　川芎　黄芩　黄芪　川升麻各一钱

共捣粗末，每用五钱，加竹叶三十片，新汲水二盅，煎八分服。

【方歌】防己丹毒始白癍，渐黄亮痛湿热原，朴硝犀角芎芩共，芪与升麻竹叶煎。

乌药顺气散

乌药　橘红各二钱　枳壳麸炒　白芷　桔梗　防风　僵蚕炒　独活　川芎生五分

水二盅，生姜三片，煎八分服。

【方歌】乌药顺气枳橘红，芷桔风僵独草芎，冷瘼游行无热痛，因毒未发受寒风。

卷十

发无定处下

癣

癣证情形有六般，风热湿虫是根原，干湿风牛松刀癣，春生桃花面上旋。

【注】此证总由风热湿邪，侵袭皮肤，郁久风盛，则化为虫，是以瘙痒之无休也。其名有六：一曰干癣，瘙痒则起白屑，索然凋枯；二曰湿癣，瘙痒则出黏汁，浸淫如虫形；三曰风癣，即年久不愈之顽癣也，搔则痹顽，不知痛痒；四曰牛皮癣，状如牛领之皮，厚而且坚；五曰松皮癣，状如苍松之皮，红白斑点相连，时时作痒；六曰刀癣，轮廓全无，纵横不定。总以杀虫渗湿，消毒之药敷之。轻者羊蹄根散，久顽者必效散搽之。亦有脾、肺风湿过盛肿而痛者，宜服散风苦参丸，解散风湿，其肿痛即消，又有面上风癣，初如痞癗，或渐成细疮，时作痛痒，发于春月，又名吹花癣，即俗所谓桃花癣也，妇女多有之。此由肺、胃风热，随阳气上升而成，宜服疏风清热饮，外用消风玉容散，每日洗之自效。

羊蹄根散

羊蹄根末，八钱　枯白矾二钱

共研匀，米醋调擦癣处。

【方歌】羊蹄根散敷诸癣，羊蹄根共枯白矾，二味研末加米醋，搽患渗湿痒可痊。

必效散

川槿皮四两　海桐皮　大黄各二两　百药煎一两四钱　巴豆去油，一钱五分斑蝥全用，一个　雄黄　轻粉各四钱

共研极细末，用阴阳水调药，将癣抓损，薄敷，药干必待自落。

【方歌】必效大黄百药煎，川槿海桐巴豆斑，雄黄轻粉阴阳水，调搽诸癣久年顽。

散风苦参丸

苦参四两 大黄炒香 独活 防风 枳壳麸炒 玄参 黄连各二两 黄芩
栀子生 菊花各一两

共研细末，炼蜜为丸，如梧桐子大，每服三十丸，食后白滚水送下，日用
三服，茶酒任下。

【方歌】散风苦参风湿盛，癣疮多痒肿痛兼，大黄芩独防风枳，玄参栀子
菊黄连。

疏风清热饮

苦参酒浸，蒸晒九次，炒黄，二钱 全蝎土炒 皂刺 猪牙皂角 防风 荆芥
穗 金银花 蝉蜕炒，各一钱

酒、水各一盅，加葱白三寸，煎一盅，去渣，热服，忌发物。

【方歌】疏风清热风癣患，时作痛痒极缠绵，苦参蝎刺猪牙皂，防风荆芥
银花蝉。

消风玉容散

绿豆面三两 白菊花 白附子 白芷各一两 熬白食盐五钱

共研细末，加冰片五分，再研匀收贮。每日洗面以代肥皂。

【方歌】消风玉容绿豆面，菊花白附芷食盐，研加冰片代肥皂，风除癣去
最为先。

黄水疮

黄水疮如粟米形，起时作痒破时疼，外因风邪内湿热，黄水浸淫更复生。

【注】此证初如粟米，而痒兼痛，破流黄水，浸淫成片，随处可生。由脾
胃湿热，外受风邪，相搏而成。宜服升麻消毒饮，热甚外用青蛤散敷之，湿盛
碧玉散敷之即效，痂厚用香油润之，忌见水洗。

升麻消毒饮

当归尾 赤芍 金银花 连翘去心 牛蒡子炒 栀子生 羌活 白芷 红花
防风 甘草生 升麻 桔梗

每味用二钱为大剂，一钱五分为中剂，一钱为小剂。水二盅，煎八分，食
远热服。

如疮生头面，减去归尾、红花。

【方歌】升麻消毒却风湿，归芍银花翘蒡栀，羌芷红花防草桔，黄水浸淫
服渐失。

青蛤散

蛤粉煅，一两　青黛三钱　石膏煅，一两　轻粉　黄柏生末，各五钱

共研细末，先用香油调成块，次加凉水调稀，薄涂疮处。

【方歌】青蛤散涂鼻䘌消，蛤粉青黛煅石膏，轻粉黄柏研极细，香油拌块凉水调。

碧玉散

黄柏末　红枣肉烧炭存性，各五钱

共研极细末，香油调搽患处。

【方歌】碧玉散搽燕窝疮，色红疙瘩津水黄，枣炭柏末香油拌，消疼止痒渗湿方。

卷十一

杂证部

跌扑

跌扑之证属寻常，复元活血汤最良，已破亡血八珍服，未破血瘀大成汤。

【注】此证有已破、未破之分，亡血、瘀血之别。如寻常跌扑，微伤皮肉，疼痛未破者，以复元活血汤散瘀活血；若损伤筋骨，血流过多不止者，即为亡血，急用花蕊石散干撒止血，内服八珍汤，加酒炙骨碎补、续断、红花；若从高跌坠，未曾损破皮肉者，必有瘀血流注脏腑，人必昏沉不醒，二便秘结，当以大成汤通利二便，其人自醒。若便利不醒者，灌独参汤救之。

大成汤

大黄三钱　朴硝　枳壳麸炒，各二钱　厚朴姜炒　当归　红花　木通　苏木
陈皮　甘草生，各一钱

水二盅，煎八分，不拘时服。服后二时不行，渣再煎，加蜜三匙冲服。

【方歌】大成活瘀便立通，硝黄枳壳厚归红，木通苏木陈皮草，煎服不行加蜜冲。

复元活血汤

当归尾二钱　柴胡一钱五分　穿山甲炙，研　红花　瓜蒌仁各七分　甘草五分
桃仁十七个　大黄三钱

水二盅，酒二盅，煎一盅。食远服，以利为度。

【方歌】复元活血跌扑证，恶血流瘀积滞疼，山甲柴红瓜蒌草，桃仁归尾大黄行。

破伤风

皮肉损破外伤风，初觉牙关噤不松，甚则角弓反张状，吐涎抽搐不时宁。四因动静惊溃审，陷缩神昏不语凶。在表宜汗里宜下，半表半里以和平。

【注】此证由破伤皮肉，风邪袭入经络。初起先发寒热，牙关噤急，甚则身如角弓反张之状，口吐涎沫，四肢抽搐，无有宁时，不省人事，伤口锈涩。

然伤风有四：因动受、静受、惊受、疮溃后受，皆可伤风。动而受者，怒则气上，其人跳跃，皮肉触破，虽被风伤，风入在表，因气血鼓旺，不致深入，属轻。静受者，起作和平之时，气不充鼓，偶被破伤，风邪易于入里，属重。惊受者，惊则气陷，偶被伤破，风邪随气直陷入里，多致不救属逆。

若风邪传入阴经，则身凉自汗，伤处反觉平塌陷缩，甚则神昏不语，噤口舌短，其证贵乎早治，当分风邪在表、在里，或半表半里，以施汗、下、和三法。如邪在表者，寒热拘急，口噤咬牙，宜服千里奔散，或雄鼠散汗之；次以蜈蚣星风散频服，追尽臭汗。如邪在里者，则惊而抽搐，脏腑秘涩，宜江鳔丸下之。如邪在半表半里无汗者，宜羌麻汤主之。若头汗多出，而身无汗者，不可发汗，宜榆丁散和之；若自汗不止，二便秘赤者，宜大芎黄汤主之。又有发表太过，脏腑虽和，自汗不止者，宜防风当归散服之。发表之后，表热不止者，宜小芎黄汤服之。攻里之后，里热不止，宜瓜石汤服之。若伤时血出过多，不可再汗，宜当归地黄汤主之。至于生疮溃后受风者，因生疮，溃而未合，失于调护，风邪乘虚侵入疮口，先从疮围起粟作痒，重则牙紧，项软，下视，不宜发汗，误汗令人成痉，当以参归养荣汤加僵蚕主之，先固根本，风邪自定。若手足战掉不已者，宜朱砂指甲散主之；若痰盛抽搐身凉者，宜黑花蛇散主之。外治之法，遇初破之时，一二日间，当用灸法，令汗出其风邪方解。若日数已多，即禁用灸法，宜羊尾油煮微熟，绢包乘热熨破处，数换，拔尽风邪，未尽者，次日再熨，兼用漱口水洗之，日敷玉真散，至破口不锈生脓时，换贴生肌玉红膏，缓缓收敛。

【按】刘完素只论三阳汗、下、和三法，而不论三阴者，盖风邪传入阴经，其证已危，如腹满自利，口燥咽干，舌卷囊缩等类，皆无可生之证，故置而不论也。

羌麻汤

羌活　麻黄　川芎　防风　枳壳麸炒　白茯苓　石膏煅　黄芩　细辛　甘菊花　蔓荆子　前胡　甘草生，各七分　白芷　薄荷各五分

生姜三片，水二盅，煎八分服。

【方歌】羌麻汤芎风枳壳，苓芷石膏芩薄荷，细辛菊蔓前甘草，发汗破伤风即瘥。

榆丁散

防风　地榆　紫花地丁　马齿苋各五钱

共研细末，每服三钱，温米汤调下。

【方歌】榆丁破伤风为患，头汗身无不宜散，此药米汤服解和，防榆地丁马齿苋。

大芎黄汤

黄芩　羌活　大黄各二钱　川芎一钱

水煎服，以微利为度。

【方歌】大芎黄治破伤风，汗多便秘小水红，水煎黄芩与羌活，大黄切片共川芎。

防风当归散

防风　当归　川芎　生地各二钱五分

水煎服。

【方歌】防风当归表太过，脏腑虽调汗出多，只将四味水煎服，川芎生地共相和。

小芎黄汤

川芎三钱　黄芩二钱　甘草生，五分

水煎温服。

【方歌】小芎黄汤发散后，表热犹存用此医，芎芩甘草煎温服，退热除根神效奇。

当归地黄汤

当归　熟地　川芎　藁本　白芍酒炒　防风　白芷各一钱　细辛五分

水煎服。

【方歌】当归地黄芎藁本，白芍防风芷细辛，破伤之时血出甚，服此滋荣风不侵。

参归养荣汤

人参　当归　川芎　白芍酒炒　熟地　白术土炒　白茯苓　陈皮各一钱　甘草炙，五分

生姜三片，红枣肉二枚，水煎服。

【方歌】参归养荣荣卫虚，溃疮失护风邪居，生姜三片二枚枣，八珍汤内入陈皮。

玉真散

白芷　南星　白附子　天麻　羌活　防风各一两

共研细末，唾津调浓，敷伤处。如破伤风初起，角弓反张，牙关紧急，每用三钱，热童便调服亦妙。

【方歌】玉真散芷共南星，白附天麻羌活风，破伤风袭传经络，热酒调服立奏功。

卷十二

婴儿部

赤游丹毒

胎毒初患赤游丹，腹肢先后内外参，内服外贴兼砭血，红轻紫重黑难痊。

【注】小儿赤游丹之证，皆由胎毒所致。欲发之时，先身热，啼叫，惊搐不宁，次生红晕，由小渐大，其色如丹，游走无定，起于背腹，流散四肢者顺；起于四肢，流入胸腹者逆。或初生之后，外用热水洗浴，兼以火烘衣物，触动内毒，遂成此证。治之者，先宜砭出恶血，看血色红者轻，紫者重，黑者死。次宜牛、羊肉片，遍贴红晕处，微干再易，俟肉片不干，换如意金黄散，用蓝靛清汁调敷。内初服大连翘饮，次服消毒犀角饮。大便秘结，加生大黄三五分；若烦躁、唇焦、面赤者，宜服五福化毒丹；若失治，毒气入里，腹胀坚硬，声音雌哑，吮乳不下咽者，宜服紫雪散下之。一二日间，身轻腹软，热退身凉，砭处肉活，乳哺如常者生，反此者不治。

大连翘饮

连翘去心　当归　赤芍　防风　木通　滑石水飞　牛蒡子炒，研　蝉蜕去足，翅　瞿麦　石膏煅　荆芥　甘草生　柴胡　黄芩　栀子生，研　车前子各五分

水二盅，灯心二十根，煎八分，子与乳母同服。

【方歌】大连翘饮赤游丹，归芍防通滑蒡蝉，瞿麦石膏荆芥草，柴芩栀子共车前。

消毒犀角饮

犀角镑　防风各一钱　甘草生，五分　黄连生，三分

水二盅，灯心二十根，煎四分，徐徐服之。

【方歌】消毒犀角饮黄连，防风甘草共和煎，赤游丹毒啼惊搐，气粗身热服之安。

滞热丹毒

滞热丹毒赤游形，伤乳多食滞热生，较之赤游走缓慢，先宜消食次宜清。

【注】此证初发，形若赤游丹，较之赤游丹游走缓慢。因婴儿乳食过多，不能运化，蕴热于内，达于肌表而生。发热面赤，口酸，舌有黄苔，宜服保和丸，先消食滞。若唇焦便秘者，宜一捻金服之；丹毒仍作者，宜犀角散服之。其余治法，俱按赤游丹。

保和丸

白茯苓　半夏制　山楂肉　神曲炒，各一两　陈皮　萝卜子炒　连翘去心，各五钱

上研细末，粥丸如梧桐子大。每服三十丸，白滚水化下。

【方歌】保和丸用茯苓夏，陈皮萝卜子山楂，神曲连翘丸水服，能消乳积效堪嘉。

痘疔

痘疔不与痘疮同，俗呼贼痘是其名，色紫黯黑硬如石，诸证蜂起难灌脓。疔有多般须宜记，再审何处发其形。卷帘疔生舌根底，大小不一最易明。火珠疔生鼻孔内，阒塞喷火面赤红。眼沿生疔名忘汲，肿如封蛤热烦增。豪虎疔于耳内见，肾毒攻耳致成形。燕窝疔生两腋下，面赤谵语更肿疼。注命疔生足心里，紫筋直透足股中。透肠疔在肛内发，痛如锥刺一般同。骊龙疔生尿孔内，身热谵语便不通。法按疔名施医治，自然诸证悉能平。

【注】此证名多，治不一法。痘生五六日间，或三五枚，或六七枚，杂于诸痘之间，其色紫黯，甚则黑硬如石，有此以致诸证蜂起，不能灌脓。如卷帘疔生于舌根底，小如黑豆，大似葡萄，令儿舌卷喉痛，急用银钩钩破，尽净恶血，随以苦茶漱口，搽拔疔散，再以冰片、硼砂、青黛、黄连、薄荷、荆芥、炒僵蚕共为细末，吹用。火珠疔生于鼻孔内，阒塞喷火，面赤眼红，亦用银钩钩破，用黄连膏加冰片，滴入鼻孔，内服泻金散。忘汲疔生于眼沿，肿如封蛤，烦热面紫，宜挑破用燕脂嚼汁点之，兼蒲公英、菊花煎汤洗之。豪虎疔生于耳内，于脓成之时，宜挑破搽拔疔散。燕窝疔生于腋下，肿硬面赤谵语，如疔在左腋潜注，则右体之痘沉伏失色，右亦如之，亦挑破去其根，用拔疔散搽之，服消毒饮子。注命疔生两足心，肿硬如钱、如豆、如椒，有紫筋直透足股，挑之去净血，用田螺水点之，次用慎火草绿豆浸胀，捣烂敷之。透肠疔生肛门旁，在六七朝肿硬如锥，挑之，银花、防风煎汤令洗之，次用轻粉、珍珠、冰片、白蔹末涂之，内服黄连解毒汤。骊龙疔生尿孔内，于五六朝身热、谵语、眼翻、肢厥、腹胀、小水闭涩，急用蟾酥、牛黄、冰片、麝香研末，次用黄连细茶浓

煎，候冷取半匙调末，以细软稻心蘸之，送入孔内，服消毒饮子甚效。

泻金散

犀角镑　牛蒡子炒，研　红花　生地　桔梗　赤芍　紫苏　甘草生，各一钱

水煎服。

【方歌】泻金散治火毒疔，面赤眼红鼻内疼，犀蒡红花生地桔，赤芍紫苏甘草生。

消毒饮子

白茯苓　生地　连翘去心　牛蒡子炒，研　红花　甘草生　犀角镑　木通赤芍各一钱

灯心二十根，水煎服。

【方歌】消毒饮子苓生地，翘蒡红花甘草犀，木通芍药灯心共，善却疔毒火证宜。